clave

Julio Basulto Marset es dietista-nutricionista y trabaja como profesor asociado en el Grado de Nutrición humana y dietética de la Facultad de Ciencias de la Salud y el Bienestar de la Universidad de Vic. Colabora habitualmente en Radio Nacional de España y *El País*. Es miembro del grupo de Nutrición y Alimentación de la SEMFYC (Sociedad Española de Medicina de Familia y Comunitaria) y autor de los libros *Mamá come sano*, *Se me hace bola* y *Come mierda*, así como coautor de *No más dieta*; *Secretos de la gente sana*; *Comer y correr*; *Más vegetales, menos animales*; *Dieta y cáncer*; *Beber sin sed*, y *Alimentación vegetariana en la infancia*. Además, imparte cursos dirigidos a la población general y es autor o coautor de diversas publicaciones científicas. Es, también, un activo divulgador en su web/blog y en sus cuentas de redes sociales.

www.juliobasulto.com
@juliobasulto_dn
julio.basultomarset
juliobasulto_DN

JULIO BASULTO

Mamá come sano

DEBOLS!LLO

Papel certificado por el Forest Stewardship Council®

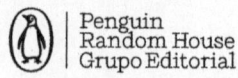

Primera edición en Debolsillo: marzo de 2015
Decimotercera reimpresión: agosto de 2025

© 2015, Julio Basulto
© 2015, 2021, Penguin Random House Grupo Editorial, S. A. U.
Travessera de Gràcia, 47-49. 08021 Barcelona
© 2015, Carlos González, por el prólogo
© 2015, Eva Hache, por el epílogo
Diseño de la cubierta: Álvaro Domínguez
© Thinkstock / Getty Images, por la imagen de la cubierta

Penguin Random House Grupo Editorial apoya la protección de la propiedad intelectual. La propiedad intelectual estimula la creatividad, defiende la diversidad en el ámbito de las ideas y el conocimiento, promueve la libre expresión y favorece una cultura viva. Gracias por comprar una edición autorizada de este libro y por respetar las leyes de propiedad intelectual al no reproducir ni distribuir ninguna parte de esta obra por ningún medio sin permiso. Al hacerlo está respaldando a los autores y permitiendo que PRHGE continúe publicando libros para todos los lectores. Ninguna parte de este libro puede ser utilizada o reproducida con el propósito de entrenar tecnologías o sistemas de inteligencia artificial. PRHGE se reserva expresamente la reproducción, la extracción y el uso de esta obra y de cualquiera de sus elementos para fines de minería de textos y datos y el uso a medios de lectura mecánica u otros medios que resulten adecuados (art. 67.3 del Real Decreto Ley 24/2021). Diríjase a CEDRO (Centro Español de Derechos Reprográficos, http://www.cedro.org) si necesita reproducir algún fragmento de esta obra.
En caso de necesidad, contacte con: seguridadproductos@penguinrandomhouse.com

Printed in Spain – Impreso en España

ISBN: 978-84-9062-411-1
Depósito legal: B-14.534-2020

Compuesto en Anglofort, S. A.

Impreso en Liberdúplex
Sant Llorenç d'Hortons (Barcelona)

Índice

PRÓLOGO (Carlos González) 15
INTRODUCCIÓN 17

1. LA ALIMENTACIÓN SALUDABLE LA FORMAN
   ALIMENTOS SALUDABLES, NO «NUTRIENTES
   SALUDABLES» 23
   Amar la trama más que el desenlace 23
   No da igual la *díaita* que sigas 24
   ¿Dieta sana? Yo ya la sigo, porque como muy
       variado y «de todo» (*sic*) 26
   La alimentación en España es ejemplar
       (risas de fondo) 29
   La culpa de nuestros malos hábitos no es del todo
       nuestra 34
   ¿Qué es una alimentación saludable? 37
   No sigas una alimentación saludable. Practica una
       alimentación saludable 47

2. ALIMENTACIÓN Y FERTILIDAD 53
   Observaciones importantes 53
   Adquirir criterio 54
   ¿Infertilidad a partir de los 35? 55
   Un poco de paciencia y un mucho de relaciones
       sexuales 56

Riesgos de la impaciencia. 58
Sugerencias antifraude....................... 60
Tratamientos «naturales» para la fertilidad.
    Tan naturales como la picadura de una garrapata   61
Complementos dietéticos de venta en farmacias
    (suspiro)................................... 65
Ácido fólico, sal yodada y vitamina B12 73
Síndrome del ovario poliquístico................ 74
Mucho o poco peso antes del embarazo 75
Otros factores que afectan a la fertilidad.......... 75

3. Nutrientes y embarazo...................... 85
Reflexión inicial 85
¿Qué puede y qué no puede hacer una buena
    alimentación por el futuro bebé?............. 87
Energía en el embarazo. Ni «hacer dieta» ni
    «comer por dos»........................... 90
«Los cinco»: grasas, carbohidratos, fibra, proteínas
    y agua 92
Ácido fólico y yodo 93
Hierro...................................... 99
Vitamina B12 101
Otras vitaminas, otros minerales y los famosos
    (que no reputados) omega-3.................. 101
Embarazos múltiples 119
En resumen 120

4. Riesgos nutricionales durante el embarazo.... 123
Tabaco y bebidas alcohólicas (incluyendo vino
    y cerveza)................................. 124
Cinturón de seguridad alimentaria 132
Tres nutrientes conflictivos en el hígado, las nueces
    de Brasil y las algas 142
Café, infusiones, complementos dietético-
    nutricionales y «plantas medicinales» 146

    Aditivos 154
    Alimentos potencialmente alergénicos 156
    En resumen 156

5. PROBLEMAS RELACIONADOS CON LA NUTRICIÓN
   DE LAS EMBARAZADAS......................... 159
    Algunas palabras más sobre las «plantas
       medicinales».............................. 159
    Síntomas gastrointestinales 162
    Anemia..................................... 170
    Hipertensión inducida por el embarazo 172
    Diabetes gestacional: ¿quito los carbohidratos?
       No tan deprisa 174
    En resumen 178

6. PESO ANTES, DURANTE Y DESPUÉS DEL EMBARAZO.... 181
    Peso antes del embarazo. ¿Qué es «normopeso»? .. 182
    Peso durante el embarazo 184
    Peso después del embarazo 191
    Perder peso antes o después del embarazo 192
    Un pequeño resumen y una cita más............. 200

7. LA ALIMENTACIÓN DE LA MUJER QUE AMAMANTA
   NO ES UN JEROGLÍFICO......................... 203
    Consideraciones preliminares 203
    Hechos básicos de la lactancia materna........... 206
    Alimentos y nutrientes en mujeres que amamantan . 208
    Riesgos nutricionales durante la lactancia......... 213
    ¿Por qué conviene que una mujer lactante coma
       saludablemente?.......................... 218
    En resumen: relájate y disfruta 220

8. Dieta vegetariana en el embarazo
   o en la lactancia 223
   ¿Se puede seguir una dieta vegetariana en el
      embarazo o en la lactancia 223
   Vitamina B12 en embarazadas y lactantes
      vegetarianas. 226
   Yodo en embarazadas y lactantes vegetarianas 230

Para concluir 233
Epílogo (Eva Hache) 235
Agradecimientos 237
Anexo. «Cuanto menos alcohol, mejor.
   Cuanto más, peor. Y no hablo del orujo» 239
Bigliografía 245

*A las cuatro personas más sanas (y bonitas) del universo:
Olga, María, Ana y Óliver*

Todo tiene quien todo da.

El Último de la Fila,
«En mi pecho»

Prólogo

Triste anda últimamente la nutrición humana, asediada de un lado por una publicidad implacable al servicio de una industria formidable, y del otro por una legión de pseudoexpertos que proponen dietas a cuál más caprichosa en libros que, a veces, copan las listas de best sellers (pero no por mucho tiempo, pues pronto aparece una nueva dieta que dice todo lo contrario, ¡y además la siguen en Hollywood!). La dieta mediterránea de la que tanto nos enorgullecíamos va en franco retroceso ante la avalancha de aperitivos salados, congelados grasientos y postres lácteos. Los platos contundentes que antes se reservaban para muy contadas celebraciones ocupan ahora nuestras mesas casi a diario; muchos dejan correr el agua que no han de beber, pues prefieren beber cualquier otra cosa, mejor con azúcar, y algunos parecen creer que un alimento no puede ser sano, lo que se dice sano, si nuestros abuelos ya lo comían o si no viene de algún país lejano o de alguna cultura ancestral.

Es por ello cada vez más conveniente contar con un nutricionista de confianza como Julio Basulto, que basa sus recomendaciones en datos científicos; que no nos «regenera», ni nos «detoxifica», ni siquiera nos «energiza»; que no promete la salud sin mácula, la felicidad sin culpa, la delgadez sin esfuerzo ni la vida eterna.

La dieta de la embarazada y de la madre que lacta debe ser, básicamente, normal. La misma dieta sana que debería disfrutar todo el mundo, hombres y mujeres, con hijos o sin hijos, pero de la que nos hemos ido apartando. No se trata, pues, de hacer un «sacrificio» durante unos meses para luego volver a comer patatitas y refrescos, sino de dejar de sacrificarnos, dejar de sacrificar nuestra salud en el altar de la moda y de la publicidad, y aprender a comer normalmente el resto de nuestras vidas. Porque lo que de verdad va a influir a largo plazo en la salud de nuestros hijos no es lo que hemos comido durante el embarazo (que influye solo un poco) ni lo que comemos durante la lactancia (que no influye casi nada), sino los hábitos que adquirirá comiendo a nuestro lado durante los próximos veinte años o más. Nuestra forma de comer ya no nos afecta únicamente a nosotros; tenemos también la responsabilidad de ser un buen modelo para nuestros hijos.

CARLOS GONZÁLEZ, pediatra

Introducción

> Al fin y al cabo, actuar sobre la realidad y cambiarla, aunque sea un poquito, es la única manera de probar que la realidad es transformable.
>
> EDUARDO GALEANO

Aunque existen grandes intereses para convencernos de lo contrario, ni el embarazo, ni el nacimiento del bebé ni la lactancia son una enfermedad. Por desgracia, consiguen convencernos de ello en no pocas ocasiones, lo que genera no solo multitud de mujeres sobremedicadas, también multitud de mujeres sobrepreocupadas. Hay embarazadas que se pasan los nueve meses con un nudo en la garganta que se va estrechando conforme pasan los días. Deben de sentirse la indefensa protagonista de una película de terror.

Otras mujeres, sin embargo, protagonizan películas donde la norma es el desenfreno. La clave es el carpe díem, por lo que lo único que debe preocuparles es cambiar a tiempo el estilo del baile cuando el disc-jockey pinche una nueva «canción». «Si a mí me sienta bien el alcohol, ¿por qué iba a sentarle mal al bebé que llevo dentro?» «Sigo fumando para que se vaya acostumbrando a lo bueno.» Me encantaría decirte que acabo de inventarme las frases anteriores... pero no es así.

La mayoría, por suerte, están entre dos aguas. Sea como fuere, el embarazo y la lactancia son dos procesos fisiológicos; tan fisiológicos como dormir. Lo lógico es pensar que no será necesario recurrir a sofisticadas técnicas para que tales procesos funcionen bien. Basta con no hacerlo demasiado mal.

Tiene mucho sentido preocuparse por comer bien en el embarazo y en la lactancia. Tiene sentido y tiene, sobre todo, mucha lógica. Una buena alimentación es, sin lugar a dudas, una buena medida preventiva antes, durante y después del embarazo, que influirá tanto en la salud de la madre como en la del bebé. Pero una cosa es preocuparse y otra, angustiarse. Comer muy saludablemente no va a evitar toda enfermedad conocida en nuestra descendencia. La genética y el azar juegan en nuestra contra, y ni siquiera enfermedades como la obesidad están cien por cien relacionadas con la alimentación. Los fármacos, la economía familiar, el entorno escolar, laboral o social, nuestra infancia y un largo etcétera influyen en el riesgo de presentar obesidad. Algo así sucede con la alimentación de la madre en la gestación y mientras amamanta al bebé.

Es más, creer que la nutrición es el santo grial que protegerá a nuestros retoños de todos los males nos hace presa fácil de innumerables «curanderos» que nos guiarán por la senda equivocada, siempre tras aflojar unos cuantos euros contantes y sonantes. Es muy parecido a lo que le ocurrió a Ariel, la protagonista de *La Sirenita*, hasta el punto de que la película parece basada en hechos reales. En el momento en el que Ariel quiere algo irrealizable (unas piernas), aparece alguien que se lo ofrece: la malvada Úrsula. También sucede así en nuestro caso: cuando creemos que es posible conseguir, por ejemplo, la delgadez sin esfuerzo, surge de la nada un ostentoso charlatán cantando «sus deseos son órdenes». Bajo el brazo lleva, justo al ladito de la cuenta, la respuesta a nuestras plegarias: la dieta definitiva o la cápsula milagrosa. Sin prestar atención a la suma, firmamos velozmente el negocio.

La irresponsable Ariel también firma el pergamino que le tiende, con su violenta mano, la ya sonriente Úrsula. En él se recogen las condiciones del trato: tener piernas a cambio de perder la voz. Qué gran metáfora, que refleja justamente lo que sucede cuando caemos en una trampa que nosotros mismos nos hemos tendido: enmudecemos para silenciar que, en el fondo, somos cómplices del agravio.

Lo cierto es que si bien nosotros no perdemos la voz (aunque quizá sí la de la conciencia), podemos perder la salud. Es la letra pequeña que no aparece en el «contrato». Si yo quisiera que este libro fuera un superventas estaría prometiendo una receta mágica. Te garantizaría un embarazo «a la primera», sin una sola náusea durante los nueve meses, que finalizase en un parto sin dolor, del que naciera un bebé con la salud de un semidiós.

Llegados a este punto, debo confesarte que este no es un libro de menús, así que no hallarás en estas páginas un plato para cada semana del embarazo o de la lactancia. Tampoco encontrarás fórmulas para «despertar el amor», listados de alimentos para la fertilidad, nutrientes que aseguran un embarazo «libre del mal» o plantas medicinales u otros mejunjes y potingues de nombres impronunciables con fantásticas propiedades, para que produzcas litros de exquisita leche materna. Explico esto en la introducción por si aún estás a tiempo de devolver el libro a la tienda y localizar otro que cumpla con tus expectativas. Te sugiero que busques en la portada frases como «éxito garantizado», «descubrimiento científico», «antiguos remedios», «la dieta del doctor X», «el método de la doctora X», «el sistema naturista de X», «la revolución dietética de X», «la alimentación del maestro cósmico X», «luce tipazo tras el parto», u otros lemas similares.

¿Todavía no has devuelto el libro? Pues paso a formularte una pregunta: ¿crees que te alimentas de forma saludable? Hay tres posibles respuestas:

- Sí.
- No.
- No lo sé.

Si al finalizar la lectura de este libro, te parece que deberías cambiar tu respuesta, es que han servido de algo las horas de sedentarismo insano que le voy a dedicar a las hojas que están por venir. En realidad, hay más respuestas posibles, ahora que lo pienso. Las redes sociales o mi participación en estudios en los que se envían cuestionarios a voluntarios me han mostrado que la capacidad de réplica del ser humano excede los límites de la lógica, por lo que uno se encuentra de vez en cuando respuestas como: «¿Y a usted qué le importa?» «¿Le pagan por preguntar esta tontería?» o «Pregúntemelo después de que me coma este helado».

Quiero aprovechar para recomendarte que si un profesional sanitario *no* te ha pautado una vitamina, un mineral o un suplemento dietético (no digamos un fármaco), es mejor que no te lo tomes. Y si te desaconseja, *de manera justificada*, algo de lo que hayas leído aquí, no descartes que él tenga razón y yo no, sobre todo si han pasado unos años desde la edición de este libro. Mi objetivo no es que hagas acto de fe con lo que digo. Quiero que tengas espíritu crítico, que adquieras criterio y que dudes de los autodenominados expertos. Y eso incluye a aquellos que te dicen que tienes que dejar llorar a tu hijo para que duerma o a los «expertos» que proponen un «método para que tu hijo te haga caso a la primera» (sic). Y eso, desde luego, me incluye a mí que, por cierto, en lo único en lo que soy experto es en querer a mi familia. Aunque intento que los datos sean muy rigurosos[1], y contrasto lo que escribo con diversos colegas expertos en distintas disciplinas relacionadas con la salud pública, la nutrición es una ciencia en un lento pero constante movimiento.

Si no te fías del criterio de tu médico (lamentablemente, no todos los médicos son fiables), pide una segunda opinión... médica. Si preguntas en una herboristería «¿Tienen algo para el embarazo?», antes de que hayas acabado la frase puede que estés pagando una hierba con potenciales efectos adversos. Es poco probable (no imposible) que en una farmacia te den algo peligroso para tu salud, pero sí es posible que te encasqueten algo

---

1. Parte de los datos de este libro proviene de la impresionante recopilación de información que ofrece la Geneva Foundation for Medical Education and Research en estos dos enlaces: <http://www.gfmer.ch/Guidelines/Pregnancy_newborn/Pregnancy_newborn_mt.htm> y <http://www.gfmer.ch/Guidelines/Obstetrics_gynecology_guidelines.php>.

que no está justificado que te tomes, que carece de evidencias científicas que lo avalen y que encima no es barato. Clama al cielo entrar en una farmacia y verse rodeado por decenas de productos carísimos, inútiles y con falsas declaraciones de salud.

En todo caso, no conviene, en el embarazo o en la lactancia, ir a la deriva y dar crédito a los muchos y contradictorios mensajes que nos rodean. Dice Juanjo Cáceres en su recomendable libro *Consumo inteligente*, que ser crédulos es nuestra «posición por defecto». Ojalá que las siguientes líneas sirvan para aumentar tu escepticismo. Si además mejoran tu salud o la de los tuyos, aunque sea una pizca, me alegraré mucho.

1

La alimentación saludable la forman alimentos saludables, no «nutrientes saludables»

> Como consumidores, salimos ganando cuando pensamos más en términos de alimentos que de nutrientes. Por el contrario, las empresas obtienen mejores resultados si hablan de nutrientes en lugar de, simplemente, alimentos.
>
> Juanjo Cáceres, *Consumo inteligente*

Amar la trama más que el desenlace

En los próximos capítulos me centraré de lleno en las particularidades de la alimentación de la mujer embarazada o que da el pecho. Sin embargo, creo que antes es necesario describir las características que tiene (y que no tiene) una dieta sana. Por si se te pasa por la cabeza saltarte este capítulo, te recuerdo lo que dice el refrán: «No dejes camino por coger vereda, que crees que adelantas pero rodeas». Este otro también viene al pelo: «Vísteme despacio, que tengo prisa», que en lengua inglesa es común escuchar en esta otra forma: «*More haste, less speed*» («A más prisa, menos velocidad»). Puede que no te persuadan los refranes por aquello de «gente refranera, gente embustera». Si te contestara con «gente de refranes, gente de verdades», posiblemente tampoco te convencería, y por eso he utilizado, para titular este apartado, el verso «amar la trama más que el desenlace» del grandísimo cantautor (y médico) Jorge Drexler. Vayamos pues con la trama.

No da igual la *díaita* que sigas

La salud, en todas las etapas del ciclo vital (como en el embarazo y la lactancia), no depende tanto del médico, del número de fármacos, de «plantas medicinales» o de «quemagrasas» que tomemos, ni mucho menos del número de regímenes dietéticos milagrosos, «depurativos» y estrafalarios que hagamos, sino de una palabra llamada «dieta», que proviene del término griego *díaita*. Para los griegos, la dieta se refería a la regulación de los hábitos de vida en general, incluyendo los alimentarios. Así, de acuerdo con esta sana y ancestral perspectiva, no podemos ignorar que el tabaco, la mala alimentación, la inactividad física y el alcohol causan la mayor parte de los fallecimientos en nuestro país, ni que los malos hábitos se están globalizando. «La rápida urbanización y la globalización de los estilos de vida insanos, entre otros motivos, están determinando nuestra salud», dijo en septiembre de 2012 la doctora Margaret Chan, directora general de la Organización Mundial de la Salud (OMS).

Una prueba de ello la tenemos en un estudio que realizó un seguimiento de 2.000 varones durante 35 años, en el que se definieron, antes de comenzar, cinco ítems relacionados con la salud:

1. No fumar.
2. Mantener un peso saludable (tienes más información en el capítulo 6).
3. Consumir más de tres raciones diarias de frutas y hortalizas (apuntaron bajo, porque en realidad conviene que los adultos tomemos más de cinco raciones/día).
4. Practicar ejercicio de forma regular.
5. Tomar poco alcohol.

La investigación, recogida en la edición de diciembre de *PLoS One*, observó que menos del 1 % de los voluntarios cumplían con los cinco parámetros antes citados. El seguimiento de 35 años, además, mostró que el número de individuos cuyos hábitos de salud eran buenos estaba «estancado». El dato es lo suficientemente desolador para que los que nos dedicamos a la salud lo dejemos estar por imposible. La doctora Wendy Levinson publicó en 2001 (*Annals of Internal Medicine*) otro dato igual de desalentador: solo el 20 % de los pacientes que buscan servicios médicos se muestran dispuestos a realizar cambios sostenidos en su estilo de vida. Pero no soy de los que tiran la toalla así como así, sino de los que piensan que la constancia todo lo alcanza, de modo que allá voy.

La confluencia de una alimentación saludable (o, mejor dicho, «no insaludable»), la práctica rutinaria de actividad física y evitar el tabaquismo puede prevenir nada menos que el 90 % de las diabetes tipo II, el 80 % de las enfermedades del corazón, el 70 % de los derrames cerebrales y aproximadamente el 70 % de los cánceres. Si nos centramos en la alimentación, la OMS asegura que «mejorar la nutrición podría ser el factor aislado más importante para reducir las enfermedades». La frase aparece en su libro *Food and Health in Europe: a New Basis for Action*. En él leemos que 8 de cada 10 enfermedades que hacen que perdamos «años de vida saludable» tienen un componente nutricional acusado o «muy acusado». Para la OMS, de los 10 riesgos que más perjudican a la salud, 6 están relacionados de forma directa con la alimentación, y causan el 40 % de las muertes.

Apostaría algo a que has leído o escuchado decenas de veces que las frutas y las hortalizas son saludables, aunque no sé si eres consciente de la magnitud del asunto: 1,7 millones de defunciones podrían prevenirse cada año si tomáramos suficiente cantidad de estos alimentos, según la OMS. ¿Qué te parece? Pero espera, que hay más: un magnífico estudio llevado a cabo por Reiss y colaboradores en diciembre de 2012 (*Food and Chemical Toxicology*) reveló que si la mitad de la población estadounidense tomara una ración más cada día de frutas y hortalizas se podrían evitar 20.000 casos de cáncer cada año. Asimismo, evaluaron si los pesticidas utilizados en el cultivo de estos alimentos suponían un problema, para concluir que «los consumidores no deben estar preocupados por los riesgos de cáncer de consumir frutas y verduras de cultivo convencional».

Todo lo anterior es para que no te quepa duda de que no es lo mismo seguir que no seguir una buena *díaita*. Si hay algo que me gustaría conseguir con mis textos, clases, charlas o conferencias es promover una conciencia pública de la importancia de unos buenos hábitos para la salud. El 8 de mayo de 2011, el periodista Lucas Arraut de *El País*, entrevistó al doctor Ben Goldacre (autor del libro *Mala ciencia*, altamente recomendable) y le preguntó: «¿Cuál es el error médico más extendido?». Su respuesta dio en el clavo:

> No saber detectar si algo en tu estilo de vida te genera problemas. Se necesitan ideas muy sencillas que no se enseñan en los colegios. Esa es la tragedia.

También me gustaría despertar a los legisladores de su letargo para que restrinjan la olla a presión de la publicidad de comida malsana dirigida a niños (ingeniosísima y muy bien calculada, como un misil «inteligente») y que prohíban la enajenante publicidad (directa, indirecta o encubierta) del alcohol. No lo pido yo solito, lo propuso la OMS en 2010 en su «Informe sobre la situación mundial de las enfermedades no transmisibles». Hablaré de ello más adelante, pero, antes, un repaso al concepto «comer de todo».

¿DIETA SANA? YO YA LA SIGO, PORQUE COMO MUY VARIADO Y «DE TODO» (SIC)

En 2006, la Comisión Europea publicó un documento denominado «Eurobarómetro de salud y alimentos». En él aparece una encuesta a una muestra representativa de la población europea. Una de las preguntas que se formuló fue «¿qué cree usted que define una alimentación saludable?». La mayoría de los encuestados respondió «Seguir una dieta equilibrada», pero también «Consumir una variedad de diferentes alimentos». Esto ilustra que cuando los dietistas-nutricionistas hablamos de una alimentación saludable mucha gente piensa, erróneamente, que hacemos referencia a una «dieta variada». En todos mis libros he renegado de dicho concepto, y aquí no voy a ser menos. Vivimos en una sociedad en la que transmitir que debemos comer «de todo» se traducirá probablemente en que comeremos algo apenas clasificable como «comida».

En algunas ocasiones este poco apropiado mensaje proviene de personas bienintencionadas, pero en la mayoría se trata de una estrategia convenientemente manipulada por la industria alimentaria, deseosa de engrosar sus arcas a costa de nuestra «cuota de estómago». En 1981, el médico español Francisco Grande Covián, uno de los padres de la nutrición, publicaba su libro *Nutrición y salud*, en el que abogaba por incrementar la variedad de alimentos, para mejorar el perfil nutricional de nuestra dieta. En aquella época, su mensaje tenía sentido. Sin embargo, hoy, la lluvia de sustancias comestibles vacías de nutrientes y repletas de calorías y sal es torrencial, por lo que es preciso revisar el concepto de la variedad (y hacerse con un buen paraguas). Dejo en la bibliografía cuatro estudios (sus primeros firmantes son Avena, Lyles, Raynor y Sørensen) que han observado que cuanto mayor es la variedad dietética, mayor es el riesgo de presentar obesidad.

El doctor Miguel Ángel Royo Bordonada, otro prestigioso médico español, explica en el libro *Nutrición en salud pública* que la variedad dietética puede modificar el umbral de saciedad y, por tanto, incrementar la cantidad de alimentos ingeridos. Para él (y para mí), en poblaciones como la nuestra, con un patrón dietético de carácter occidental, una mayor variedad de la dieta se asocia a un mayor consumo de alimentos muy procesados y con una alta densidad energética, algo que sin duda puede promover la obesidad. Royo Bordonada considera que «parece razonable redirigir la recomendación de consumir una dieta variada hacia aquellos alimentos considerados saludables, tales como cereales (sobre todo integrales), frutas y verduras». En suma, si tú entiendes por «dieta variada» consumir una variedad de alimentos sanos, adelante. Si no es el caso, desconfía de quien te propone en letras mayúsculas que sigas una «dieta variada» o que comas «de todo» para alcanzar la salvación nutricional, porque puede ser peor el remedio que la enfermedad.

El doctor Dariush Mozaffarian, uno de los mayores expertos mundiales en nutrición, fue entrevistado por *The New York Times* en julio de 2011, tras la publicación de un recomendable estudio denominado «Cambios en la dieta y en el estilo de vida, y ganancia de peso a largo plazo en mujeres y en hombres». Mozaffarian firmó el estudio (publicado en *The New England Journal of Medicine* un mes antes de la entrevista) como primer autor, pero en él nos encontramos con otras eminencias del calibre de Tao Hao, Eric Rimm, Walter Willett y Frank Hu. Pues bien, en la citada entrevista, Mozaffarian dijo:

> La afirmación de la industria alimentaria de que no existe esa cosa llamada «alimentos malos» no es cierta. Hay alimentos buenos y malos, y el consejo debe ser comer más alimentos buenos y menos de los malos. La noción de que está bien comer de todo con moderación es simplemente una excusa para comer lo que nos venga en gana.

Lo digo porque también campa a sus anchas la máxima «no hay alimentos buenos ni malos, sino dietas sanas o insanas en su conjunto», que tenía sentido hace treinta años, y que ha dejado de tenerlo a día de hoy. Se encarga de magnificarla la industria alimentaria, como apunta Mozaffarian. Fíjate qué instructivo razonamiento nos regaló, de nuevo, la actual directora de la OMS, la doctora Margaret Chan, el 21 de septiembre de 2012 en la cuenta de Twitter de la OMS:

Tenlo en mente: la industria alimentaria no tiene ninguna motivación para decirte la verdad. #Enfermedades NoTransmisibles[1] #Obesidad.

El caso es que en el contexto actual, con unas altísimas cifras de enfermedades relacionadas con la nutrición (obesidad, hipertensión, diabetes, cáncer, etc.), es mejor concebir una dieta saludable como la que se basa en una variedad... de frutas frescas, verduras, hortalizas, legumbres, frutos secos poco procesados y cereales integrales (pan integral —mejor sin sal—, arroz integral, pasta integral). En cuanto al resto de los alimentos, procura consumirlos en menor cantidad. Y los superfluos, para ocasiones excepcionales. Sé que lo he resumido mucho, pero a la vuelta de la esquina verás que amplío esta cuestión.

La alimentación en España es ejemplar (risas de fondo)

No es lo mismo comerse una ensalada que comerse una ensalada generosamente regada con salsa césar y veinte cuadraditos de queso. No me lo he inventado: lo presencié hace poco, y quien se comía semejante bomba calórica lo hacía pensando que eso era «hacer salud». Por no hablar de la conocida frase «aquí se come bien». Quienes la profieren tienden a hacer referencia no tanto a la calidad sino más bien a la cantidad de comida que nos sirven en un restaurante. Para ellos, el paradigma de «comer bien» no se parece en nada a lo que pensamos (y explicamos) los dietistas-nutricionistas.

En cuanto al alcohol, la situación es deprimente a más no

---

1. Los cuatro tipos principales de enfermedades no transmisibles son las enfermedades cardiovasculares (ej.: ataques cardíacos y accidentes cerebrovasculares), el cáncer, las enfermedades respiratorias crónicas (ej.: enfermedad pulmonar obstructiva crónica o asma) y la diabetes.

poder: solo un 5,3 % de los españoles pensamos que la ingesta abusiva de alcohol es un hábito pernicioso, según el estudio «La participación de los ciudadanos en el cuidado de la salud», elaborado por la Fundación Salud 2000 y la Asociación de Usuarios de la Comunicación (AUC), y hecho público el 14 de julio de 2014. Vaya con el dato: ¡un 94,7 % de los españoles no cree que abusar del alcohol sea nocivo! Para morirse. Por eso he incluido en el Anexo unas cuantas reflexiones sobre lo «saludable» (ejem) que es el alcohol.

Y es que en el ámbito de la alimentación existen muchísimos equívocos. Una amiga me explicó hace unos días que su padre, al llegar a su casa, abrió la nevera y le dijo: «Hija, no tienes nada». Ella, estupefacta, fue enseguida a mirar su nevera, por si unos ladrones de guante blanco la habían vaciado. Todo en orden: llenita de comida, tal y como estaba la última vez que la había abierto. «Papá, pero ¿cómo que no tengo nada para comer». Ahí va su respuesta: «No, hija, no tienes vino, ni Coca-Cola, ni embutidos, ni nada».

Pese a que es *posible* que tú comas de forma saludable, lo más *probable* es que no sea así. España ni es la cuna de una dieta sana ni nuestro patrón dietético debería ser tomado de modelo para las generaciones venideras. El patrón de alimentación de las mujeres españolas antes, durante y después del embarazo es «insaludable», según un estudio llevado a cabo con 13.845 voluntarias y publicado en la edición de octubre de 2014 de la revista *Nutrients*. Por su parte, la encuesta ENIDE[2], publicada en 2012, indicó que en España consumimos:

- Una cantidad insuficiente de frutas y hortalizas.
- Pocos cereales, que son, en su mayor parte, refinados, cuando deberían ser integrales (como el pan integral, la pasta integral o el arroz integral).
- Demasiados cárnicos y derivados.

2. Siglas de «Encuesta Nacional de Ingesta Dietética Española».

- Una alta cantidad de productos elaborados con elevado contenido en sal, grasa y azúcares añadidos.

En la Tabla 1 hay algunos «alimentos» que encajarían en este último punto.

Aperitivos salados	Galletas	Pastelería
Batidos	Golosinas	Postres dulces
Bollería	Granizados	Quesos grasientos
Bombones	Helados	«Refrescos»
Caramelos	Horchatas	Repostería
Chocolate y derivados	Mantecados	Salsas
Confitería	Mayonesas	Sorbetes
Embutido	Mermelada	Turrones

Tabla 1. Productos que «tiñen» la alimentación occidental de grasa, sal, azúcar o las tres cosas a la vez.
Fuente: Elaboración propia.

Como hay mucha gente y no pocos profesionales sanitarios que creen que las galletas están en la categoría de alimentos sanos, en el gráfico 1 las comparo con un cruasán, un donut y una magdalena. Queda claro que el porcentaje de grasa total y grasa saturada es comparable al del cruasán, el donut o la magdalena, y que su carga de azúcar es claramente superior a la del resto de los alimentos. Como supongo que sabes, el papel del azúcar en el riesgo de padecer caries y obesidad está bien documentado. Ah, si lees en algún sitio que el azúcar es «tóxico», cierra el libro o la página web, te harás un favor.

En agosto de 2013, el Ministerio de Agricultura, Alimentación y Medio Ambiente elaboró un estudio del que se desprendió que nuestro consumo de galletas, en relación con el año anterior, había aumentado en un 7 %, el de chocolates/cacao y sucedáneos en un 3 % y el de bollería y pastelería envasada en un 1,9 %; un

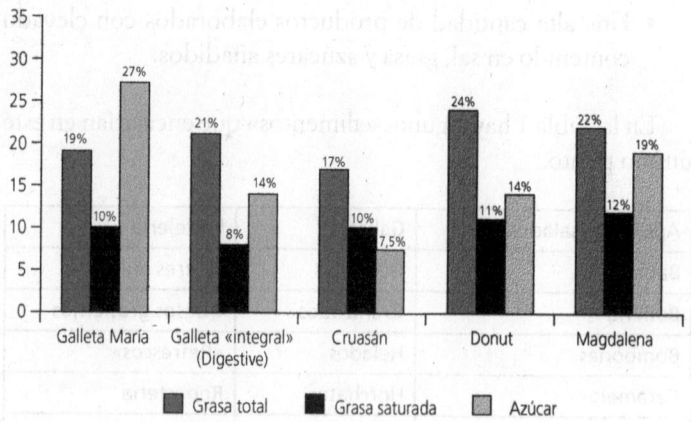

Gráfico 1. Porcentaje de grasa total, grasa saturada y azúcar en el cruasán, así como en las galletas María y Digestive.

Fuente: Elaboración propia a partir de datos tomados de Farran A. *et al*. Tabla de composición de los alimentos. Barcelona: Universidad de Barcelona-CESNID; 2004.

consumo que ya era peligrosamente elevado. Poco después, en diciembre de 2013, aparecieron más datos desesperanzadores: 3 de cada 10 españoles no toma suficientes frutas y hortalizas (informe «Tendencia de los principales factores de riesgo de enfermedades crónicas»). Y unos meses más tarde, el 5 de agosto de 2014, hemos sabido que las ventas del sector del dulce (caramelos, chicles, chocolate y derivados, galletas, panificación, pastelería, turrones y mazapanes) han crecido un 2,6 % en España, y que su facturación total en 2013 ascendió a 4.400 millones de euros.

Los productos con más azúcar «oculto» son, en general, los que se anuncian en televisión, pero en realidad es uno de los ingredientes fundamentales en infinidad de «alimentos» (he puesto las comillas adrede). Así pues, el alto porcentaje de azúcar que consumimos no proviene del que añadimos con una cucharilla. La OMS aconsejó en 2003 no superar el 10 % de la energía ingerida a partir de «azúcares libres» para prevenir la ganancia de peso, y en la actualidad se está planteando disminuir la cifra a un 5 %. Datos de la Autoridad Europea de Seguridad Alimentaria señalan que tomamos entre el 16 y el 36 % de nuestra energía a partir de azúcares. Con este dato en mente, he acudido a la encuesta ENIDE, para constatar que un español medio (pongamos, yo mismo) consume cada día unas 2.550 kilocalorías. Basta un pequeño cálculo para descubrir que deberíamos tomar entre 17 y 65 cucharaditas de azúcar para cubrir entre el 16 y el 36 % de las calorías que consumimos. Es algo que parece increíble, y muestra que gran parte del azúcar que tomamos proviene de alimentos superfluos. No se trata de añadir «superalimentos», sino más bien de eliminar alimentos malsanos.

Pero volvamos a la encuesta ENIDE, porque sus conclusiones son reveladoras:

- Solo el 43 % de la población consume frutas y hortalizas a diario.
- La cantidad media de fruta que tomamos es de 200 gramos/día (lejos de las recomendaciones, que ascienden a 420-450 gramos).
- Las raciones diarias de hortalizas consumidas no llegan a las tres recomendadas.
- Se consumen legumbres menos de dos veces por semana.
- La ingesta de proteína duplica las recomendaciones de cualquier organismo científico de nutrición humana y dietética, nacional o internacional.
- Aunque el consumo de pescado es adecuado, la ingesta de cárnicos es excesiva: 164 gramos/día (se aconseja tomar 40-70 gramos/día, contabilizando un máximo de 3-4 raciones/semana y suponiendo que una ración equivale a unos 100-125 gramos).

Una evaluación más reciente, publicada en la revista *Nutrición Hospitalaria* en septiembre de 2013, coincide con estas conclusiones. Los autores declararon que «es aconsejable disminuir la proporción de proteína animal en el total de la ingesta de proteínas». Algo que conseguiríamos si disminuyéramos en nuestras comidas la cantidad de cárnicos y derivados... de los que hablaré en breve. Antes, no obstante, toca mirar de cerca a culpables y responsables.

LA CULPA DE NUESTROS MALOS HÁBITOS
NO ES DEL TODO NUESTRA

«La continua exposición a anuncios de alimentos poco saludables fomenta los malos hábitos dietéticos, en particular el consumo excesivo de grasas y azúcares y la insuficiente ingesta de frutas y verduras.» La cita está tomada de un trabajo publicado en la edición de enero de 2014 de la revista *Eating Behaviors*. Todos sabemos que estamos continuamente expuestos a publicidad de comida malsana, pero hay un dato que quizá no conozcas y que es muy clarificador.

Resulta que la campaña «5 al día» que se lleva a cabo en Estados Unidos invierte anualmente entre tres y cinco millones de dólares al año en proyectos diseñados para conseguir que la población tome un mínimo (¡no un máximo!) de cinco raciones diarias de frutas y hortalizas. Por su parte, la industria del *fast food* (comida rápida) de dicho país también invierte cinco millones en promover sus «alimentos» en niños y adolescentes. Pero no invierte esa cifra al año, sino cada día. No quieras saber a cuánto ascenderá la inversión total en publicidad del conjunto de la industria alimentaria en promocionar sus «alimentos» a todos los grupos de edad. Este dato lo aportó en 2008 la Comisión Federal de Comercio de Estados Unidos (Federal Trade Commision) en un informe dirigido al Congreso y titulado «Marketing de alimentos a niños y adolescentes. Una revisión de gastos, actividades y autorregulación de la industria». No he encontrado datos para España, pero estoy seguro de que la situación será similar (no en cuanto a la cifra, pero sí en cuanto a la diferencia entre el gasto destinado a una y otra «causa»).

Imagínate ahora a un profesor hablando a sus alumnos sobre

las frutas y las hortalizas mientras que, a su lado y con un tono de voz más alto, hay 365 «expertos en marketing», muy atractivos, muy inteligentes y muy bien formados, contando maravillas de las *salchipatatas* fritas con salsa mexicana. O, por qué no, a un púgil enfrentándose en un cuadrilátero a 365 pesos pesados. ¿Quién ganará? Ya lo sabemos.

Además de la cita de *Eating Behaviors*, hay dos más que quiero transcribir, igual de ilustrativas. La primera es esta:

> No es razonable esperar que la gente cambie su comportamiento fácilmente cuando hay tantas fuerzas en el entorno social, cultural y físico conspirando contra dicho cambio.

La pronunció en el año 2000 el Institute of Medicine de Estados Unidos y la suscribió diez años después la American Cancer Society. La segunda cita vuelve a ser de la directora de la OMS, Margaret Chan:

> Hoy en día, hacer que las personas sigan estilos de vida saludables y adopten comportamientos saludables se enfrenta a la oposición de fuerzas que no son amables. De ningún modo. Los esfuerzos para prevenir las enfermedades no transmisibles van en contra de los intereses comerciales de poderosos agentes económicos. En mi opinión, este es uno de los mayores desafíos a los que se enfrenta la promoción de la salud […]. Ya no son solo las grandes tabacaleras. La salud pública también debe lidiar con la gran industria de alimentos, de bebidas y del alcohol: «Big Food», «Big Soda» y «Big Alcohol». Todas estas industrias temen la regulación y se protegen mediante el uso de las mismas tácticas que usaron las grandes tabacaleras. Las investigaciones han documentado estas tácticas. Incluyen la creación de organizaciones «fachada», el cabildeo, las promesas de autorregulación, las demandas legales y las investigaciones financiadas por la industria. Todo ello genera confusión en relación con las evidencias sobre sus productos y mantienen al público en duda. Las tácticas también incluyen regalos, subvenciones y contribuciones a causas nobles que hacen ver a estas industrias como

ciudadanos corporativos respetables ante los ojos de los políticos y del público. Sus tácticas incluyen argumentos que colocan la responsabilidad de los daños a la salud sobre las personas, y presentan las acciones que realizan los gobiernos como injerencias en las libertades personales y en la libre elección. Esto supone una oposición formidable.

El texto forma parte de su discurso de apertura de la 8.ª Conferencia Mundial de Promoción de la Salud. ¡Menudo discurso! Repito un fragmento especialmente punzante: «argumentos que colocan la responsabilidad de los daños a la salud sobre las personas, y presentan las acciones que realizan los gobiernos como injerencias en las libertades personales y en la libre elección». De ahí que tenga tanto sentido prohibir la publicidad de comida malsana dirigida a niños y a adolescentes, tal y como piden desde hace años las entidades de referencia en pediatría.

Está más que comprobado que los anuncios pueden modificar la conducta infantil, pero que también influyen sobre la nuestra, la de los adultos. ¿Cuántos anuncios nos hacen creer que un alimento llenito de azúcares (ej.: los cereales de desayuno) es saludable como una manzana recién cogida del árbol? ¿Cuántos anuncios crean una falsa sensación de salud simplemente añadiendo reclamos como «sin gluten», «contiene antioxidantes», «con cereales integrales», «con omega-3», etc.? La publicidad no siempre dice mentiras, pero nunca nos muestra toda la verdad. Esto me recuerda a aquellas películas que intentan hacernos creer que un tipo con una pistola en la mano y que va matando a gente a diestro y siniestro es un virtuoso caballero por el mero hecho de ser el protagonista. Será todo lo guapo, elegante, sonriente y educado que quieras, pero eso no quita que sea un asesino.

Súmale a lo ya descrito la ubicua charlatanería pseudomédica, pseudopsicológica y pseudonutricional (y seguro que me dejo algún «pseudo»), y entenderás mi afán por «vacunar» a la población contra la sarta de manipulaciones infecciosas que nos asedia.

En cualquier caso, aunque yo no sea el culpable de haberme

pasado la infancia siendo sedentario (y no lo digo por decir), sí puedo decidir aumentar poco a poco las horas que dedico a practicar ejercicio físico, o dejar de comer tanto alimento superfluo.

¿QUÉ ES UNA ALIMENTACIÓN SALUDABLE?

La dieta más saludable no tiene apellido

Para abordar el reto «dieta sana», nada mejor que deleitarse leyendo un impresionante estudio coordinado por la doctora Elisabet Wirfält (revista *Food & Nutrition Research*, marzo de 2013) y que todo dietista-nutricionista debería leer de cabo a rabo. Como es un poco largo, está en inglés y contiene razonamientos que quizá te aburran, vamos al quid de la cuestión. La investigación reveló que los patrones de alimentación que se relacionan con un mejor estado de salud cumplen tres características (que repetiré al finalizar este capítulo, dada su importancia):

- Se basan en el consumo de alimentos vegetales poco procesados: frutas frescas, verduras, hortalizas, legumbres, frutos secos y cereales integrales (arroz integral, pasta integral, pan integral).
- Hay una menor presencia de pescado, lácteos bajos en grasas y aceites vegetales.
- Existe un aporte muy bajo de cereales refinados (pasta blanca, pan blanco, arroz blanco, etc.), azúcar o productos azucarados (bollería, repostería, bebidas azucaradas), y carnes rojas y procesadas.

Pero estos científicos, pertenecientes al Grupo de Investigación en Epidemiología Nutricional en la Universidad de Lund (Suecia), también enfocaron sus observaciones desde la perspectiva contraria. Es decir, revisaron qué puntos tienen en común las dietas asociadas a un mayor riesgo de padecer enfermedades crónicas. Son estos:

- Abunda la «comida basura» (*fast food*).
- Se priorizan los cereales refinados sobre los integrales.
- Se consumen a menudo alimentos muy procesados y productos superfluos tales como repostería, bebidas azucaradas (mal llamadas «refrescos»), aperitivos salados, bebidas alcohólicas, etc.
- Predominan las carnes rojas y procesadas.

Según Wirfält y colaboradores, las dietas saludables reciben diferentes nombres («dieta mediterránea», «dieta DASH», «patrón prudente», etc.), algo que varía en función del país o del equipo de investigación que las ha evaluado, pero siempre presentan una composición similar. Eso explica que este apartado se titule «La dieta más saludable no tiene apellido». Tal vez pienses que no podemos extrapolar las deducciones de un equipo de suecos a la población española. Si lees el estudio entenderás que son del todo extrapolables a España pero, por si tienes dudas, traigo la prueba. Las recomendaciones que siguen son las que enumeró en 2012 la Agencia Española de Seguridad Alimentaria y Nutrición (AESAN[3]) cuando hizo pública la encuesta ENIDE. Para la AESAN, deberíamos:

- *Aumentar el consumo de cereales, preferentemente integrales* (pan integral —es mejor que sea «sin sal»—, pasta integral, arroz integral... u otros cereales integrales, como la avena o el centeno).
- *Tomar más cantidad de frutas frescas y hortalizas, a diario.* He comentado antes que el 30 % de los españoles no tomamos suficientes frutas y hortalizas. Se considera «suficiente» tomar un mínimo de cinco raciones de frutas y hortalizas cada día. Sin embargo, una encuesta reciente ha constatado que el 60 % de los españoles creemos que

---

3. La AESAN ha pasado a denominarse en febrero de 2014 AECOSAN (Agencia Española de Consumo, Seguridad Alimentaria y Nutrición).

«5 al día» es un límite a no superar. Hallarás más información sobre ella en este enlace <http://goo.gl/iFTY14>.
- *Incluir más a menudo legumbres en nuestros menús.* Las pruebas que sustentan sus beneficios son abrumadoras.
- *Comer más frutos secos (avellanas, almendras, nueces, etc.).* No solo no engordan, sino que además han mostrado desempeñar un claro papel preventivo en numerosísimas enfermedades crónicas (no dudes en leer el estudio de Luo C y colaboradores, en la bibliografía, para ampliar esta cuestión). Es mejor, en todo caso, que no tengan sal añadida (en algunos casos vienen con ingentes cantidades de sal, como las pipas peladas).
- *Moderar el consumo de azúcares y bollería.*
- *Moderar la ingesta de carnes rojas y, sobre todo, de embutidos.* No es en absoluto un tema trivial, como comprobarás a continuación.

Carnes rojas y procesadas

¿Qué es «carne roja»?

La definición del Fondo Mundial para la Investigación del Cáncer (FMIC) es bien simple: cualquier carne que tenga un color oscuro cuando está cruda. El término hace referencia, en general, a carnes de mamíferos como ternera, cerdo, cordero o caballo, pero también incluye carnes de caza como ciervo, venado, jabalí, etc. Me remito a la definición del FMIC porque esta organización es una de las que más ha estudiado el impacto que puede tener sobre la salud nuestro elevado consumo de este tipo de carne. Desde el año 2007, el FMIC ha insistido en diversas ocasiones en que es mejor no tomar más de 500 gramos semanales de carne roja dada su relación con el riesgo de sufrir un tipo de cáncer muy frecuente en Occidente: el cáncer colorrectal. Fíjate que no establecen una ingesta «mínima», sino «máxima». El FMIC, como muchas otras entidades, clasifica en cuatro grupos las evidencias científicas que relacionan un factor de riesgo (como el tabaquismo, el sedentarismo... o el consumo de carne roja) con una enfermedad (ej. cáncer colorrectal):

- Convincentes.
- Probables.
- Limitadas.
- Improbables.

Si las evidencias evaluadas son «convincentes» (provienen de estudios de alta calidad), está justificado que los responsables políticos emitan recomendaciones e inicien programas de prevención para disminuir el factor de riesgo, porque es poco probable que esas recomendaciones se modifiquen en un futuro próximo. En la Tabla 2 puedes comprobar que tanto las carnes rojas como las procesadas incrementan el riesgo de padecer cáncer de colon y recto de forma convincente. También lo hacen las bebidas alcohólicas en varones (no hay suficientes datos en mujeres, lo que no significa que la relación no exista) y el exceso de grasa corporal. La actividad física y la fibra (de la que hablo en unas líneas) disminuyen, también de forma «convincente», este riesgo.

Cada año se diagnostican en nuestro país unos 28.000 nuevos casos de cáncer colorrectal (suma de la incidencia de cáncer de colon y cáncer de recto), y es una cifra que va en aumento. En España es el segundo cáncer más frecuente en mujeres (después del de mama) y el tercero en varones (tras el cáncer de pulmón y de próstata). Si tenemos en cuenta ambos sexos a la vez, es el tipo de cáncer más frecuente. Ya ves que no se trata de una cuestión baladí.

Todavía no está del todo claro qué componente de las carnes rojas aumenta el riesgo de sufrir este tipo de cáncer pero sí sabemos que la relación existe. El riesgo es todavía mayor si las carnes rojas se cocinan a altas temperaturas (ej.: barba-

Factores que disminuyen de forma convincente el riesgo de cáncer de colon y recto		Factores que incrementan de forma convincente el riesgo de cáncer de colon y recto	
Factor	Más datos sobre el factor implicado	Factor	Más datos sobre el factor implicado
Actividad física	Actividad física de cualquier tipo: ocupacional, realizada en el hogar, como transporte o de forma recreativa.	Carne roja	El término «carne roja» hace referencia a carne de res, cerdo, cordero o cabra.
		Carne procesada	El término «carne procesada» alude a las carnes procesadas mediante el ahumado, el curado, la salazón o la adición de conservantes químicos.
Alimentos que contienen fibra dietética	La fibra está en alimentos de origen vegetal. Se incluyen los alimentos que contienen fibra de forma natural y aquellos a los que se les ha añadido la fibra dietética.	Bebidas alcohólicas (en varones)	Se hace diferencia entre hombres y mujeres debido a que no hay suficientes datos en mujeres.
		Grasa corporal o grasa abdominal	Se recomienda mantener el peso corporal dentro del rango de la normalidad.

Tabla 2. Factores relacionados con el riesgo de padecer cáncer de colon y recto de forma convincente, según el FMIC.

Fuente: Fondo Mundial para la Investigación del Cáncer (http://goo.gl/9nJW57).

coa), ya que ello genera componentes potencialmente cancerígenos.

Enumero cuánto pesa más o menos una ración de carne roja, para que te hagas una idea más real de lo que significa no tomar más de 500 gramos a la semana:

- Una hamburguesa pequeña pesa unos 100 gramos.
- Una chuleta de cerdo o cordero pesa unos 125 gramos.
- Una porción de entrecot pesa unos 200 gramos.
- Un típico bistec de carne roja con un hueso en el centro puede pesar unos 280 gramos.

Puede que hayas leído que la media de consumo semanal de carne roja en España asciende a 486 gramos, es decir, estaríamos por debajo de los 500 gramos que recomienda el FMIC. No obstante, la cifra de 500 gramos es una «recomendación personal», porque su «objetivo de salud pública» es que la media de cualquier grupo de población (ej.: España) no tome más de 300 gramos semanales. Así, en realidad superamos el objetivo del FMIC en 286 gramos/semana (dos chuletas y pico, para que nos entendamos). Ten en cuenta, asimismo, que nuestra ingesta de este tipo de carne no ha dejado de aumentar desde los años sesenta. Veamos ahora las carnes procesadas.

Carnes procesadas, incluyendo al jamón (que lo es), y razones para «evitarlas».

Habrás visto en la Tabla 2 que el concepto «carne procesada» engloba, para el FMIC, a cualquier carne que haya sido procesada mediante el ahumado, el curado, la salazón o la adición de conservantes químicos. Eso incluye, por tanto, a los embutidos y al jamón, sea o no serrano. El beicon, el chorizo, las salchichas, el fiambre de pavo, el jamón de pavo u otras carnes frías son, desde luego, «cárnicos procesados». En el pasado, muchos de estos productos (ej.: chorizo) permitían a las familias conservar la carne durante mucho tiempo; era pura necesidad de subsistencia. Pero las actuales técnicas de conservación de los alimentos y el uso de frigoríficos y congeladores en los hogares hacen innecesario preservar carne para otras épocas del año. Así pues, a día de hoy el consumo de estos alimentos se justifica por el placer y por la tradición, y no por su papel en la nutrición (ya he comentado que superamos con creces las recomendaciones de ingesta de proteína).

A todo esto, ¿cuántos cárnicos procesados aconsejará el FMIC que tomemos a la semana? Aconseja «evitarlos», sin más. Si todavía no has tirado este libro por la ventana maldiciendo a su autor (el amor que profesa España por el embutido supera todos los límites imaginables), te diré que el FMIC reconoce que un consumo ocasional de jamón, salchichas o chorizo «no va a matar a nadie», pero que debemos recordar que esos alimentos no deberían formar parte de nuestro esquema de alimentación habitual.

Sucede como con cualquier otro riesgo: su efecto a nivel individual puede ser pequeño, pero a nivel poblacional no lo es. Seguro que conoces a alguien que se vanagloria de no ponerse el cinturón de seguridad en el coche y seguir vivo, y es posible que no conozcas a nadie que haya fallecido en un accidente de tráfico por no llevar el cinturón puesto. Pero si nadie llevase el cinturón de seguridad el número de fallecimientos subiría en unos cien mil anuales.

El lenguaje que utilizan entidades como el FMIC para hacer recomendaciones dirigidas a la salud pública está muy estudiado, y cuando dicen «evitar» es porque quedan pocas dudas de que estamos ante un riesgo nada teórico, sino cuantificable y real. La palabra «evitar» solo se utiliza, además de para las carnes procesadas, para las bebidas azucaradas, por su clara relación con la obesidad. Escribí sobre ello en un texto llamado «No beba Coca-Cola», que tienes en la bibliografía. Tuvo bastante buena acogida, aunque a algún internauta no le gustó. Un tal Cocacolafan respondió a mi texto con esta amable frase: «Viva la cocacola que te den» (sic). Lo explico porque la ingesta de carnes procesadas en adultos españoles asciende, según la encuesta ENIDE, a unos 275 gramos semanales, así que las posibilidades de que alguien me mande a «que me den» son altas.

Los 275 gramos surgen de sumar las salchichas, los embutidos y los productos cárnicos curados con la carne tipo fiambre. No parece que evitemos mucho ni la carne roja ni la carne procesada, ¿no crees? Lo cierto es que el conjunto de cárnicos supone nuestra primera fuente de calorías. Como ves, tiene sentido que nos planteemos una disminución de nuestra ingesta de estos productos. Es verdad que los embutidos son ricos en algunos nutrientes, como el hierro o el zinc (que podemos obtener de otras fuentes, por cierto), pero también nos regalan de premio un mayor riesgo de padecer ciertas enfermedades poco románticas. Sería como usar un champú que nos limpiara el pelo pero que a la vez provocara alopecia.

El FMIC emitió su «dictamen» tras confirmar que no existe una cifra que no incremente el riesgo de cáncer colorrectal. Quizá no te haya convencido, por lo que he buscado un par de estudios más recientes que la postura del FMIC. El primero, recogido en *BMC Medicine* en marzo de 2013, constató que si los europeos tomáramos menos de 20 gramos diarios de carnes procesadas, la mortalidad poblacional disminuiría en un 3,3 %. En España tomamos unos 35 gramos cada día, de media. El segundo, una extensa investigación (metaanálisis) publicada en febrero de 2014 en la revista *American Journal of Epidemiology*, volvió a relacionar de forma clara el consumo de carnes procesadas con el riesgo de mortalidad prematura.

¿Por qué sucede esto? Se barajan distintas hipótesis (grasas saturadas, nitritos, nitratos, hierro hemo, el efecto de las altas temperaturas en algunos de estos alimentos, etc.), pero, como en el caso de las carnes rojas, no hay respuestas definitivas. Tampoco tengo respuesta para esa pregunta que probablemente estás a punto de enviarme en una carta: «¿Qué pongo ahora en el bocadillo?». Si respondo que mis bocadillos suelen ser de almendras tostadas, trozos de tomate y aceite de oliva, puede que me tomes por loco. Como mucho te diría «que el pan sea sin sal... e integral».

Fibra dietética

La fibra dietética es un componente de los alimentos de origen vegetal caracterizado por resistir a la digestión y absorción del intestino delgado. ¿Significa eso que carece de propiedades? Todo lo contrario. Es sabido que la fibra es necesaria para que hagamos bien la digestión y para normalizar el funcionamiento de nuestro intestino (uno de los principales síntomas de las «dietas milagro» es el estreñimiento). Pero los beneficios de los alimentos ricos en fibra (ojo, no he dicho «los beneficios de la fibra») van mucho más allá. Uno de ellos lo has leído en la Tabla 2: son protectores del cáncer colorrectal. Pero protegen de más cosas. Un equipo de investigadores, coordinado por la doctora Diane Threapleton, publicó dos rigurosos estudios en mayo y diciembre de 2013, respectivamente, en los que vemos que tomar más alimentos ricos en fibra dietética disminuye de forma clara el riesgo de padecer enfermedades cardiovasculares. Estas generan casi la mitad de todas las muertes que se producen en Europa y son la principal causa de mortalidad en el mundo.

Me encantó leer, en las conclusiones de uno de los dos artículos (el de la revista *British Medical Journal*), esta aclaración:

> [Nuestros datos] proporcionan pruebas relacionadas con el consumo de alimentos sin modificar y, por tanto, no apoyan el consumo de alimentos enriquecidos específicamente en fibra proveniente de cereales u hortalizas.

Dicho de otro modo, los beneficios que observaron, asociados a tomar alimentos de origen vegetal, no son aplicables a alimentos enriquecidos en fibra o a suplementos dietéticos que contienen fibra. Me encantó leerlo porque coincide con lo que diversos investigadores y yo explicamos en mayo de 2010, en una revisión sobre el papel de la fibra dietética en la salud y publicada en *Nutrición Hospitalaria*:

> Los efectos [de los suplementos de fibra] son modestos en comparación con un enfoque centrado en alimentos sin modificar que fomente el consumo de alimentos ricos en fibra.

No apuntes las cifras que vienen ahora, es solo para que te hagas a la idea de «cómo está el patio». La ingesta diaria de fibra recomendada, en adultos, oscila entre 25 y 38 gramos de fibra al día (a partir de alimentos, insisto). No obstante, en España tomamos entre 17 y 21 gramos/día (encuesta ENIDE). Suma estos datos con los de los cárnicos, antes citados, y dime si no ha llegado la hora de actuar.

Mucho más preocupante es, sin duda, la ingesta de fibra en las conocidas dietas «bajas en carbohidratos». ¿Te suena la «dieta Dukan»? Espero que no. La siguieron miles de españoles... hasta que expulsaron a su «inventor», Pierre Dukan, del Colegio de Médicos de su país, en enero de 2014. No pareció entristecerle mucho. Ya se sabe que «entre el honor y el dinero, lo segundo es lo primero». Dicha «dieta», caracterizada por ser baja en carbohidratos, no es muy distinta a otras dietas milagro que aparecen, hacen su agosto y dejan paso a la siguiente estafa infame. La cuestión es que la Agencia Francesa para la Seguridad Alimentaria, del Medio Ambiente y Ocupacional (ANSES), calculó el aporte de fibra de esta «dieta». Siéntate: entre 3 y 10 gramos/día. Lejísimos de los 25-38 gramos recomendados. Cuantas menos dietas «con apellido», mejor.

Tenemos motivos bien fundamentados, en suma, para tomar más fibra dietética. Se consigue disminuyendo la excesiva ingesta de cárnicos y superfluos, y priorizando los alimentos de origen vegetal, es decir: frutas frescas, verduras y hortalizas, legumbres, frutos secos (mejor sin sal) y cereales integrales (pan integral —también mejor sin sal—, harina integral, pasta integral, arroz integral u otros cereales como el mijo o la avena).

Por último, pese a que es recomendable que tomemos más alimentos ricos en fibra, conviene que lo hagamos lentamente y observando las reacciones que se producen en nuestro organismo: un incremento brusco puede generar cierta distensión abdominal o un pasajero incremento en la producción de gases intestinales. Debemos dejar un tiempo al intestino para que se adapte. Tiempo que será mayor cuanto menor sea nuestro consumo previo de alimentos vegetales.

No sigas una alimentación saludable. Practica una alimentación saludable

Te propongo que practiques una alimentación saludable. Porque no pienso que debamos «seguir» sino «practicar» una dieta saludable. En casa hemos pasado por dos mudanzas en apenas un año. Además de aprender a deshacernos de objetos innecesarios, hemos confirmado el poder de la práctica, pero no de la nuestra, sino de la de los operarios de las mudanzas. En una hora, un solo hombre es capaz de desmontar un armario enorme, que yo tardé en desmontar más de seis horas en la anterior mudanza. Es cuestión de experiencia, lo sé, pero incluso así supone ¡cinco horas de diferencia! Y yo que me consideraba un tío mañoso... Mientras él desmontaba el armario, charlaba amigablemente conmigo o con mi mujer, o silbaba el hit del verano. Cuando tuve que hacerlo yo, lo único que podía proferir eran exabruptos. Con la dieta sucede algo parecido. Aunque seguramente ya comes bien, puedes hacerlo mejor, y sin invertir grandes esfuerzos. Es cuestión de adquirir la destreza necesaria a base de ensayo-error. «Lo que tenemos que aprender lo aprendemos haciendo», decía Aristóteles.

Funciona como con un idioma. Por más teoría que uno tenga, solo adquiere soltura si lo habla con frecuencia. En realidad, sucede así con prácticamente todos los hábitos. Ocurre con los fáciles, como forrar un libro (las primeras veces nos quedan unas arrugas horrorosas), cortarnos las uñas o comer una sopa (prueba a tomártela con la mano izquierda, o con la derecha si eres zurdo, claro), y ocurre también con cuestiones más complejas, como tocar el piano o mantener una relación estable, amorosa y duradera con una pareja.

Recordarás que he citado un estudio aparecido en enero de 2014 en la revista *Eating Behaviors*. En él, sus autores verificaron que los anuncios de comida malsana nos vuelven más proclives a comprarla y a consumirla, pero que también sucede al revés: si nos rodeamos de comida sana (o de estímulos para que la tomemos) ingerimos más cantidad de ella. En el recomendable blog *El nutricionista de la general*, comandado por el biólogo y dietista-nutricionista Juan Revenga, leemos que «la apetencia y elección de mejores alimentos parecen ser educables». Juan, autor de los libros *Con las manos en la mesa*, y *Adelgázame, miénteme*, cita en su blog un interesante estudio que sugiere que podríamos «reprogramar» nuestros cerebros para conseguir disfrutar comiendo alimentos sanos y no solo cuando le hincamos el diente a un pastel de chocolate.

Hay investigaciones que calculan que tardamos unos dos meses en integrar unos buenos hábitos, aunque hay quien no es tan optimista. La doctora Donna Ryan cree que necesitamos al menos un año entero. Ryan es la copresidenta del comité de redacción de un consenso científico de cuatro grandes entidades sanitarias centrado en el tratamiento del exceso de peso, aparecido en junio de 2014 en la revista *Circulation*. En una entrevista que concedió a la Asociación Americana del Corazón declaró que «es realmente necesario todo un año para acoplar los hábitos saludables alimentarios y de actividad física». El embarazo dura nueve meses, pero la lactancia puede durar años. Entre uno y otro espacio de tiempo es factible cultivar unos hábitos saludables, que nos acompañarán de por vida. Dicho esto, anunciaré de nuevo las tres principales características de una alimentación sana:

- Se basa en el consumo de alimentos vegetales poco procesados: frutas frescas, verduras, hortalizas, legumbres, frutos secos y cereales integrales (arroz integral, pasta integral, pan integral).
- Hay una menor presencia de pescado, lácteos bajos en grasas y aceites vegetales.
- Existe un aporte muy bajo de cereales refinados (pasta blanca, pan blanco, arroz blanco, etc.), azúcar o productos azucarados (bollería, repostería, bebidas azucaradas), y carnes rojas y procesadas.

Como todas las entidades sanitarias están de acuerdo en que conviene que los adultos tomemos un mínimo de cinco raciones de frutas y hortalizas al día, aprovecho para detallar en qué consiste aproximadamente una ración:

- *Una ración de hortalizas* (140-150 gramos en crudo y limpio) equivale a 1 plato pequeño de hortalizas cocinadas (acelgas, espinacas, col, brócoli, champiñones, cardo, zanahoria, calabaza, judías verdes...), o 1 plato grande de escarola o lechuga, o ½ berenjena, o ½ calabacín, o 1 tomate mediano, o 1 endibia, o 1 pimiento mediano, o 1 pepino pequeño, o 1 zanahoria grande, o 4 alcachofas medianas, o 6 espárragos finos, o ½ vaso de zumo de tomate. Conviene tomar al menos dos raciones al día.
- *Una ración de frutas* (140-150 gramos en crudo y limpio) equivale a 1 pieza de fruta mediana (pera, manzana, naranja, plátano, membrillo, pomelo, etc.), o 1 rodaja mediana de melón, sandía o piña, o 1 vaso de zumo 100 % (sin azúcar añadido), o 2-3 piezas medianas de albaricoques, ciruelas, dátiles, mandarinas, higos, etc., o 4-5 nísperos, u 8 fresas medianas o 1 plato de postre con cerezas, uvas, moras, grosellas, etc. Conviene tomar al menos tres raciones al día.

Quiero cerrar el capítulo con una reflexión que detallamos Juanjo Cáceres y yo en nuestro libro *Comer y correr*. En él, dijimos que las características que definen una alimentación saludable son «escasas», porque está sustentada en el consumo habitual de unos pocos ingredientes: frutas, hortalizas, frutos secos, cereales integrales y legumbres. «Sin embargo, existen muchísimas combinaciones posibles. Tantas como culturas, como familias, como cocinas, como personas», explicamos a continuación, para añadir que «sucede como en el ajedrez: con tan solo seis piezas diferentes (rey, dama, torres, alfiles, caballos y peones), a la hora de jugar existen millones de combinaciones posibles. Hay todo un mundo por descubrir de sabores, texturas y aromas que integran placer y salud. Basta tan solo un poco de práctica para cogerle el tranquillo». Me permito transcribir (con el permiso de Juanjo) el siguiente extracto, porque creo que es muy ilustrativo:

> Considerando, pues, lo dicho, ¿te parece que tus posibilidades se encuentran muy restringidas a ciertos tipos de productos, que con estas piezas no podrás disputar una gran partida? Pues ten en cuenta que sobre estas ideas básicas reposan tradiciones culinarias de todo el mundo, que tienen como elementos comunes el protagonismo de los cereales, la relevancia de otros productos vegetales y el consumo moderado de productos de origen animal. Tal es el caso de las cocinas tradicionales del Magreb, con los platos de cuscús como grandes protagonistas; de cocinas asiáticas como la japonesa, la tailandesa o la vietnamita, donde el arroz es el cereal estrella y las carnes rojas ocupan un espacio completamente secundario; de varios modelos culinarios latinoamericanos, donde el arroz, diferentes variedades de maíz o distintos tipos de leguminosas entre otros productos, ofrecen una gran diversidad de preparaciones de gran valor nutritivo... Si los mismos protagonistas dan como resultados cocinas tan diferentes y sabrosas, puedes estar seguro de que tú también puedes encontrar las combinaciones óptimas, sin necesidad siquiera de alejarnos del bagaje culinario autóctono, igualmente rico en posibilidades que tal vez aún no hayas descubierto. Todo ello, además, con la ventaja de que lo que te proponemos se basa en productos fáciles de adquirir en el país en que vivimos.
>
> [...] Tal vez ahora esperes que te propongamos toda una serie de platos que cumplan con estas características o que hayamos elaborado un conjunto de menús especialmente diseñados para que rompas todas tus marcas, pero entendemos que no debemos hacerlo por diferentes razones. En primer lugar, porque no conocemos tus preferencias y no queremos incurrir en el error común de hacer propuestas que no estén mínimamente adaptadas a las mismas. En segundo lugar, ten en cuenta una cosa: si te proponemos un menú semanal muy variado, com-

puesto por unos cincuenta platos distintos, ¿cuántos centenares o miles (recuerda la diversidad de cocinas alimentarias que siguen estas pautas) de preparaciones estaremos obviando que también podrían resultar perfectamente saludables? Podría ser que en lugar de contribuir a diversificar tu alimentación, estuviésemos, sin pretenderlo, reduciendo tus posibilidades. Y lo que es más importante: eres tú quien tiene la última palabra sobre tu alimentación. Nosotros te transmitimos una serie de observaciones que nos parecen importantes y argumentamos las razones, pero eres tú quien decide. En el selvático entorno de la alimentación, donde predominan los mensajes interesados y a menudo desfavorables a tus intereses y a tu salud, debes conservar tu espíritu crítico y tu autonomía de decisión, lo que en este ámbito se traduce en buscar por tu cuenta las mejores soluciones para tu alimentación. Búsqueda, por otra parte, que puede llevarte a placenteros terrenos gastronómicos que aún no has descubierto.

Hay más aspectos que hay que tener en cuenta con respecto al concepto «dieta sana» (como la higiene alimentaria) y algunas particularidades que no han de olvidarse en el embarazo y en la lactancia, así que no te queda más remedio que seguir leyendo... tras responder a estas preguntitas: ¿ya has comido hoy al menos una pieza de fruta? ¿Has practicado un mínimo de media hora de ejercicio físico? Si fumas, ¿has pensado en pedir ayuda para dejarlo? Si bebes, ¿eres consciente de que las bebidas alcohólicas, sean las que sean, no son precisamente una fuente de salud? Si las respuestas son afirmativas, es momento de pasar la página.

2
Alimentación y fertilidad

> Si no desarrollamos nuestras facultades críticas quedamos indefensos frente a los argumentos y arengas de gentes sin buena intención.
>
> Thomas Gilovich, *Convencidos pero equivocados*, Barcelona, Milrazones, 2009, p. 14.

Observaciones importantes

Si tu pareja y tú estáis intentando concebir un hijo, lo más importante es que hagáis el amor a menudo (el uno con el otro y sin protección, por supuesto). Es una perogrullada, lo sé, pero en muchísimos casos la supuesta falta de fertilidad no es otra cosa que una baja frecuencia de relaciones sexuales. También es crucial que, si fumáis, dejéis de hacerlo lo más pronto posible, los dos. Es algo que suele funcionar mejor con ayuda médica. Conviene que evitéis tanto las bebidas alcohólicas (en el caso de la mujer, lo ideal es no tomar ni gota de alcohol) como el sedentarismo o una dieta desequilibrada, y que no consumáis fármacos, complementos alimenticios o «plantas medicinales» sin un adecuado consejo médico.

Comunicad al médico vuestra intención de tener un hijo, quien os aconsejará que sigáis un estilo de vida saludable (eso incluye la alimentación), que toméis cada día una pizca de sal yodada y que la futura mamá tome desde hoy mismo 400 microgramos (ojo: no miligramos) de ácido fólico[1], siguiendo las

---

1. Es posible que el médico paute una dosis diferente, en función de determinadas características personales.

pautas establecidas por las autoridades sanitarias. Si sois vegetarianos, es importante que toméis suplementos o alimentos enriquecidos con vitamina B12 (su deficiencia se asocia a infertilidad y a pérdidas fetales).

Adquirir criterio

Tras estas pocas recomendaciones iniciales, que resumen lo más importante de este capítulo, me gustaría aclarar que uno de los objetivos que persigo con este libro es que no bajes la guardia en ningún momento, porque en el terreno de la alimentación humana la cantidad de embaucadores es infinita y se expande, como el universo. De ahí la cita del psicólogo Thomas Gilovich que encabeza este capítulo y que nos insta a desarrollar «nuestras facultades críticas». Siempre he creído que debemos ser críticos, pero ahora sé que, además, debemos «adquirir criterio». Me explico.

Hace unos meses, mi mujer y yo saboreábamos una conversación con Joan Artigal, un magnífico profesor de una de nuestras hijas. En cierto momento, le expliqué que en el libro *No más dieta* había incluido una reflexión de la que estaba la mar de orgulloso: «El sentido común está bien, pero está mejor todavía el sentido crítico». Joan me escuchó, sonrió y dijo: «Estupendo, Julio. Yo pensaba lo mismo hace unos años». Cuando habla una persona inteligente es mejor no interrumpirle, así que mi mujer y yo esperamos a que siguiera hablando, sabiendo que se avecinaba algo importante. «Hoy creo que antes de recurrir al espíritu crítico es necesario adquirir criterio.» Todavía resuena en nuestra cabeza ese lapidario «adquirir criterio», al que respondimos al unísono con un «tienes toda la razón, Joan». Las líneas que siguen pretenden, precisamente, aportar algo de «criterio».

¿INFERTILIDAD A PARTIR DE LOS 35?

La gran mayoría de las mujeres consigue concebir un hijo pese a diferir unas de otras en numerosas características (peso, estado nutricional, estado de salud, edad, etc.). Aun así, muchas parejas buscan quedarse embarazadas, sin conseguirlo cuando quieren. Se estima que una de cada siete parejas podría tener dificultades para concebir, y que esas dificultades son «algo más frecuentes» si la mujer tiene más de 35 años y el hombre más de 40. He puesto entre comillas «algo más frecuentes» porque los últimos estudios traen buenas noticias a este respecto. Hasta hace poco se pensaba que las posibilidades de concebir decaían drásticamente a partir de los 35 años. Sin embargo, una importante guía clínica publicada en febrero de 2013 por el National Institute for Health and Care Excellence (NICE) mostró que la probabilidad de que se quede embarazada una mujer de 40 años que tenga relaciones sexuales regularmente es mayor de lo que detallaba la anterior guía NICE, publicada en 2004.

El doctor David James, uno de los autores de la guía, fue entrevistado por la BBC el 18 de septiembre 2013, y declaró que «59 de cada 60 mujeres de 40 años no tendrán bebés con problemas cromosómicos». Un problema cromosómico es, por ejemplo, el síndrome de Down. Así las cosas, ni la infertilidad ni los problemas cromosómicos aumentan con la edad tanto como se temía. El reportaje de la BBC señala que muchos de los problemas de fertilidad que experimentan las mujeres de más de 30 años no tienen nada que ver con la edad. Si hubieran intentado concebir a los 20, también habrían tenido dificultades.

Aproximadamente el 85 % de las parejas conciben un hijo de forma natural dentro del primer año de tener relaciones sexuales frecuentes. De entre las que no lo han conseguido durante el primer año, la mitad lo logra en el año siguiente. En total, el 93 % de todas las parejas que quiere tener hijos lo consigue dentro de los tres primeros años. Si después de un año no se ha producido un embarazo tiene sentido acudir al médico (nada de terapeutas alternativos o curanderos), para que valore si existen problemas. ¿Sabías que el varón es responsable de la mitad de los casos de infertilidad en la pareja? Eso justificaron Stefankiewicz y colaboradores en febrero de 2006 en su estudio «Factores ambientales que empeoran la fertilidad de los hombres».

Si bien los problemas que afectan la fertilidad son multifactoriales, creo que no está de más comentar dos interesantes estudios recientes en relación con este tema. El primero, publicado en julio de 2014 por Prasad y colaboradores, sugiere que mantener una vida sexualmente activa se asocia con una mejor función reproductiva en mujeres. En cuanto al segundo, es inevitable que aparezca en este libro, porque se relaciona la hipercolesterolemia[2], tanto de hombres como de mujeres, con una menor fertilidad. Lo recoge la edición de agosto de 2014 de la revista *The Journal of Clinical Endocrinology and Metabolism*. Esto nos da un motivo más para seguir una vida sana. En el terreno de la fertilidad, como en tantos otros, debemos diferenciar entre «edad cronológica» y «edad biológica». La cronológica es la que marca el carnet de identidad, mientras que la biológica depende de los llamados «factores de riesgo» (tabaquismo, sedentarismo, mala alimentación, hipertensión, hipercolesterolemia, etc.); así que podemos estar ante una persona de 45 años sin factores de riesgo, cuya edad biológica será menor que la de una de 30 que sí acumula varios de esos factores.

Un poco de paciencia y un mucho de relaciones sexuales

En la mayoría de los casos basta con seguir un buen estilo de vida y tener un poco de *paciencia* y un mucho de relaciones sexuales. La guía NICE indica que las mayores posibilidades de

---

2. Cifras de colesterol sanguíneo por encima de lo normal.

concebir se producen cuando se mantienen relaciones sexuales a diario. En todo caso, su consejo (pero solo para parejas preocupadas) es «hacerlo» cada 2-3 días. Más adelante detallaré, además de algunas cuestiones dietéticas, los riesgos que puede conllevar nuestra falta de paciencia. Antes quiero explicar, sin embargo, algo que tiene que ver con las relaciones sexuales, no de forma directa, pero sí indirecta.

Aspirar a tener una relación amorosa plena con nuestra pareja si no la atendemos, no la cuidamos, no la mimamos y no velamos por su felicidad día y noche es lo más parecido a querer conservar un puesto de trabajo sin pegar golpe. Lo explica estupendamente el pediatra Carlos González, en su libro *Creciendo juntos*:

> El matrimonio requiere esfuerzo. La firme y cotidiana decisión de mantenerlo sólido. Hay que esforzarse cada día por hacer feliz a la pareja, en vez de esperar que sea la otra persona la que nos haga feliz. Hay que decirle continuamente cuánto la queremos, y demostrárselo con hechos. Hay que hacer las cosas antes de que nos las pidan. Hay que ceder en casi todo.

En mi opinión, el famoso poema de Khalil Gibran «Sobre el matrimonio»[3] contribuye más a separar que a unir a las parejas. Es aquel en el que aparecen consejos como «amaos con devoción pero no hagáis del amor una atadura» o metáforas como «las cuerdas de un laúd están separadas aunque vibren con la misma música». Resulta precioso si lo recitan el día de tu boda mientras suena el *Oratorio de Navidad* de Bach, pero cuando reflexionas un poco te das cuenta de que el poema encierra una contradicción: «Entrégate pero no te entregues». ¿En qué quedamos? Como acérrimo enamorado de mi mujer y de mis hijas debo decir que tales teorías no me convencen en absoluto. La pareja y la paternidad son ataduras, pero ataduras tan necesarias como la que sostiene la cuerda en el mástil del laúd. «Nin-

3. Traducido al español como «La pareja».

guna adicción, salvo la del amor, es recomendable», afirma José Mujica, actual presidente de Uruguay y una persona extraordinaria.

Riesgos de la impaciencia

Vayamos sin más dilación a los riesgos que conlleva nuestra falta de paciencia. Uno de ellos es el estrés, aunque no porque sea cierto que el estrés nos deje estériles (solo el estrés severo afecta a la fertilidad), sino porque afecta a la libido, lo que reducirá la frecuencia de las relaciones sexuales. ¿Que hay más posibilidades de concebir en vacaciones? Claro, pero no por la ausencia de estrés, sino porque pasamos más horas con nuestra pareja... lo que favorece «el roce y el cariño». La especie humana siempre ha estado sometida al estrés, y lo lógico es pensar que una función vital como la reproductora no sea tan frágil como para derrumbarse por cuatro disgustos pasajeros.

El estrés tampoco hace que nuestro organismo genere toxinas terriblemente venenosas que nos lleven al infarto. Lo que sí sucede es que cuando estamos estresados somos más proclives a seguir unos malos hábitos de salud (sedentarismo, alimentación malsana, alcoholismo, tabaquismo, abuso de fármacos, consumo de estimulantes, etc.). Y eso sí puede incrementar el riesgo de infarto... y afectar a la fertilidad, como luego veremos.

Con todo, cuando estamos en una situación de fragilidad, tenemos más posibilidades de creer en algo, aunque tenga poco o ningún sentido. Me explica mi amiga psicóloga Mónica Albelda que si nos encontramos ante situaciones vitales difíciles somos más proclives a salir de nuestros esquemas racionales y, por miedo al sufrimiento, buscar a la desesperada respuestas que, en otras circunstancias, sabemos que no tienen sentido. Todo ello nos hace más vulnerables y podemos perder nuestra capacidad crítica ante lo que se nos presenta. Mónica considera que si aprendemos a gestionar ese miedo al sufrimiento de manera adecuada y tenemos en cuenta que, siguiendo a Kant, «la mayoría de los problemas no deriva de las respuestas que nos damos, sino de las preguntas que nos hacemos», salvamos en parte esa impaciencia de querer resolver de manera inmediata.

Lo cierto es que en los momentos vitales difíciles hay quien se ancla a «lo que sea», incluso intuyendo que se trata de un espejismo. Por ello, considero que el principal riesgo de la impaciencia es que seremos presa fácil de una jauría de charlatanes que confunden jugar al Monopoly con la práctica sanitaria, y que estarán encantados de vendernos su «producto» o su «método», para que nuestros espermatozoides se multipliquen como los panes y los peces, o que nuestros óvulos luzcan radiantes cual sonrisa de bebé. El interés de estos falsos gurús de escasa catadura moral no se fundamenta en una genuina preocupación por el bienestar del prójimo, sino más bien en ganar dinero o popularidad a costa de nuestra ingenuidad o de nuestros (y «sus») escasos conocimientos relacionados con la salud. Se aprovechan de una situación desconcertante que se produce en nuestra sociedad: a la vez que la ciencia avanza a toda velocidad, aumenta la credulidad de la población en pseudociencias de lo más disparatadas. Es una situación que los expertos describen como «relación asimétrica».

¿Por qué esta asimetría? El periodista Antonio Ortí, cuyos textos son dignos de admiración, formuló esta ingeniosa hipótesis en la «entrevista mitológica» que hizo al antropólogo Jesús Contreras para la web *Comer o no comer*:

> Tengo la sensación de que el hecho de que la religión esté en declive en muchos lugares y estemos perdiendo la fe en el más allá, nos está llevando a depositar las esperanzas en el más acá, en alimentos que te dan la felicidad terrenal, que son antiaging... Puede que esto esté detrás de la tendencia a demonizar o a atribuir características milagrosas a los alimentos, de la misma forma que surgen sin cesar evangelizadores alimentarios que quieren salvarnos del infierno nutricional y nos enseñan el camino.

Estos misioneros, que quieren que su evangelio llegue hasta el último rincón de la Tierra, son un peligro para la salud pública, porque su «credo», además de costar un riñón, puede deteriorar el riñón... y muchos otros órganos y sistemas corporales. Las homilías de los terapeutas alternativos suelen vulnerar las leyes más elementales de la ciencia, a la vez que denigran sin rubor tratamientos de la medicina convencional que salvan millones de vidas, como las vacunas. Pueden desequilibrar nuestro estado psicológico y alterar hábitos saludables, como los relacionados con la alimentación. Y por ahí no deberíamos pasar si le tenemos cariño a la vida.

Sugerencias antifraude

La charlatanería nutricional nos rodea como el agua a los peces. Por desgracia, incluso grupos de población supuestamente bien formados no son capaces de discernir en muchos casos una fuente potable de otra que solo causa intoxicaciones, o, mejor dicho, «infoxicaciones». Enumero a continuación algunas pistas para detectar cuándo tenemos delante una fuente de la que nacen turbias e indigestas falacias. Sospecha de:

- Afirmaciones como «remedio casero», «tratamiento holístico», «producto natural», «antigua fuerza curativa» o similares.
- Promesas de resultados rápidos, asombrosos o mágicos.
- Listados de alimentos «buenos y malos», «prohibidos y obligados», «sanadores y maléficos», «redentores y sepultadores», etc.
- Alusiones al «amimefuncionismo», es decir, relatos, historias o testimonios para aportar credibilidad (ej.: «Mary y John, tras cinco años intentando que ella se quedara encinta, rumiaron estas hierbas del Himalaya y cuál no fue su sorpresa [...]»).

- Atribuciones distorsionadas y prodigiosas a determinados alimentos o nutrientes (ej.: «Los ácidos grasos omega-3 suponen la diferencia entre el embarazo y la esterilidad»).

En general, vale la pena tener la mosca detrás de la oreja ante cualquier tesis que siente cátedra contradiciendo a colectivos sanitarios de reconocida reputación. Sobre todo si se acompaña del consejo de deglutir algo que casualmente vende quien promueve el «tratamiento». No hay que olvidar que, tras la venta de productos sanitarios (o aparentemente sanitarios), hay siempre un interés económico, y por tanto la salud puede estar en riesgo.

Tratamientos «naturales» para la fertilidad. Tan naturales como la picadura de una garrapata

Si tecleas en el buscador de Google «tratamientos naturales para la fertilidad» o una combinación similar aparecerán ante ti miles de páginas web que te sugerirán, por ejemplo, que tomes homeopatía. En una de ellas se comenta el caso de una mujer que visitó a un homeópata, quien le recomendó tomar sepia cuatro veces a la semana, ya que este cefalópodo está considerado (leo de una web) un remedio homeopático para que los hombres aumenten la libido y para que las mujeres regulen la ovulación (sic). Así estuvieron durante, parece ser, tres semanas, tomando también aureum metallicum, medorrhinum y selenium, que es como los homeópatas llaman al selenio. Pasaron las semanas y no conseguían concebir un hijo, así que el homeópata les recetó unas nuevas píldoras de granitos de anís, mucho más caras que la sepia de playa, para «reequilibrar la energía vital». Dejémoslo aquí: la homeopatía es una práctica tan famosa como desacreditada (en la bibliografía he citado un valioso documento titulado «Homeopathy» firmado por NHS Choices, el mayor portal de salud del Reino Unido, ideal para salir de dudas). Acabo de recordar una frase de José Luis Sampedro que viene muy a cuento. Aunque él la aplicó a la religión, sirve para reflejar lo que opino de la homeopatía: «Cuando creemos lo que no vemos, acabamos por no ver lo que tenemos delante».

También te invitarán a tratarte con acupuntura, obviando un muy riguroso análisis de catorce estudios, publicado en marzo de 2010 en la revista *Human Fertility* que no observó que dicho tratamiento indujera la fertilidad. Tras la publicación del estudio, que analizó otros tratamientos de la medicina tradicional china (con idénticas conclusiones), la BBC entrevistó al profesor Edzard Ernst, uno de los mayores investigadores mundiales en el ámbito de terapias alternativas. Sus palabras fueron:

> Las mujeres estériles han sido engañadas durante tiempo haciéndoles creer que la medicina tradicional china puede ayudar a que se queden embarazadas. Este análisis muestra dos cosas muy claramente: la totalidad de los ensayos de acupuntura no apoya esta idea, y en cuanto a las hierbas chinas, no tenemos ninguna evidencia científica. Esto ayudará a las mujeres infértiles a no malgastar su dinero o a evitar sufrir una decepción por parte de los practicantes de la medicina tradicional china, que se comportan de manera irresponsable al recomendar estos tratamientos.

Tratamientos no exentos de efectos adversos, a juzgar por el texto «Nuevas evidencias sobre los riesgos de la acupuntura», que publicó el doctor Ernst en su blog el 13 de octubre de 2014.

Si seguimos «navegando» en internet, los cantos de sirena intentarán seducirnos solfeando «alternativas naturales», como la de bañarnos durante veinte minutos en «lodo de turba», porque tiene 150 años de tradición (¿por qué no han publicado en todo ese tiempo un triste estudio que sustente sus himnos?). Otra «alternativa natural» es la que tararea que si consumimos determinados alimentos tendremos más posibilidades de que nuestro hijo sea de un sexo concreto. Es una engañifa que desafina como buitre con faringitis: ninguna evidencia científica mínimamente creíble apoya semejante fábula.

Pero lo más preocupante llega en el capítulo de la llamada «fitoterapia» («fito» es un prefijo que proviene del término griego *fyton*, que significa planta o vegetal). En unos pocos minutos te tentarán para que compres yohimbe (la «viagra natural» —sic—), L-Arginina cien por cien vegetal, aceite de onagra, extractos de soja, comprimidos a base de espárragos, de ciruela o de alcachofa, germen de trigo y una larga y peligrosa lista de «plantas medicinales con fitohormonas». En breve verás por qué digo que la lista es «peligrosa».

Muy cerca del botón «comprar por solo 29,90 €» y justo debajo de una foto en la que vemos a una sonriente pareja de veinteañeros, viva imagen del vigor y de la fecundidad, aparecen largas peroratas que tratan de otorgar un sustrato científico a las sentencias que acompañan al producto. Aquí traigo un ejemplo: «Al ingerir el ñame silvestre, el ácido clorhídrico del estómago convierte la diosgenina del ñame en progesterona natural, bioquímicamente igual a la progesterona humana». La cita aparece en una bonita página web titulada *Naturopatía para la fertilidad*. Se trata de una soflama cuyo objetivo soterrado es hacernos creer que somos unos ignorantes y que solo un naturópata holístico puede mostrarnos el camino recto. «¿No sabía usted, señor Basulto, que la diosgenina se metamorfosea en progesterona humana al mezclarse con los jugos gástricos? Vaya, pues menudo dietista-nutricionista descarriado está usted hecho, que desconoce las más elementales leyes de la naturaleza.»

¿Alguna cita bibliográfica? Nones. Sus afirmaciones emanan del más allá, algo que ya nos da una pista de sus oscuras intenciones. Lo que sí leemos es: «Queremos hacer hincapié en que el material que aquí aportamos tiene un carácter meramente informativo y no debe sustituir en ningún momento la consulta y el diagnóstico o tratamiento establecido por su médico». Tirar la piedra y esconder la mano, vamos.

Si buscamos ahora el ñame silvestre en *MedlinePlus*, la prestigiosa página web del Instituto Nacional de Salud de Estados

Unidos, vemos que no es cierto que contenga hormonas o precursores hormonales, que «la actividad hormonal de algunos preparados tópicos de ñame silvestre se atribuye a la adulteración con progesterona sintética por parte de los fabricantes» (ejem, ejem...) y que no hay pruebas científicas que sustenten que dicha planta:

- sea «una alternativa natural a los estrógenos»,
- aumente «la energía y el deseo sexual en hombres y mujeres»,
- trate «la infertilidad» o
- sea útil para (literalmente) «otras afecciones».

Pero hay algo más, que es preciso saber antes de echarse al cuerpo una indocumentada «planta medicinal». En una sección denominada «embarazo y lactancia», *MedlinePlus* declara que «no se sabe lo suficiente sobre el uso del ñame silvestre durante el embarazo y la lactancia. Sea precavida y *evite* su uso». Antes he mencionado el yohimbe. ¿Qué dirá *MedlinePlus* al respecto? Pues dice lo siguiente: «El yohimbe podría afectar al útero y poner en peligro el embarazo. Podría también *envenenar* el feto. No tome yohimbe si está embarazada o amamantando». ¡Toma castaña! ¿No es eso «peligroso»? Espero que ahora entiendas mejor a Gilovich cuando habla de «arengas de gente sin buena intención».

Muchas plantas «medicinales» y numerosos complementos alimenticios no son seguros antes, durante o después del embarazo, por diversos motivos, como que no siempre contienen lo que declara la etiqueta. En septiembre de 2013, la Agencia Española de Medicamentos y Productos Sanitarios (AEMPS) retiró del mercado varios complementos alimenticios «naturales» para la función sexual. En estos casos, siempre está quien suelta que «esto es cosa de la industria farmacéutica, que presiona porque pierde beneficios», olvidando lo muy lucrativo que es el negocio de la fitoterapia. Según la Organización Mundial de la

Salud, los ingresos anuales en Europa Occidental de este negocio alcanzaron los cinco mil millones de dólares en 2003-2004. Dicho esto, la AEMPS retiró los complementos alimenticios tras analizarlos en su «laboratorio oficial de control» y hallar en ellos fármacos ocultos, es decir, no declarados entre sus ingredientes; fármacos con numerosos efectos secundarios, que convierten a estos productos en una ruleta rusa. Aquí van algunos de los nombres de estos naturalísimos complementos: Ginseng-Max, Vigomax Ultimate Spanish Fly, Herbalviva, Max Desire. En 2012 la AMPS retiró dieciocho de estos productos, algunos de ellos de venta en farmacias. Desgraciadamente, es muy probable que puedas comprarlos ahora mismo en internet.

Hablaré más a fondo sobre plantas «medicinales» en el capítulo 4, pero ahora lo que pretendo es que no solo desconfíes de birlibirloques homeopáticos, de agujas pseudosanadoras, de pringosos lodos o de chanchullos herbodietéticos, sino también de algunas pócimas que es posible que traten de endosarte, sin perder la compostura, ciertos farmacéuticos hechos y derechos o algunos ginecólogos, fonendoscopio en mano. ¿Nos tornarán fértiles como tierra abonada y recién regada?

Complementos dietéticos de venta en farmacias (suspiro)

¿Qué hace un dietista-nutricionista como tú en un sitio como este?

La vida de todo dietista-nutricionista cambia tras estudiar el reglamento 1924/2006 «relativo a las declaraciones nutricionales y de propiedades saludables en los alimentos». Entiende la importancia del rigor científico en aspectos relacionados con la salud, como es el caso de la alimentación, y recupera su fe en el buen hacer de las autoridades sanitarias. Si eres un profesional sanitario, te aconsejo que lo leas con detenimiento[4]. En los siguientes párrafos pretendo despertar tu interés por este reglamento, mediante una anécdota tan verídica como ilustrativa.

Hace un rato he entrado en una de las farmacias que hay cerca de casa de mis padres (¡seis!) y le he explicado a una amable farmacéutica enfundada en una inmaculada bata blanca que mi mujer y yo llevamos tres meses intentando «quedarnos embarazados» sin éxito. No es cierto, pero si le hubiese dicho que mi idea es poner por escrito cómo un titulado universitario en farmacia es capaz de engañar a un incauto consumidor en menos de dos minutos, es muy posible que me hubiera invitado a salir por donde había entrado con un elocuente movimiento de brazo.

Al preguntarle si existía «algo que pudiera ayudarnos», y antes de que yo tuviera tiempo de pestañear, han aparecido ante mí dos cajas de un laboratorio farmacéutico muy conocido. Una para mi mujer y otra para mí. «Son para que aumentéis *de forma natural* tanto tu fertilidad como la de ella, con ácidos grasos omega-3 procedentes de microalgas», ha aseverado con fervor patriótico, dando por sentado que todo el mundo sabe qué son los ácidos grasos omega-3. Casualmente yo sí sé qué son y para qué *no* sirven, aunque no se lo he dicho (tampoco me lo ha preguntado).

Cuando todavía resonaba en mi cabeza la construcción sintáctica «de forma natural», la farmacéutica, para no dejar de dorar la píldora, me ha enseñado un bonito tríptico que tenía debajo del mostrador y en el que, efectivamente, se atribuye a dichos complementos la mágica capacidad de mejorar la fertilidad masculina y femenina. Treinta y tres euros con cuarenta céntimos más tarde, he llegado a mi casa y he abierto las cajas de los productos.

Pormenorizo en breve qué maravillas he hallado en su interior, y también explicaré algo sobre el tríptico con el que me ha

---

4. Puedes consultar la última versión consolidada en este enlace: <http://goo.gl/k9ixE5>.

«instruido» la farmacéutica, pero ahora es necesario arrojar algo de luz al oscuro asunto de las declaraciones de salud. Descubrirás una estupenda manera de desenmascarar con un simple clic un sinfín de tretas dietético-nutricionales.

La importancia de un reglamento que controla las «declaraciones nutricionales y de propiedades saludables»

La aparición del reglamento 1924/2006 supuso un importante cambio de rumbo en el embravecido mar de las declaraciones nutricionales. Aunque tiene ciertos puntos débiles, de los que hablaré más adelante, su objetivo es de lo más noble: certificar que cuando nos dicen que algo es nutritivo, preventivo, curativo, paliativo, o que «contribuye a la fertilidad» no nos están tomando el pelo. Persigue «imponer una serie de restricciones por lo que respecta a los productos acerca de los cuales se efectúan declaraciones» y que «todos los consumidores estén protegidos de las declaraciones engañosas». Porque el reglamento reconoce que:

> Actualmente se utiliza, en el etiquetado y publicidad de productos alimenticios en algunos Estados miembros, una amplia variedad de declaraciones relativas a sustancias que no han demostrado ser beneficiosas o sobre las que no existe en la actualidad un consenso científico suficiente.

Antes hemos visto unos cuantos métodos o sustancias «que no han demostrado ser beneficiosas». El reglamento declara que «el fundamento científico debe ser el aspecto principal a tener en cuenta para el uso de declaraciones nutricionales y de propiedades saludables, y los explotadores de empresas alimentarias deben *justificarlas*».

En resumen, el reglamento pretende garantizar tres cosas:

1. Que las sustancias sobre las que se efectúa una declaración han demostrado poseer un efecto nutricional o fisiológico beneficioso.
2. Que las declaraciones de propiedades saludables son *veraces*, claras, fiables y útiles para el consumidor.
3. Que cualquier declaración que pueda tener para los consumidores el mismo significado que una declaración nutricional esté sujeta a las mismas condiciones legales recogidas en el reglamento. Dicho de otro modo, que si nos venden una sustancia «para la fertilidad masculina», para el legislador es sinónimo de: «aumenta las posibilidades de que un hombre deje embarazada a una mujer». Así pues, tiene que *justificar* mediante evidencias científicas *veraces* que ingerir esa sustancia es mejor que no tomarla. Aunque no basta con poner una cita bibliográfica.

Las declaraciones de propiedades saludables solamente deben autorizarse para su uso en la Comunidad después de efectuar una evaluación científica del nivel más elevado posible. A fin de garantizar una evaluación científica armonizada de estas declaraciones, la Autoridad Europea de Seguridad Alimentaria debe realizar estas evaluaciones.

La cita está tomada del reglamento y se traduce que en Europa toda declaración de salud (ejemplo: «contribuye a mejorar la ovulación y favorece la implantación del embrión») debe ser ratificada por la Autoridad Europea de Seguridad Alimentaria, conocida por sus siglas en inglés: EFSA (European Food Safety Authority). La EFSA es una entidad vinculada a la Comisión Europea y al Parlamento Europeo, y cuyo consejo consultivo es representado, en España, por la Agencia Española de Seguridad Alimentaria, Consumo y Nutrición (AECOSAN). Es a la EFSA a quien «los explotadores de empresas alimentarias» deben enviar las citas bibliográficas que supuestamente sustentan sus declaraciones de salud, para dictaminar si están o no «fundamentadas científicamente mediante la toma en consideración de la totalidad de los datos científicos disponibles y la ponderación de las pruebas» y, en consecuencia, si es o no legal utilizarlas.

Los dictámenes de la EFSA pueden consultarse de forma gratuita desde esta página web: <http://ec.europa.eu/nuhclaims/?event=search&status_ref_id=4> («EU Register on nutrition and health claims»). Al acceder, nos encontramos con una advertencia que nos impide entrar, salvo que le demos al botón «lo he leído y quiero seguir adelante». Si conoces a un «explotador de una empresa alimentaria» invítale a leerla sin demora:

¡IMPORTANTE!
POR FAVOR, LEA ANTES DE SEGUIR ADELANTE

- Cualquier operador de una empresa alimentaria puede utilizar declaraciones de propiedades saludables autorizadas si se respetan las condiciones de uso y las posibles restricciones.
- Las declaraciones de propiedades saludables no autorizadas no deben ser utilizadas.
- Las autoridades nacionales controlan la utilización de estas declaraciones.
- Las declaraciones de propiedades saludables deben realizarse únicamente para la categoría de nutrientes, sustancias o alimentos para las que han sido autorizados, y no por el alimento que los contiene.
- Es posible ejercer cierta flexibilidad en la redacción de la declaración, siempre que su objetivo sea ayudar a su comprensión por parte de los consumidores, teniendo en cuenta factores tales como las variaciones lingüísticas y culturales y la población objeto de la declaración. La adaptación del redactado debe tener el mismo significado para el consumidor que la afirmación autorizada en el Registro de la Unión Europea.

Registro de la Unión Europea (UE) en relación con declaraciones nutricionales y de salud. Términos y condiciones.

Hecha la ley, hecha la receta de la farmacia

Es momento de analizar las cajitas. En el interior de las que tengo que tomarme yo (por ser varón), vemos unas cápsulas que nos aportan 200 miligramos de DHA, un tipo de ácido graso omega-3, pero no hay ni rastro de alusiones a la fertilidad masculina o femenina. ¿Por qué? Porque, como hemos visto, es ilegal incluir en el prospecto del complemento alimenticio una declaración de salud no aprobada por la Comisión Europea. Y la que atribuye a los omega-3 la proeza de mejorar la reproducción humana no está aprobada. Si tecleas DHA en la web antes mencionada, lo único que verás en relación con la reproducción es que está prohibido afirmar que esta sustancia «ayuda a mantener la motilidad del esperma» o que «ayuda a mantener un sistema reproductivo masculino saludable». No hay autorizada ninguna declaración para el DHA en relación con la fertilidad, sea masculina o femenina.

Pero para eso existen refranes como «Hecha la ley, hecha la trampa» (y que es común a todas las lenguas), u otros similares, como el que sigue: «Antes que la ley nació la trampa, y antes el ladrón que la llave del arca». ¿Por qué lo digo? Pues porque si yo soy el fabricante, basta con que deje debajo del mostrador de los farmacéuticos o en la consulta de los ginecólogos un prospecto «informativo», que (en principio) no se rige por los mismos «legalismos absurdos» de las autoridades sanitarias (lo digo con ironía, por supuesto), y andando que es gerundio.

Acabo de acceder a la misma información que aparecía en el tríptico desde mi ordenador (¡está en internet, en la propia web de la casa farmacéutica!), y en ella leemos que los productos contribuyen a mejorar la fertilidad femenina y masculina, justo después de una advertencia que, en letra más pequeña, nos indica que «La información contenida en la página web está destinada exclusivamente a profesionales sanitarios facultados para prescribir o dispensar medicamentos. El uso de la misma queda bajo responsabilidad exclusiva de los usuarios que se identifiquen como autorizados a conocerla». Sí, confirmo que soy profesional sanitario.

¿Mande? Lo peor de todo es que la sonriente farmacéutica me ha asegurado que «los ginecólogos lo recetan mucho». «¡Madre mía!», he pensado yo en voz alta.

Llegados a este punto, abro las cápsulas que en teoría se tiene que tomar mi mujer. También llevan DHA de microalgas, aunque aquí además hallamos «vitaminas y minerales adecuados al período de preconcepción». Están los 400 microgramos de ácido fólico a los que he hecho alusión al principio de este apartado, y que sí son recomendables. Pero la utilidad del resto de vitaminas (seis) y minerales (cuatro) es muy discutible. Es más, sabemos que el ácido fólico ejerce beneficios en mujeres que quieren concebir, pero desconocemos qué sucede si lo combinamos con once sustancias más. Excepto el zinc (hablo de él en el siguiente apartado), ninguno de todos sus componentes puede acompañarse de declaraciones relacionadas con la reproducción humana. Y lo hace, a juzgar por el prospecto que, este sí, vulnera la legislación «con DHA de microalgas que contribuye a mejorar la ovulación y favorece la fijación del óvulo fecundado».

Quizá cuando leas este libro ya no se encuentren dichos complementos alimenticios en el mercado (lo cual me alegraría). Si te interesa el tema, te sugiero que acudas a un texto en el que hablé a fondo de esta cuestión, y que puedes consultar en: <http://goo.gl/l3BsYg>.

Los disfraces de los vendedores de pseudociencia son la envidia de cualquier camaleón que se precie, porque les permiten mimetizarse con notable éxito con la medicina basada en pruebas científicas. Tristemente, en ocasiones también sucede al revés: no es imposible hallar verdaderos profesionales sanitarios disfrazados de tahúres y liándonos cual ágiles trileros. Por tanto, conviene que tengas agudizado tu escepticismo, y que no dudes en acudir a la mencionada web del Registro de la Unión Europea de declaraciones nutricionales y de salud si te sugieren que un nutriente, un producto dietético, un complemento alimenticio o un alimento es el «no va más» para tus óvulos o tus espermatozoides.

¿El zinc mejora la fertilidad?

Esto nos lleva al zinc y a los puntos débiles del Reglamento. Porque si tecleamos en la casilla de búsqueda de dicha web palabras como «*fertility*», «*reproduction*», «*reproductive system*» u otras similares vemos que la EFSA sí ha aprobado una declaración de salud en relación con la fertilidad. Es la siguiente: «El zinc contribuye a una fertilidad y reproducción normales». Es cierto. Tan cierto como si nos dijeran que «Respirar contribuye a una fertilidad y reproducción normales». Algo muy distinto a «Respirar más a menudo hará que tu fertilidad mejore» o «Tomar más zinc hará que tu fertilidad mejore».

Lo digo porque el dictamen científico que aprueba la declaración para el zinc indica que las evidencias revisadas no establecen que en la población general de la Unión Europea existan ingestas inadecuadas de zinc que conduzcan a un deterioro de la fertilidad. Aunque fuera cierto que estuviéramos ingiriendo poco zinc con la dieta, no es una situación que conduzca a problemas reproductivos. Si a una mujer desnutrida le das una dieta rica en zinc, aumentarán las posibilidades de que se quede embarazada... aunque quizá no sea gracias a dicho mineral, sino a la confluencia de otros factores necesarios (un varón no desnutrido ni estéril) con otros aspectos nutricionales (energía, ácidos grasos, proteínas, vitaminas, etc.).

En 2012, el Ministerio de Sanidad, Servicios Sociales e Igualdad, a través de la Agencia Española de Consumo, Seguridad Alimentaria y Nutrición, publicó la primera encuesta nacional de ingesta dietética española, denominada ENIDE. En ella leemos que «la carencia de zinc por causas dietéticas es poco frecuente», que «las consecuencias funcionales de las ingestas bajas de zinc en el adulto están poco estudiadas» y, no menos importante, que tomar demasiado zinc «puede alterar el metabolismo del cobre, la respuesta inmune y las células sanguíneas».

Ya que es posible (y legal) que encuentres alimentos o complementos alimenticios que pongan en letras mayúsculas que «contiene zinc, que contribuye a una fertilidad y reproducción normales», mi consejo es el siguiente: no caigas en sus redes y no gastes tu dinero en falsas promesas. Tomar un complemento alimenticio, salvo por expresa indicación médica, puede ser más perjudicial que beneficioso.

Ácido fólico, sal yodada y vitamina B12

Me extenderé más a fondo sobre el ácido fólico y la sal yodada en el capítulo siguiente (véase página 93), ahora tan solo diré que tomar a diario un suplemento que contenga 400 microgramos (no miligramos) de ácido fólico tres meses antes de la concepción contribuye al crecimiento del tejido maternal en el embarazo y previene los llamados «defectos del tubo neural», una serie de problemas (serios) del sistema nervioso del feto. Una investigación recogida en la edición de julio de 2014 de la revista científica *Obstetrics and Gynecology* añade un menor riesgo de aborto espontáneo entre las mujeres que toman este suplemento.

En cuanto al yodo, tomar una pizca de sal yodada (que no debemos confundir con «sal marina», «flor de sal», «sal Maldon», o sal de Menorca, de la isla Cristina, del Himalaya o de cualquier otro punto del planeta) es una buena manera de cubrir nuestros requerimientos de este nutriente crucial para la salud. La recomendación se aplica a toda la sociedad, no solo a embarazadas, pero en ellas es especialmente importante, dado que un déficit moderado de yodo durante el embarazo se ha relacionado con una mayor incidencia de problemas gestacionales e incluso con el cociente intelectual del bebé. Tanto la recomendación de consumir ácido fólico como la de tomar sal yodada la emite hoy cualquier entidad implicada en la salud o en la nutrición.

Mención aparte merece la vitamina B12 en personas vegetarianas porque la deficiencia de esta vitamina, frecuente en este colectivo, está relacionada con la infertilidad y con las pérdidas fetales recurrentes[5]. Si sigues una dieta vegetariana, te aconsejo que revises el apartado que le dedico a este patrón de alimentación en el capítulo 8, página 226.

Síndrome del ovario poliquístico

Dedico un apartado a este síndrome, que afecta a un gran número de mujeres (entre un 6 y un 21 %, sobre todo si padecen exceso de peso), ya que genera problemas para que se produzca un embarazo con éxito (disfunciones menstruales, infertilidad o mayor riesgo de complicaciones en la gestación).

La revista *Journal of the Academy of Nutrition and Dietetics* recogió en abril de 2013 una revisión sistemática de la literatura científica, firmada por Moran y colaboradores, cuyo primer consejo para las mujeres con este síndrome es «seguir un estilo de vida saludable». Los autores justificaron que ello mejora considerablemente la calidad de vida de la mujer y disminuye el riesgo de sufrir alguno de los síntomas antes descritos. Si se padece exceso de peso, se aconseja adelgazar ya que, al perder kilos, la menstruación (que suele estar alterada) tiende a regularse, lo que aumenta las posibilidades de concebir con éxito. Los autores recomiendan perder peso a partir de una dieta saludable y de un incremento del ejercicio físico.

---

5. Puedes consultar en la sección de bibliografía los estudios de Bennett y colaboradores y Nelen y colaboradores, para más información.

Mucho o poco peso antes del embarazo

Tener bajo peso o presentar exceso de peso puede influir sobre las tasas de fertilidad. Profundizo en esta cuestión en el capítulo 6. En estas pocas líneas solo quiero insistir en que, aunque nunca es un buen momento para «hacer dieta» (tal y como la entiende el común de los mortales, es decir, un régimen restrictivo y alejado de un patrón saludable de alimentación), es algo particularmente desaconsejable antes del embarazo, justo después del parto o (sobre todo) durante los nueve meses del embarazo. Cuando alguien te proponga una «dieta», sea para engordar, adelgazar, aumentar tus músculos o producir más leche, pídele pruebas de eficacia y de seguridad. Si no te las da (por escrito), o las que te aporta son frágiles como un jarrón chino, recuérdale esta frase del escritor Christopher Hitchens: «Lo que puede ser afirmado sin pruebas puede ser rechazado sin pruebas».

Otros factores que afectan a la fertilidad

¿Existe algo que mejore la fertilidad? Existe, desde luego, y por eso hay centros de reproducción humana que realizan técnicas de reproducción asistida. Si decides acudir a un centro privado (que debe estar autorizado y homologado por el Ministerio de Sanidad), ten en cuenta que eso no te «garantiza» un éxito seguro y que el tratamiento no suele ser barato. Pero ¿podemos hacer algo nosotros, desde casa? Tenemos más claro lo que hay que hacer para no empeorar la fertilidad que las acciones encaminadas a mejorarla. Decía Antoine de Saint-Exupéry, en el marco de una célebre reflexión sobre los avances tecnológicos y la aeronáutica, que «parece que la perfección se alcanza, no cuando no hay nada más que añadir, sino cuando no hay nada más que suprimir». A ello me dedicaré en las siguientes líneas: a intentar quitar posibles imperfecciones.

Tabaquismo

El tabaco roba cada año la vida de seis millones de seres humanos. Tienes este dato y otros igual de reveladores en el *Informe sobre la situación global de las enfermedades no transmisibles* de la OMS. A algunos, el tabaco incluso les impide nacer, dado que afecta a la fertilidad. Si fumas, seguro que lo has leído en la propia cajetilla de tabaco, así que no lo justificaré con estudios y citas bibliográficas. Quiero advertir que los fumadores pasivos también ven afectada su función reproductora: por el bien de tu pareja conviene que dejes de fumar más pronto que tarde. En el libro *Secretos de la gente sana* expliqué que es muy difícil dejar de fumar, entre otros motivos, por lo siguiente:

> El Comité Nacional para la Prevención del Tabaquismo asegura que los fabricantes añaden entre cuatrocientas y seiscientas sustancias para «enganchar» aún más a los consumidores.

Vaya con los «fabricantes» ¿eh? Si al conocido poder adictivo de la nicotina le añadimos centenares de sustancias «para enganchar aún más» resulta más fácil entender por qué es tan complicado dejar de fumar, y por qué los profesionales sanitarios siempre aconsejamos solicitar ayuda médica para deshabituarse del tabaco.

Alcohol

Si crees que el vino protege tu salud es porque te han engañado. Tal y como expone el doctor Juanjo Cáceres en su altamente recomendable libro *Consumo inteligente*:

> Proliferan las tentativas debidamente dirigidas por las empresas productoras a asociar salud y consumo de bebidas alcohólicas de baja graduación. Así, unas veces nos aseguran que un

vaso de vino al día es beneficioso para la salud u otras que la cerveza no solo es una bebida fantástica, sino ideal para hidratarse tras correr unos kilómetros.

[...] Todo lo que no sea insistir una y otra vez en los riesgos que comporta el consumo de alcohol y en un mensaje tan claro como «cuanto menos mejor» resulta peligroso.

El alcohol es responsable de 2,5 millones de muertes cada año, según el documento de la OMS que he citado en el apartado anterior. Un informe de la misma organización, titulado «Alcohol en la Unión Europea. Consumo, daños y enfoques políticos», revela que el alcohol está relacionado con 130 categorías de enfermedades. Es posible que sepas que entre un 30 y un 50 % de los accidentes de tráfico son atribuibles al alcohol, pero no sé si eres consciente de que incluso el consumo «moderado» de alcohol supone asumir diversos riesgos, como el de padecer un nada glamuroso cáncer de colon. Pongo «moderado» entre comillas porque los expertos prefieren utilizar la frase «de bajo riesgo», que no es lo mismo que «de nulo riesgo». El mensaje que nos envía hoy cualquier entidad preocupada por el bienestar de la población es «cuanto menos alcohol, mejor». Para no extenderme en esta cuestión, incluyo en el Anexo un texto en el que aporto datos para que tengas claro que debes huir de las engañosas lenguas de serpiente que traten de convencerte de que la copita de vino es sana.

El consumo de bebidas alcohólicas puede afectar, sin lugar a dudas, a nuestro sistema reproductivo. Sabemos, por ejemplo, que el alcohol reduce la calidad del esperma. En el caso de la fecundación in vitro (FIV), una revisión de la literatura científica publicada en julio de 2014 en *Gynecological Endocrinology* concluyó que «se debe advertir a las parejas sometidas a FIV que se abstengan del alcohol antes y durante sus procedimientos».

Sabemos, además, que no conviene que una mujer embarazada tome nada de alcohol (no existe un nivel de consumo que no suponga un riesgo de dañar al feto), y por ello todas las autoridades sanitarias aconsejan evitar por completo la ingesta de bebidas alcohólicas en el embarazo. De hecho, el alcohol es más peligroso precisamente cuando menos consciente es la mujer de estar embarazada: al principio de la gestación. Como toda mujer que esté buscando concebir un hijo es posible que ya esté embarazada, en este caso creo necesario cambiar el mensaje «cuanto menos alcohol, mejor», por este otro: «Si no tomas alcohol, mejor».

Sedentarismo

El sedentarismo también se relaciona con unas cuantas muertes, concretamente con 5,3 millones anuales. El dato proviene de un exhaustivo análisis publicado en la edición de julio de 2012 de la revista *Lancet* en el que Lee y colaboradores indicaron que la inactividad es responsable de 1 de cada 10 muertes prematuras, casi tanto como el tabaquismo. Aunque nuestro cuerpo no responde bien a la ausencia de movimiento, hacemos oídos sordos a sus avisos y achaques, ya que más del 40 % de los adultos españoles nos declaramos «inactivos» en nuestro tiempo libre.

¿Afecta el abuso del sillón a la fertilidad? Sí, lo hace. Sharpe y Franks publicaron en octubre de 2002 en la revista científica *Nature Cell Biology* una investigación en la que señalaron que el sedentarismo es un importante factor que afecta a la fertilidad de mujeres y hombres. Hay quien cree que el ejercicio físico deteriora los espermatozoides de los atletas. No es lo que observaron la doctora Lidia Mínguez-Alarcón (facultad de Medicina de Murcia) y otros investigadores en su estudio, que recoge la edición de julio de 2014 de la revista *Fertility and Sterility*. En él detallaron que «la actividad física no es perjudicial para la función testicular». Hace unos años circuló una noticia que sugería que el ejercicio intenso convierte en infértiles a las mujeres. El portal de salud NHS Choices, que he mencionado antes, no tardó en desmentir el bulo, como puedes comprobar en este enlace: <http://goo.gl/27FmAs>.

Sí sabemos que el sedentarismo puede alterar la fertilidad de forma directa (ej.: empeorando la calidad del esperma o alterando la ovulación) o indirecta. Una contribución indirecta es la siguiente: cuando somos sedentarios solemos tener peor estado de ánimo, lo que disminuye las posibilidades de tener relaciones sexuales con nuestra pareja. Otra es que el sedentarismo aumenta el riesgo de presentar obesidad, que a su vez afecta negativamente a la función reproductora.

Dieta insana

«El peso corporal y el estado nutricional están estrechamente relacionados con la función reproductiva.» Esta cita aparece en la edición de diciembre de 2007 de la revista *Current Opinion in Endocrinology, Diabetes and Obesity*. Ya he hablado del peso saludable y de la importancia de evitar los malos hábitos para prevenir la obesidad. Ahora quiero dejar claro que ningún alimento de forma aislada mejorará nuestras tasas de fertilidad o la calidad de los óvulos o espermatozoides. Sí lo hará, a medio o largo plazo, un buen patrón de alimentación.

Debemos desconfiar de dietas con apellido, como «alcalina», «disociada», «de la zona», «del grupo sanguíneo», «flash», «paleolítica», «pronokal», «ayurvédica»... También de la macrobiótica, que menciono en la página 145 al hablar del yodo. Las peores suelen tener un apellido muy real como Atkins, Dukan, Montignac o Planas. Hacer dieta de manera crónica provoca amenorrea (ausencia de la menstruación), lo que disminuye evidentemente la fertilidad. Últimamente recelo hasta de quienes promocionan la dieta mediterránea, porque casi siempre obvian que el vino, que forma parte de la definición de dicha dieta (consúltalo en el diccionario de la RAE si no me crees), es una bebida alcohólica y, como tal, aumenta el riesgo de desarrollar muchos trastornos y enfermedades.

Como he mencionado antes, nunca es un buen momento para seguir una dieta muy baja en calorías, pero ahora menos que nunca, y no solo por el «efecto rebote», sino porque si ya estás embarazada (una alta proporción de embarazos ocurren sin que la futura mamá sea consciente de ello), la «dieta» puede dañar al futuro bebé. Si el feto no recibe suficiente cantidad de energía[6] y nutrientes en sus primeras etapas de desarrollo, que son las más críticas, es posible que sus órganos no se formen correctamente (ej.: cerebro).

Puesto que ya he descrito las características de una dieta sana (véase página 26), no me extiendo más en esta cuestión, aunque sí quiero insistir en que seguir tanto un buen (o mal) esquema de alimentación como un buen (o mal) estilo de vida afecta a la calidad de los óvulos y de los espermatozoides. Un ejemplo lo aportaron Afeiche y colaboradores en la edición de julio de 2014 de la revista *Journal of Nutrition*. Observaron que a mayor ingesta de procesados cárnicos, peor era la morfología de los espermatozoides y menor era su número.

Fármacos y otras sustancias

Los efectos secundarios de ciertos fármacos o sustancias pueden perjudicar nuestra fertilidad. El famoso ibuprofeno y la archiconocida aspirina pueden, en ciertas dosis y a medio-largo plazo, dificultar la concepción. Lo mismo sucede con otros fármacos, como los antipsicóticos. No dudes en hablar detalladamente con tu médico sobre cualquier fármaco que estés tomando, para que lo tenga en cuenta.

---

6. Se estima que las dietas con menos de 1.600 kilocalorías pueden poner en riesgo al feto (véase: <http://www.rcog.org.uk/nutrition-pregnancy-sac-opinion-paper-18>).

NHS Choices, el aconsejable portal de salud del Reino Unido que he referido más arriba, incluye a los «remedios a base de hierbas» en la lista de sustancias que presentan el potencial de afectar negativamente a la fertilidad. No puedo (ni debo) obviar dos sustancias muy consumidas: la marihuana y la cocaína. Ambas alteran la fertilidad de hombres y mujeres, y pueden dañar al feto si los consume una mujer embarazada.

También la alteran los anabolizantes que toman no pocos deportistas... de forma no intencionada. Me explico. Sabemos que aproximadamente el 77 % de los culturistas toma esteroides anabolizantes para aumentar su masa muscular. Estos los toman de forma intencionada. Si eres uno de ellos, espero que dejes de hacerlo después de leer el listado que enumeraré más adelante. Digo que muchos deportistas los toman de forma no intencionada porque se esconden en cerca del 15 % de los suplementos dietéticos que toman, sobre todo en los llamados «batidos de proteína». Lo han revelado numerosos estudios, como el de Geyer y colaboradores que incluye la edición de febrero de 2004 de la revista *International Journal of Sports Medicine*.

Casi el cien por cien de los culturistas toma suplementos de proteínas. No tengo datos exactos sobre su consumo en el resto de los deportistas, pero los estudios disponibles indican que supera ampliamente el 50 %. Como he comentado antes, los esteroides anabolizantes «se esconden» en muchos de dichos suplementos porque resulta que el fabricante los añade, de manera ilegal, para que creamos que nuestros músculos aumentan por las proteínas, cuando no es así. Con razón el Consejo Superior de Deportes afirma que el tráfico ilegal de sustancias en el deporte «es una actividad más lucrativa para la delincuencia internacional organizada que el tráfico de drogas tradicional».

En junio de 2013, investigadores de la Universidad de Vanderbilt (Tennessee), detallaron en la revista *Primary Care* que los esteroides anabolizantes (como la nandrolona), además de ser ilegales, dañan la salud del 99 % de los individuos que los toman, en algunos casos de forma permanente y en otros, de forma grave (se han producido muertes atribuibles a su consumo). Tienes esta trama ampliada en *Comer y correr*, el libro que tuve el gusto de publicar en marzo de 2014 junto al doctor Juanjo Cáceres. Enumero a continuación los feos riesgos de consumir esteroides anabolizantes:

- Acné
- Daños en el hígado (tumores)
- Malformación de los huesos largos en adolescentes, atrofia del crecimiento
- Daños en los tendones, con posibles rupturas
- Infarto de miocardio, infarto cerebral, embolias y otros problemas cardiovasculares
- Alteración de la función tiroidea
- Diabetes
- Síndromes maníacos, agresividad, irritabilidad, depresión, comportamiento arriesgado
- Vértigo
- Dependencia y progresión hacia otras formas de abuso de sustancias...

En relación con este último punto, Perry y colaboradores observaron en septiembre de 2005 (*Clinical Journal of Sports Medicine*) un «comportamiento clasificable como un trastorno de dependencia de sustancias» en el 33 % de los sujetos que toman de manera voluntaria esteroides anabolizantes. ¿Hay más? Sí:

- Ginecomastia[7], calvicie, impotencia, disminución de la producción de esperma y contracción de los testículos (en hombres).

---

7. Desarrollo de mamas anormalmente grandes en los hombres, por un crecimiento excesivo del tejido mamario y no a causa de un exceso de tejido graso.

- Voz más grave, cese del desarrollo mamario, crecimiento de vello en cara/estómago/espalda, calvicie, hipertrofia del clítoris, ciclos menstruales anormales y otros problemas relacionados con la fertilidad (en mujeres).

Qué poco romántico, ¿no te parece? Hablando de romanticismo, nada mejor que concluir este capítulo con una frase del doctor Robert Winston, profesor emérito de estudios de fertilidad en el Imperial College London y uno de los mayores expertos mundiales en su campo. Hannah Barnes, periodista de la BBC, le preguntó por algún consejo generalizado para mejorar la fertilidad. Aquí tienes su respuesta:

> La mejor manera de concebir un bebé es en la cama o sobre la alfombra, frente a la chimenea.

3
Nutrientes y embarazo

> El embarazo es un período muy importante. Es un momento para pensar sobre tu estilo de vida, tus hábitos y tu alimentación, y sobre cómo ello te afectará tanto a ti como a tu hijo. Es un momento para considerar si deseas adoptar hábitos saludables que serán beneficiosos para ti y para tu bebé de ahora en adelante. Nunca es demasiado tarde para tomar las decisiones correctas.
>
> Organización Mundial de la Salud, 2001

Reflexión inicial

¿Estás embarazada? Mi más sincera enhorabuena; no hay nada más precioso que los bebés. Bueno sí, ver a esos ángeles convertidos en unas maravillosas personas a las que amas más que a tu propia vida. Todo embarazo merece un buen brindis... con agüita fresca. El consumo de alcohol en el embarazo es la primera causa prevenible de defectos congénitos y trastornos del desarrollo. Se deben evitar todas las bebidas alcohólicas y esto incluye la cerveza y el vino, e incluye también el «consumo moderado» y la «ingesta esporádica». No existe un nivel seguro de alcohol, es decir, exento de riesgos para el feto, tales como defectos en la estructura cerebral. Al tabaquismo también le acompañan algunos riesgos amargos. Supone el factor aislado más importante de enfermedad y muerte en madres e hijos, así que conviene que las embarazadas fumadoras acudan a un especialista para que les ayude a dejar de fumar lo antes posible. Un consejo del todo extrapolable a los papás: el tabaquismo pasivo daña a la madre y al feto. Explico esto porque una de las mejores maneras de proteger la salud de una embarazada y de su futuro bebé es convencerla para que evite el tabaco y el alcohol.

La visita médica no es exclusiva de mamás fumadoras; es altamente recomendable que las embarazadas reciban asesoramiento sanitario. El médico, además de pautar un suplemento de ácido fólico, revisará tanto el estado de salud de la madre o los fármacos que pudiera estar tomando, como sus antecedentes personales y familiares. Ello contribuirá a que el embarazo siga con éxito su curso. Es un buen momento para plantear al médico posibles dudas (esas que nos vienen a la cabeza diez minutos después de salir de la consulta). Hablando de dudas, ¿sabías que se desaconseja a las gestantes que se expongan a saunas o a jacuzzis? Sus elevadas temperaturas aumentan el riesgo de padecer aborto espontáneo o de que el feto sufra ciertos daños.

En cualquier caso, las cuestiones que intentaré resolver en este capítulo son estrictamente nutricionales. Para elaborarlo, y con la idea de responder a las preguntas sobre nutrición de la mujer embarazada (qué, cómo, cuánto, cuándo, por qué), he revisado bastantes fuentes bibliográficas y consultado a diversos expertos en la materia. He intentado que el resultado sea «digerible», pero como menciono muchos nutrientes tal vez nuevos para ti, en el último apartado resumo lo más significativo.

Quisiera remarcar que en esta etapa son válidas las consideraciones que ya he formulado con respecto al alto riesgo de que en cada esquina nos «encolomen» un método, un alimento, un complemento o una sustancia con supuestas propiedades nutritivas, preventivas o terapéuticas. La palabra «encolomar» aparece así definida en el muy recomendable *Diccionario de argot* de Julia Sanmartín Sáez (Espasa, 2006): «Endosar, dar algo a alguien que no desea recibirlo». Se trata de una expresión catalana que tiene su origen en la palabra *colom*, que significa «paloma» y que alude, según explica el gran folclorista Joan Coromines, al intento por parte de alguien de llevarnos a un lugar inapropiado, como puede ser uno de los pequeños agujeros donde se introducen las palomas. Pero, claro, esto impide muchas veces remontar el vuelo o, todavía peor, nos lleva a tomar el rumbo equivocado hacia un castillo en el aire, como los que construyen algunas personas más interesadas en su propio negocio que en la salud de tu bebé. Lo digo por si has empezado el libro por aquí (creo que yo haría lo mismo, la verdad). He utilizado esta expresión porque a lo mejor dentro de unos años volverás a concebir un hijo y aparecerán ante ti, como Pedro por su casa, varios de los «chorizos» («persona de poco fiar», según el mismo diccionario) que menciono en este párrafo sin citar sus nombres, dispuestos a aprovecharse de tu credulidad con rumores infundados.

Y es que en el universo de la nutrición, centenares de sustancias pretenden brillar como oro puro de 24 quilates, cuya luz nos ungirá con la «salud natural» y nos dará «vida eterna». Para comprobar si es oro puro todo lo que reluce, en las próximas líneas enfocaré con mi «microscopio» a los nutrientes más relevantes en el embarazo. También abordaré la cuestión de si en embarazos múltiples es necesario plantear unas recomendaciones dietético-nutricionales distintas. Antes, sin embargo, responderé a una pregunta incómoda.

¿QUÉ PUEDE Y QUÉ NO PUEDE HACER UNA BUENA ALIMENTACIÓN POR EL FUTURO BEBÉ?

Aunque no es agradable saberlo, cada día mueren en el mundo unas 800 mujeres por complicaciones relacionadas con el embarazo y el parto, una cifra que es «inaceptablemente alta» en opinión de la OMS, como es lógico. Del mismo modo, cada año millones de bebés fallecen en sus primeros días de vida o no llegan a cumplir los 5 años. Estos lacerantes datos guardan relación con la falta de acceso a unos servicios sanitarios y con las tasas de desnutrición que sufren numerosos países vulnerables.

No es la situación de España[1], afortunadamente, pero el dato sirve para remarcar la importancia de una buena alimentación durante la gestación.

En nuestro país no presentamos (por ahora) los porcentajes de desnutrición que se observan en las zonas cuyo desarrollo económico es bajo, y tenemos acceso a una sanidad gratuita (también por ahora...) que responde ante las posibles complicaciones que puedan ocurrir en la gestación. En todo caso, el hecho de que no suframos elevadas tasas de mortalidad maternoinfantil no significa que no podamos prevenir problemas en el embarazo. Una investigación coordinada por la doctora Sarah R. Crozier observó que la alimentación de las embarazadas (12.572 mujeres) prácticamente no cambió durante la gestación. Y debería cambiar, sin duda, porque nuestro patrón de alimentación no es en absoluto saludable.

La alimentación, a pesar de no ser un talismán prodigioso, interviene en el desarrollo del feto y disminuye las posibilidades de que el bebé nazca con bajo peso (algo que impactará de forma negativa en su salud) o de que padezca dolencias neurológicas, respiratorias, cardiovasculares, óseas o hepáticas, entre otras, algunas de las cuales arrastrará de por vida. También repercute de manera notable en trastornos que veremos en el siguiente capítulo: intoxicaciones alimentarias, reflujo gastroesofágico, estreñimiento, hemorroides, calambres en las piernas, hipertensión o diabetes.

A través de la placenta llegan al feto el oxígeno y los nutrientes que este necesita para crecer de forma saludable, como el ácido fólico o el yodo. Pero también llegan el exceso de sal o de azúcar, los cuerpos cetónicos (que se generan, por ejemplo, si la madre hace una restricción calórica) o las sustancias dañinas como la nicotina o el alcohol. Es una etapa idónea para reflexionar sobre lo que nos llevamos al estómago. Sobre esta clase de

---

1. En los países en desarrollo, por cada 100.000 bebés nacidos vivos mueren 230 madres. En España mueren menos de 4 mujeres por cada 100.000 nacimientos de bebés nacidos vivos.

«reflexión» habló el doctor Francisco Pérez Jiménez, en un reportaje de *Documentos TV* titulado «La alimentación del futuro», en el que tuve el gusto de participar. El equipo de periodistas preguntó al doctor Pérez, director científico del Instituto Maimónides de Investigación Biomédica de Córdoba, sobre la importancia de la nutrición. Aquí tienes su respuesta:

> Cuando nosotros comemos, pasa algo sobre lo que no hemos reflexionado suficientemente: cuando tomamos un alimento, un nutriente, un producto que tenemos en el plato, lo metemos en lo más íntimo de nuestras células.

Con todo, pese a que estoy convencido de que una mala alimentación puede tener consecuencias negativas de por vida para la mamá y para su bebé, no creo que funcione al revés, es decir, que una buena alimentación garantice una salud de hierro de madre e hijo. Por eso he decidido elaborar, a modo de declaración de intenciones, la Tabla 3, que detalla qué puede y qué no

Qué puede y qué no puede hacer una alimentación saludable por tu futuro bebé	
Puede...	No puede...
prevenir problemas del sistema reproductor.	determinar el sexo (hombre o mujer).
contribuir a la correcta formación de la piel y otras membranas.	predestinar su color de pelo.
disminuir el riesgo de dar a luz a bebés con un menor coeficiente intelectual.	crear un superdotado.
permitir una buena formación del sistema nervioso central.	hacer que nazca «tranquilito», «comilón» o «dormilón».
prevenir trastornos relacionados con la función muscular o con el exceso de peso.	generar un «musculitos» o una «bailarina».
contribuir al buen desarrollo de sus órganos y aparatos.	dar lugar al bebé más guapo de la galaxia.
influir sobre el correcto funcionamiento del sistema inmunitario.	evitar que padezca cualquier trastorno conocido.

Tabla 3. ¿Qué puede y qué no puede hacer una buena alimentación por el futuro bebé?

Fuente: Elaboración propia.

puede hacer la alimentación en el embarazo. Hazle una foto, guardátela en el móvil y enseñásela a quien confunda (o te haga confundir) la dietética con la dietética ficción.

ENERGÍA EN EL EMBARAZO. NI «HACER DIETA» NI «COMER POR DOS»

¿Tienes papel y boli a mano? Si es así, toma nota. Todas las embarazadas, para poder cubrir sus necesidades calóricas, deben esforzarse en ingerir a diario exactamente los siguientes gramos de proteínas, grasas y carbohidratos (nutrientes energéticos): ... Que no, que es broma. Eso de contar calorías y gramos de nutrientes es divertidísimo cuando uno lo estudia por primera vez y puede tener su utilidad en ciertos casos, pero no es útil en nuestro día a día. Sí es cierto que durante el embarazo no es el momento de «hacer dieta», es decir, de tomar menos calorías de las que necesita el cuerpo, porque ello puede afectar negativamente al desarrollo del feto. Hablaré a fondo de ello al abordar la ganancia de peso en el embarazo (capítulo 6), de modo que ahora me limitaré a contestar a la clásica pregunta: ¿una embarazada debe comer por dos? La respuesta es monosilábica: no.

La pregunta que no es tan fácil de responder es: si los requerimientos energéticos en el embarazo aumentan (no pondré la cifra, descuida), ¿no deberíamos aconsejar a las gestantes que coman por encima de su apetito? Inmediatamente surge otra pregunta: ¿y si ello conduce a una ganancia excesiva de peso? Se elevan los requerimientos, pero poco (un 10 %) y solo a partir del sexto mes de embarazo, algo que la mayoría de las gestantes compensa (inconscientemente) o bien comiendo más o bien reduciendo su gasto energético. En mayo de 2010 el Royal College of Obstetricians & Gynaecologists del Reino Unido respondió así a esta cuestión: «En relación con la ingesta energética es imposible recomendar a las mujeres [embarazadas] otra cosa que "coman en función de su apetito"». Una investigación posterior (*BMC Research Notes*, abril de 2014) puntualizó que el consejo de incrementar calorías y proteínas solo está justificado en mujeres desnutridas o de zonas empobrecidas. El problema de las mujeres con un bajo nivel socioeconómico que viven en naciones desarrolladas no es la baja ingesta de calorías, sino la mala calidad de su alimentación, en la que predominan las bebidas azucaradas, los aperitivos salados, los *fast food* y demás «alimentos» (entre comillas) similares.

Como muchas gestantes sobrestiman los requerimientos energéticos en esta etapa, debes saber que la mayor parte de la población española cubre sus necesidades energéticas, así que salvo en contadas excepciones basta con guiarse por el apetito y comer saludablemente. Eso y recordar que el embarazo no es una época en la que convenga «desmelenarse» y permitirse toda clase de transgresiones dietéticas (hay quien lo hace, créeme). La alimentación que recibe el futuro hijo es la que ingiere la madre, un buen motivo para revisar qué está llegando al feto a través de la placenta.

Al mismo tiempo, si la mamá engorda demasiado debido a excesos alimentarios, tendrá como regalo más células grasas (adipocitos), que no se destruirán así como así. «Adipocito creado, adipocito que no se destruye», afirma una máxima conocida por cualquier profesional de la alimentación. Cuesta crear un adipocito, pero, una vez generado, engorda con mucha facilidad, sobre todo si le ofrecemos alguno de los alimentos que incluí en la Tabla 1 (véase página 31). Es posible que te digan que debes respetar los antojos, sean o no de alimentos malsanos, porque, si no, le saldrá una mancha a tu niño con la forma del alimento que se te antojó. Tiene tanto sentido como asegurar que podemos apagar el sol soplando desde el balcón. Lo ideal es no dejar pasar muchas horas sin comer (porque entonces nos apetecerán los alimentos superfluos) y colmar el apetito con esos alimentos que no necesitan coloridos envoltorios o anuncios televisivos para que sepamos que son sanos.

«Los cinco»: grasas, carbohidratos, fibra, proteínas y agua

En este apartado sintetizo lo más destacable de los nutrientes que debemos consumir a diario en notables cantidades. Sus recomendaciones no se establecen en microgramos o miligramos, sino en varias decenas de gramos (o en litros, en el caso del agua): grasas, carbohidratos, fibra, proteínas y agua.

Hay poco que decir acerca de las grasas y de los carbohidratos en el embarazo, excepto que no es lo mismo que estén dentro de alimentos sin procesar que hallarlos en alimentos manufacturados. En estos últimos pueden estar en una cantidad bastante más alta y presentarse en formas nada convenientes (ej.: ácidos grasos trans en el caso de las grasas, o azúcares simples en el caso de los carbohidratos). Existe una cerval «carbohidratofobia» en determinados profesionales sanitarios y en infinidad de pseudoterapeutas, que persuaden a las gestantes para que se alejen de todos los carbohidratos (sin distinción), como quien huye de una enfermedad contagiosa. En el capítulo 5 (véase página 174), expongo mi opinión sobre este injustificado sambenito que arrastra este nutriente desde hace unos años. Sea como fuere, dado que las recomendaciones de ingesta de grasas y carbohidratos no cambian en esta etapa de la vida, seguir una alimentación saludable es suficiente para cubrir sus requerimientos.

Sobre la fibra dietética sí debo puntualizar algo. Se aconseja a las gestantes consumir unos 28 gramos de fibra al día, pero la ingesta real oscila entre 17 y 21 gramos/día. No lo digo para que lo apuntes, sino para que veas que merece la pena subir el volumen al desatendido consejo de tomar menos cárnicos, menos superfluos y más alimentos de origen vegetal: frutas, hortalizas, legumbres, frutos secos y cereales integrales (los «cereales de desayuno integrales» tienen poco de integrales y mucho azúcar, por cierto). Ello, entre otras ventajas, ayudará a prevenir el estreñimiento, presente en casi una cuarta parte de las embarazadas.

En cuanto a las proteínas, a no ser que hayas abierto el libro por esta página, ya sabrás que tomamos más de las que necesitamos, y esto incluye a las mujeres embarazadas. Pese a ello, están tan de moda como los smartphones. Cuando alguien no sabe de nutrición, pero quiere aparentar que es un erudito en la cuestión, lo primero que suele hacer es proferir maravillas de las proteínas o de sus elementos estructurales, los aminoácidos. El estudio de la doctora Erika Ota, antes citado, deja claro que suplementar a las embarazadas con proteínas no solo no es beneficioso, sino que podría ser incluso perjudicial para el bebé.

Por último, no he encontrado en la literatura científica ninguna prueba que me convenza para decirles a las embarazadas sanas que beban por encima de su sed, salvo, quizás, en algunos casos de extreñimiento (ver páginas 168-169). Caso aparte es el de una afección que responde al nombre tan poco común de «oligohidramnios» y que debe diagnosticar un médico. En ella hay una cantidad anormalmente pequeña de líquido amniótico y puede suceder en embarazos tardíos, ruptura de membranas, disfunción placentaria o anomalías fetales. En tal caso sí que puede estar justificado beber de ocho a doce vasos de agua al día. También es imprescindible una buena hidratación en épocas de diarrea severa o si se padecen fiebres altas.

ÁCIDO FÓLICO Y YODO

El ácido fólico y el yodo tienen en común ser de los pocos nutrientes cuyas recomendaciones en el embarazo se aconseja cubrir, además de con la alimentación, con suplementos o alimentos enriquecidos (la sal yodada es un alimento enriquecido). Dada su importancia, y sabiendo que es habitual encontrarlos formando parte de un mismo comprimido farmacéutico, he pensado en agruparlos en un único «bloque». Allá vamos.

Ácido fólico

El folato pertenece a la familia de las vitaminas del grupo B. En muchas ocasiones se utiliza el término «vitamina B9», si bien es más correcto usar «folato» para hacer referencia a la vitamina presente en los alimentos y «ácido fólico» para aludir a la forma sintética de la vitamina, usada para enriquecer alimentos o para formular complementos dietéticos. Al igual que todas las vitaminas, el folato es necesario para muchas funciones corporales, y como casi todas las vitaminas, es preciso un aporte dietético constante para impedir que se presenten afecciones asociadas a su carencia. Digo «casi todas» porque hay algunas vitaminas que sintetizamos a partir de otros sustratos. Las principales fuentes dietéticas de folato son los alimentos de origen vegetal, que aportan en España más del 75 % de nuestra ingesta de esta vitamina.

La Autoridad Europea de Seguridad Alimentaria (EFSA) señala que la ingesta diaria de esta vitamina «puede ser cubierta fácilmente como parte de una dieta equilibrada». Más importante que tomar pastillas con vitaminas es seguir una alimentación sana. No obstante, el embarazo es una excepción. Las necesidades de esta vitamina aumentan en la gestación, porque el folato contribuye al crecimiento del tejido maternal y previene los defectos del tubo neural, unos trastornos graves del sistema nervioso del feto. Los dos más comunes son la espina bífida y la anencefalia. En la espina bífida, la columna vertebral del feto no se cierra del todo durante el primer mes de embarazo, lo que puede generar parálisis en las piernas, entre otros síntomas. En la anencefalia, gran parte del cerebro no se desarrolla. La suplementación con ácido fólico, bien planteada, ha demostrado reducir la proporción de defectos del tubo neural en, por lo menos, tres cuartas partes. Que se dice pronto. Las mujeres fumadoras, a todo esto, suelen presentar menores niveles de folatos en su organismo, otra razón más para alejarse del tabaco.

El consenso científico internacional coincide en recomendar dos cosas:

1. Consumir a diario un suplemento que contenga 400 microgramos de ácido fólico durante al menos un mes antes y hasta tres meses después de la concepción. Cuando dicen «al menos un mes antes», hacen referencia a que esta suplementación debe iniciarse cuando ya estás intentando quedarte embarazada, no cuando ya sabes que lo estás. La cifra puede ser distinta dependiendo de las particularidades de la gestante. Tomar ácido fólico por encima de los 1.000 microgramos conlleva ciertos riesgos, así que es sensato evitar tales cifras salvo que tu médico te razone que en tu caso es preciso hacerlo (en ocasiones[2] conviene pautar hasta 4.000 microgramos —4 miligramos—). Comer demasiados alimentos enriquecidos con ácido fólico puede contribuir a la excesiva ingesta de este nutriente.
2. Seguir una dieta rica en folatos. «Folato» viene del latín: *folium*, es decir, hoja. Es fácil, pues, deducir dónde encontramos esta vitamina: abunda en hortalizas de hojas verdes y oscuras, como las espinacas (al parecer el nutriente se aisló por primera vez a partir de espinacas). También está presente en altas cantidades en guisantes y en otras legumbres, así como en frutos secos, como nueces, almendras y avellanas (que es mejor consumir sin sal y que no estén fritos, es decir, tostados o crudos).

---

2. Mujeres que hayan dado a luz a un bebé con un defecto del tubo neural, que tengan diabetes, o que estén recibiendo un tratamiento anticonvulsivo (De-Regil L. M. *et al.*, 2010).

Yodo, sal yodada y ¿algas marinas?

El yodo es esencial para que se desarrolle bien el cerebro del feto o del bebé, entre otras «tareas» no menos trascendentales. Las consecuencias de su deficiencia en el embarazo o en la lactancia son graves, lo que ha llevado a diversas entidades a recomendar la ingesta de comprimidos con yodo en estas dos etapas. Encontramos un ejemplo en la Academia Americana de Pediatría, que publicó en junio de 2014 (*Pediatrics*) un documento en el que aconseja suplementar a las embarazadas y a las madres lactantes con 150 microgramos de yodo, además de utilizar sal yodada.

En España la cosa no está tan clara. PrevInfad[3] publicó en junio de 2014 un documento titulado «Suplementación de yodo en la gestación y la lactancia», en el que, tras revisar diversos estudios y teniendo en cuenta que «la suplementación rutinaria de yodo en la gestación no está exenta de riesgos», concluye que:

> [...] No existen pruebas de calidad suficiente para determinar el balance entre los beneficios y los riesgos de la suplementación farmacológica de yodo durante la gestación y la lactancia, y sugiere que no se realice esta intervención.

Sin embargo, en enero de 2014, poco antes de que PrevInfad diera su opinión, otra entidad también reputada y también española, se posicionaba a favor de la suplementación. Se trata del Grupo de Trabajo de Trastornos relacionados con la Deficiencia de Yodo y Disfunción Tiroidea (TDY-DT) de la Sociedad Española de Endocrinología y Nutrición (SEEN). Este grupo de trabajo indicó que «las mujeres embarazadas y lactantes, así como las que estén planeando quedarse embarazadas deberían

---

3. Un grupo de trabajo de la Asociación Española de Pediatría de Atención Primaria y del Programa de Actividades Preventivas y de Promoción de la Salud de la Sociedad Española de Medicina de Familia y Comunitaria (PAPPS-semFYC).

tomar suplementos de yodo», en línea con lo que recomendó el Ministerio de Sanidad en 2006.

Mientras escribía estas líneas, el Ministerio de Sanidad ha publicado su «Guía de práctica clínica de atención en el embarazo y puerperio» (2014), dirigida a profesionales sanitarios, en la que se concluye, tras una extensa revisión de pros y contras, lo siguiente:

> Se sugiere la suplementación farmacológica durante la gestación con yoduro potásico a dosis de 200 microgramos/día en aquellas mujeres que no alcanzan las cantidades diarias recomendadas de ingesta de yodo con su dieta (3 raciones de leche y derivados lácteos + 2 gramos de sal yodada).

Me parece una recomendación que tiene sentido: si no tomas unos 2 gramos (media cucharadita de café) de sal yodada y tres raciones diarias de lácteos, el suplemento de yodo (200 microgramos/día) está justificado. Se considera que una «ración» de lácteo equivale a:

- 200 mililitros de leche o yogur, o
- entre 60 y 100 gramos de queso fresco, o
- entre 30 y 40 gramos de queso semicurado.

La leche aporta yodo porque las vacas se alimentan con piensos yodados o porque reciben suplementos de vitaminas y minerales que contienen yodo (para evitar que las vacas enfermen por déficit de yodo). La SEEN, en su documento de posicionamiento recién citado, consideró que hoy por hoy no se puede garantizar que el contenido en yodo de la leche vaya a mantenerse estable (los ganaderos no tienen estipulado cuánto yodo deben añadir en sus piensos), por lo que conviene estar atentos a posibles cambios, en unos años (no será de hoy para mañana, eso seguro) en la recomendación del Ministerio de Sanidad. Un ministerio que, por cierto, clasificó su recomendación como «débil», en contraposición a otras recomendaciones clasificadas como «fuertes», como la de dejar de fumar en el embarazo. Es importante notar, por una parte, que no será «tóxico» tomar tres raciones de lácteos y también el suplemento de yodo. Por otra parte, conviene saber que la leche «ecológica» puede contener muy poco yodo. Esto último aparece en un estudio llevado a cabo en España y publicado por Arrizabalaga y colaboradores en 2014 en la revista *Medicina Clínica*, aunque lo cierto es que evaluaron pocas leches de este tipo.

Lo que nadie pone en duda es la pertinencia de usar sal yodada. Es recomendable consumirla a diario (una pizca), como proponen todas las entidades sanitarias desde hace años, pero este consejo todavía es más importante en el embarazo. Ojo, que no he dicho «sal marina». Cada gramo de sal marina contiene 0,44 microgramos de yodo. Para abarcar las recomendaciones diarias de yodo de un adulto con sal marina (u otras como: «ahumada», «de especias», «en escamas», «flor de sal» «gorda», «negra», etc.) deberíamos ingerir unos 341 gramos de sal. O sea, dos vasos llenos de sal. Que no se te pase por la cabeza tomártelos: te llevarían al otro barrio «con gran salero»... En cambio, con menos de una cucharadita de sal yodada (2,5 gramos) tomamos unos 150 microgramos de yodo. Eso cubre la cantidad de yodo que debería tomar un adulto cada día. Las recomendaciones de ingesta de este mineral son mayores durante el embarazo y la lactancia pero, como ya he comentado, la pertinencia de la suplementación con yodo a las gestantes, de forma sistemática, no cuenta con un consenso claro.

Puede que pienses que «al tomar pescado, ya ingiero yodo, y, por consiguiente, no me hace falta la sal yodada». No es así. Si un día comes una ración de merluza, más otra de gallo (que también es un pescado), junto a 150 gramos de salmón y otros tantos gramos de atún, todo en veinticuatro horas, no llegarás a cubrir la mitad de la cantidad diaria recomendada de yodo que debería tomar un adulto. La mala noticia es que esta cantidad de pescado te habrá obsequiado con 58 microgramos de mercurio, lo que no es moco de pavo. Es una cifra que supera ampliamente la ingesta máxima diaria tolerada de este metal pesado, que es de

16 microgramos/día. Ah, y te llevarás de premio 231,5 picogramos de dioxinas+furanos (otros dos contaminantes peligrosos). En una mujer de 55 kilos, la ingesta máxima de tales sustancias es de 220 picogramos, así que también supera la ingesta máxima tolerada de estos dos contaminantes. Como ves, abusar del pescado en el embarazo no parece una buena idea.

Y si confías en las algas marinas como fuente de yodo, te interesa seguir leyendo lo que viene a continuación. Como he mencionado antes, en España hay una gran discusión ante la duda de si la suplementación universal con un comprimido que contenga 200 microgramos de yodo puede generar efectos adversos a nivel poblacional. ¿Te suena el alga kombu? Una ración de kombu (8 gramos) contiene 34.000 microgramos de yodo. Bucearé más a fondo en el mar de las algas en el próximo capítulo, en el que les dedico un apartado a ellas solitas.

Junto al yodo, el hierro es otro mineral esencial en el embarazo, y que en numerosas ocasiones es imprescindible suplementar con preparados farmacológicos.

HIERRO

El principal papel del hierro en el organismo es formar parte de la hemoglobina, una proteína de los glóbulos rojos cuya función primordial es transportar el oxígeno a las células. Sin hierro, las células pierden la capacidad de generar energía. Las deficiencias de hierro en el embarazo pueden ser peligrosas, porque los glóbulos rojos de la madre requieren hierro adicional (el volumen de glóbulos rojos aumenta durante la gestación) y porque el feto y la placenta lo necesitan para su formación. En los países empobrecidos, donde el déficit de hierro es frecuente, la anemia ferropénica[4] se asocia a partos prematuros, a bajo peso al nacer y a incrementos en la mortalidad.

---

4. Afección que ocurre cuando el cuerpo no tiene suficiente cantidad de hierro.

¿Cómo vamos de hierro? La encuesta ENIDE, que evaluó a una muestra representativa de los españoles, concluyó que «según los requerimientos medios estimados (EAR) del IoM (2011), no se observan ingestas inadecuadas de hierro». El IoM es el Institute of Medicine de Estados Unidos, una entidad que determina cuáles son las ingestas recomendadas de nutrientes. Las recomendaciones de ingesta de hierro aumentan en el embarazo (disminuyen tras el parto, en la época de lactancia), pero durante esta etapa se incrementa la tasa de absorción del hierro ingerido con la dieta, entre otras adaptaciones fisiológicas. Ya ves que no es un tema fácil de abordar: genera auténticos quebraderos de cabeza a los profesionales sanitarios, sobre todo porque los preparados farmacológicos de hierro no son tan inocuos como los de ácido fólico.

Hay Estados (como Francia o Estados Unidos) en los que se suplementa sistemáticamente con hierro a las embarazadas. En otros países, como España, Alemania, Australia o el Reino Unido, solo se hace bajo criterio médico. Es una decisión complicada, que tiene en cuenta factores como el porcentaje de individuos con anemia en el país en cuestión.

En 2014, la OMS publicó el documento «Administración diaria de suplementos de hierro y ácido fólico en el embarazo», que cualquiera puede consultar en este enlace: <http://goo.gl/ZtzQoy>. En él, la OMS se posiciona a favor de suplementar a las gestantes, además de con 400 microgramos de ácido fólico, con otros 30-60 miligramos de hierro elemental[5]. Es probable que tu médico te paute el hierro, pero debe hacerlo tras sopesar en una balanza tu riesgo de padecer anemia y los efectos adversos del preparado.

No cabe duda de que si la mujer entra en el embarazo con una anemia ferropénica, o la desarrolla durante la gestación (los controles médicos la detectarán), el suplemento de hierro está

---

5. 30 mg de hierro elemental equivalen a 150 mg de sulfato ferroso heptahidratado, 90 mg de fumarato ferroso o 205 mg de gluconato ferroso.

más que justificado. Conviene seguir una dieta saludable para evitar la anemia, pero si este trastorno está instaurado, la dieta no lo revertirá.

VITAMINA B12

Es verdad que los requerimientos de esta vitamina son más altos en el embarazo, pero la ingesta habitual de las madres, o sus reservas hepáticas de B12, son suficientes, en general, para eludir hipotéticos problemas. He escrito «en general» porque su suplementación está justificada (además de por un criterio médico; ej.: deficiencia de la vitamina) si la embarazada sigue una dieta vegetariana. Aunque no seas vegetariana, es probable que en el comprimido de ácido fólico que te haya pautado el médico en el embarazo encuentres una pequeña cantidad de vitamina B12 (alrededor de 2 microgramos). Me parece una buena práctica, dado que la B12 es una vitamina muy segura, y porque ello podría reducir aún más las posibilidades de que tu bebé padezca defectos del tubo neural, tal y como concluye una impecable investigación (metaanálisis) publicada por Wang y colaboradores en abril de 2012. Si eres vegetariana, no te olvides de la B12, cuya carencia puede generar trastornos de lo más serio (algunos irreversibles) en tu futuro bebé. El capítulo «Dieta vegetariana en el embarazo o en la lactancia» recoge más información sobre esta peliaguda vitamina.

OTRAS VITAMINAS, OTROS MINERALES Y LOS FAMOSOS (QUE NO REPUTADOS) OMEGA-3

Así como he agrupado al folato y al yodo en un apartado porque se aconseja cubrir sus requerimientos no solo con alimentos, sino también con la ayuda de comprimidos o de alimentos enriquecidos (sal yodada), he creído oportuno «meter en un mismo saco» a otros nutrientes de los que, hoy por hoy, tenemos pocas evidencias para justificar su suplementación sistemática en embarazadas españolas. No están todos por la simple razón de que no acabaríamos nunca. Como hay decenas de nutrientes con escasas pruebas científicas a sus espaldas que nos permitan prescribírselos a la ligera a las embarazadas (ej.: colina, selenio o vitamina K), he optado por escoger los más relevantes. Algunos de ellos, consumidos en ciertas dosis, resultan dañinos para el feto. Respira hondo.

La vitamina A puede ser teratogénica

Nos hallamos frente a una de las vitaminas más delicadas, comparable a un arma de doble filo. Su papel en el embarazo es incuestionable: entre otros cometidos, participa en el proceso de diferenciación celular, contribuye al mantenimiento de la visión y está implicada en el sistema inmunitario. ¿Nos la tomamos en forma de pastilla? En la guía «Recomendaciones sobre salud materna y perinatal» (2013), leemos que la OMS no aconseja la suplementación con vitamina A en el embarazo como parte del control prenatal para la prevención de afecciones de la mujer o del bebé. Sí la recomienda, en cambio, para evitar problemas de visión en áreas en las que la deficiencia de esta vitamina es un problema «severo» de salud pública. No es la situación que vivimos en España, donde lo que debemos advertir a las embarazadas es que *no* tomen suplementos de vitamina A, salvo estricta y justificada prescripción facultativa.

Desgraciadamente, la vitamina A puede ser teratogénica[6]. La palabra «teratogénesis» proviene del término griego *terato* que significa «monstruo», y surgió a partir de la observación de grandes malformaciones anatómicas en recién nacidos, por lo general a causa de determinados agentes, como virus o sustan-

---

6. En forma de retinol (en forma de carotenoides no es teratogénica).

cias químicas. Se han descrito casos de malformaciones en el feto, daños cardíacos o en el sistema nervioso central e incluso abortos a causa de la ingesta de preparados con vitamina A. La isotretinoína, por ejemplo, es un fármaco derivado de la vitamina A (más conocido por la primera marca que lo comercializó: Roacután©), muy eficaz para tratar el acné si se prescribe por un dermatólogo, pero absolutamente contraindicado durante el embarazo porque aumenta notablemente las probabilidades de padecer anomalías fetales. Se dan casos de médicos que prescriben anovulatorios a las chicas que reciben isotreonina, para asegurarse de que mientras dure el tratamiento no se queden embarazadas.

El hígado, que «cocino» en la página 142, puede tener mucha vitamina A y por este motivo entidades de referencia como el National Institute for Health and Clinical Excellence (NICE), desaconsejan su ingesta durante el embarazo.

Vitamina B6

La piridoxina (vitamina B6) se ha hecho la mar de famosa gracias a cierto lácteo enriquecido con ella, que nos engaña en televisión haciéndonos creer que mejora el sistema inmunitario. Que no te líen, por legal que sea afirmar que la vitamina B6 «contribuye al normal funcionamiento del sistema inmunitario», ni hay carencias de esta vitamina en la población española que comprometan la inmunidad, ni consumir más vitamina B6 mejora dicho sistema o convierte a niños o a adultos en superhéroes. Si alguien dice que parpadear contribuye a la normal lubricación del ojo, no debemos interpretar que la gente parpadea poco, ni que parpadear más vaya a mejorar la visión.

Pese a que su fama aún no ha llegado (espero) al embarazo, Thaver y colaboradores se tomaron la molestia en abril de 2006 de comprobar qué sucedía al suplementar de forma rutinaria con esta vitamina a las gestantes y no observaron beneficios clínicos. Volveré de nuevo a referirme a este tema cuando hable de las náuseas en el embarazo (véase página 162).

Vitamina C

Uno entiende que en el embarazo no caben los experimentos dietéticos al leer en una «revisión Cochrane» (investigación de muy alta calidad científica) frases como esta: «Es posible que el nacimiento de prematuros se haya incrementado con el suplemento de vitamina C». Esta puesta en escena del aforismo «más no es mejor» la encontramos en el estudio de Rumbold y Crowther que puedes localizar en la bibliografía. ¿La vitamina C es necesaria en la gestación? Desde luego, pero, según la encuesta ENIDE, la gran mayoría de los españoles la tomamos en suficiente cantidad. En cuanto al exceso de vitamina C, solo resulta preocupante si la tomamos en suplementos. La cantidad de esta vitamina en alimentos es muy inferior a la que podemos encontrar en una pastilla, por lo que no habrá ningún problema por comer frutas y hortalizas frescas (de hecho, resulta conveniente, y no solo por sus vitaminas).

La vitamina D, una carretera principal y una batería

La vitamina D es una de las más sorprendentes e interesantes. ¿A quién no le sorprende descubrir que si exponemos la piel al sol sintetizamos una sustancia necesaria para la salud, llamada vitamina D? Los rayos ultravioleta del sol, al interaccionar con la piel, dan lugar a una reacción bioquímica que culmina (tras la participación del hígado) con la producción de vitamina D. Cabría sugerir entonces que la piel actúa como un panel fotovoltaico, con la diferencia de que, en vez de transformar la energía del sol en electricidad, ayuda a generar vitamina D a partir de los rayos solares. También se puede ingerir con la dieta (ej.: huevos, lácteos o, sobre todo, el pescado graso), como sucede con prácticamente todas las demás vitaminas, pero la síntesis cutánea es la «carretera principal». Lo digo porque una exquisita revisión sistemática de la literatura, capitaneada por la doctora Christel Lamberg-Allardt, de la Universidad de Helsinki, indica que:

> La síntesis cutánea de la vitamina D es la ruta fisiológica para el suministro de esta vitamina.

Esta cita aparece en la revista *Food and Nutrition Research* en octubre de 2013. Esto nos lleva a preguntarnos: de igual manera que algunas instalaciones solares fotovoltaicas tienen una «batería» que almacena energía para los períodos en los que hay poca luz, ¿dispondrá el cuerpo de un mecanismo similar?, ¿podemos almacenar parte de la vitamina D que hemos sintetizado en los períodos más soleados? Pues sí. La citada revisión apunta que «la vitamina D se almacena durante meses, después del verano, en el cuerpo». Si esas reservas en nuestra «batería» nos permitirán o no pasar el invierno dependerá de varios factores que deben ser valorados de manera individual.

¿A que apetece pasear un rato al sol después de conocer esta información? Por si no es el caso, te diré que la tarea principal de esta vitamina es mantener unos buenos niveles sanguíneos de calcio y fósforo. Unas bajas cifras de estos minerales pueden representar un perjuicio para diversos procesos celulares, para la función neuromuscular y para la osificación de los huesos. Es conocida la relación entre la falta de vitamina D y el raquitismo en niños, o la osteoporosis en adultos.

Lamentablemente, como casi siempre ocurre en el terreno de la alimentación humana, hay una barbaridad de falsos mitos sobre la vitamina D. Nuestro organismo la necesita y previene dolencias óseas, pero una cosa es prevenir y otra muy distinta tratar. No se *previene* un tropezón de la misma manera que se *trata* un golpe contra el duro suelo. Hay quien atribuye a esta vitamina bondades casi milagrosas y que van más allá de su papel preventivo (la «cura» del cáncer, la pérdida de peso duradera, el tratamiento de la depresión, la desaparición de la diabetes y, por qué no, la remisión de la esclerosis múltiple). Nada de ello goza de fundamento científico, según la investigación de Lamberg-Allardt o según el documento «Ingestas dietéticas de referencia para el calcio y la vitamina D» publicado dos años antes por el Instituto de Medicina de Estados Unidos.

Pero volvamos a la «carretera principal». Sucede que, en ocasiones, las carreteras principales no se utilizan o no están en buen estado. Lo explico porque ocurre algo parecido con la síntesis de la vitamina D. Nuestros trabajos, cada vez más lejos de la naturaleza y cada vez más sedentarios, no ayudan a que nos expongamos al sol. Numerosos individuos presentan niveles de esta vitamina por debajo de lo recomendable. Es una situación preocupante en bebés amamantados, y es por ello por lo que el Comité de Lactancia Materna de la Asociación Española de Pediatría aconseja la suplementación con vitamina D, tras una valoración individual del bebé. Asimismo, la efectividad del sistema de producción y almacenamiento de vitamina D pierde eficacia con el paso de los años: en personas mayores no funciona tan bien como en las que no lo son.

¿Tomamos un atajo y recurrimos, pues, a los preparados con vitamina D? Hay una expresión latina que aprende todo estudiante de ciencias de la salud, ideal para comprender que los atajos no tienen por qué ser la opción ideal: «*Primum non nocere*» («Lo primero es no hacer daño»). Los suplementos de vitamina D no están exentos de posibles peligros, por lo que de ninguna manera se puede recomendar la «autoprescripción». Debe ser un profesional sanitario quien valore la pertinencia de si tú (y no un vecino) debes consumirlos.

Y en el embarazo, ¿los pautamos los sanitarios de forma rutinaria? En ciertos países nórdicos, en los que casi es noticia que salga el sol, sí se hace, pero no es el caso de España. Creo imprescindible citar un fragmento de la guía «Recomendaciones sobre salud materna y perinatal» (OMS, 2013):

Como actualmente existen pocas investigaciones que hayan evaluado directamente los beneficios y los daños en el embarazo del uso de los suplementos de vitamina D por sí solos para mejorar los resultados de salud materna e infantil, no se recomienda el uso de esta intervención durante el embarazo como parte del control prenatal habitual.

Por su parte, el estudio del equipo de la doctora Lamberg-Allardt no halló pruebas que sustenten que el embarazo (o la lactancia) incrementa las necesidades de vitamina D. Dado que hay poca información sobre los efectos de la suplementación con vitamina D en embarazadas sanas, esta debe reservarse para situaciones concretas, correctamente valoradas por un profesional sanitario, tal y como ha señalado la revisión sistemática de Harvey y colaboradores publicada en julio de 2014 en la revista *Health Technology Assessment*.

Sabemos que una excesiva exposición al sol puede aumentar la probabilidad de sufrir un cáncer de piel pero, *en líneas generales*, bastan unos 10-15 minutos de exposición de la piel al sol (cara, brazos, espalda o piernas —sin protector solar—) unas tres veces por semana para que produzcamos suficiente vitamina D. Pasados esos minutos, nos pondremos protector solar. He escrito «en líneas generales» porque hay cuestiones que poner sobre la mesa. A lo dicho para las personas mayores debemos sumar la nubosidad de la zona, o que los individuos de piel oscura necesitarán más tiempo de exposición (sobre todo si han emigrado hacia países del Norte). Otro factor decisivo es que la irradiación solar es marcadamente menor en zonas septentrionales, por lo que quienes vivan en ellas no podrán producir cantidades apropiadas de vitamina D en los meses de invierno.

Espero que todo lo detallado te anime a salir a pasear un rato cada día por la calle o (mejor) por la playa, el campo o la montaña. Algo que será mucho más saludable si lo haces con tus seres queridos.

Vitamina E

El exceso de las vitaminas solubles en grasa (liposolubles) es más peligroso que el de las solubles en agua (hidrosolubles), porque nuestro cuerpo tiende a almacenar las primeras, cosa que no suele suceder con las segundas (las hidrosolubles). Si las reservas de las vitaminas liposolubles ya están «llenas», pueden desarrollarse efectos adversos. Así, hay que ir con cautela con su suplementación. He tanteado dos vitaminas, las vitaminas A y D, y ahora dedicaré alguna reflexión a otra, a la vitamina E, cada vez más consumida en forma de cápsulas, por la (errónea) creencia de que nos «antioxida» hasta casi volvernos inmortales. Algo difícil de entender cuando leemos en la encuesta ENIDE que:

> La aparición de deficiencias de vitamina E debidas a la dieta es rara, generalmente solo se encuentran en personas con problemas, normalmente hereditarios, de absorción o metabolismo de esta vitamina.

Sobre si es verdad que la vitamina E nos «antioxida», y, por tanto, previene dolencias cardiovasculares o incluso el cáncer, se ocupó una sensacional investigación recogida en noviembre de 2013 en *Annals of Internal Medicine*. La coordinó la Agency for Healthcare Research and Quality, una de las doce agencias de salud de Estados Unidos. Su conclusión fue que la falta de beneficio de los suplementos de vitamina E «es bastante clara».

La cuestión es que si las grandes dosis de vitamina E a partir de suplementos y sin justificación médica son arriesgadas en mujeres no embarazadas, lo son todavía más en las que sí lo están. Cantidades más pequeñas (siempre menores al cien por cien de las recomendaciones de ingesta, que rondan los 15 miligramos/día) no parecen ser peligrosas, pero ¿serán beneficiosas? Si no lo son, la balanza se inclinará en contra de su uso. Rumbold y Crowther evaluaron a fondo este vitamínico asunto en abril de 2005, para la revista *Cochrane Database of Systematic Reviews*.

Resolvieron que no hay evidencias que induzcan a pensar que los preparados con vitamina E (solos o en combinación con otros nutrientes) resulten de utilidad para madre o hijo.

No solo de calcio vive el hueso

¡Qué mamá embarazada no ha recibido consejos no pedidos sobre su alimentación! Algunos son acertados y otros no tanto. Pues bien, el de aumentar el consumo de calcio forma parte del grupo de consejos no demasiado atinados. Al menos para la mayor parte de las embarazadas. Que hable la encuesta ENIDE:

> Las ingestas observadas de calcio superan las ingestas recomendadas para la población española (IDR), independientemente del género y la edad.

Súmale a esto que las autoridades en materia de nutrición recomiendan a las mujeres adultas que tomen la misma cantidad de calcio antes del embarazo que durante el mismo. Pese a que existe cierta remodelación de la masa ósea de la madre en la gestación (es decir, se «pierde» algo de calcio de los huesos de la madre, probablemente para «nutrir» al feto), no influye sobre ello la cantidad de calcio ingerido. Además, en el período posparto, se «reprograma» el metabolismo de la madre para recuperar la masa ósea perdida en el embarazo.

El calcio es importante, qué duda cabe, pero tendemos a «sobrestimarlo», como si el bebé estuviese compuesto solo por este mineral o como si las mamás embarazadas fueran incapaces de engendrar vidas sin la ayuda del calcio. A quien te diga eso de que «cada niño te cuesta un diente» (falso), contéstale que «consejo de oreja no vale ni una arveja». O, mejor, acude a la edición de junio de 2012 de la revista *Nutrition Research Reviews*:

El embarazo y la lactancia se asocian con cambios en el metabolismo del calcio y del hueso que permiten la transferencia de calcio entre madre e hijo. Los cambios, en general, parecen ser independientes del suministro de calcio materno en poblaciones donde la ingesta de calcio se acerca a las recomendaciones actuales de ingesta [es el caso de España]. Las evidencias científicas sugieren que los procesos son fisiológicos en los seres humanos, que tales procesos facilitan calcio suficiente para el crecimiento fetal y para la producción de la leche materna, y que ni dependen de un aumento en la ingesta materna dietética de calcio ni ponen en peligro la salud ósea de la madre a largo plazo.

También puedes echar mano del libro *Human Nutrition and Dietetics* en el que se lee lo siguiente: «En el crecimiento, la composición y la masa del esqueleto influyen varios factores, de los cuales la nutrición es solamente uno». Un factor es el hábito tabáquico, que aumenta la pérdida de hueso y disminuye la absorción intestinal de calcio. Otro, el consumo de alcohol, con consecuencias similares. Y otro más es la actividad física: la OMS considera que las fracturas causadas por la osteoporosis podrían disminuir en un 18 % si se incrementase la actividad física en Europa. Entre otros dudosos honores, somos uno de los países más fumadores, bebedores y sedentarios de la Unión Europea. Hay muchísimos más motivos para practicar más ejercicio físico, beber menos alcohol (o no beberlo) y no fumar, que para angustiarse con el calcio, provenga o no de los lácteos.

Un prestigioso investigador del metabolismo del calcio, el doctor Mark Hegsted, profesor emérito de nutrición en la Universidad de Harvard, opina que intentar librarse de la osteoporosis solo con calcio es como pretender ganar un partido de fútbol con un único jugador. Estoy de acuerdo. Muchos nutrientes que pueden ayudar al metabolismo óseo (potasio, boro, magnesio, fructooligosacáridos) se encuentran en abundancia en una variedad de alimentos saludables. Y un nutriente fundamental para la masa ósea, la vitamina D, lo sintetizamos si paseamos y exponemos la piel al sol, como hemos visto antes.

Hay otra metáfora de Hegsted que me encanta: «Asumir que la osteoporosis se debe al déficit de calcio es como asumir que la infección se debe al déficit de penicilina». Varios estudios rigurosos muestran que podemos sustituir «calcio» por «lácteos» en la frase anterior, como uno dirigido por el doctor John Kanis en julio de 2005 (*Osteoporos Int*) u otro coordinado por la doctora Diane Feskanich en enero de 2014 (*JAMA Pediatr*).

De cualquier forma, y ya centrándonos en este «jugador», si bien los lácteos son nuestra principal fuente dietética de calcio, eso no significa que no podamos cambiar la fuente de calcio, ni que no haya otros alimentos cuyo calcio no sea absorbible. Otros alimentos que nos aportan calcio (además de otros nutrientes relacionados con la prevención de las fracturas) son frutas, hortalizas, legumbres, frutos secos y cereales integrales (pan integral —mejor sin sal—, harina integral, pasta integral o arroz integral). Ya tenemos otra excusa para saborearlos. Volvemos a la alimentación saludable, que puede prevenir la osteoporosis, además del resto de las enfermedades típicas de Occidente: cáncer, cardiovasculares, diabetes u obesidad.

En resumen, las mujeres españolas toman, en general, bastante calcio como para cumplir con las demandas del embarazo. Si a una embarazada le preocupan sus huesos o los del feto, basta con que combine una dieta sana con un buen estilo de vida (ejercicio, no fumar y evitar el alcohol) y con una lactancia prolongada (que disminuye el riesgo de osteoporosis). Aun así, si la ingesta de calcio es baja (algo que debe valorar un dietista-nutricionista) y la embarazada presenta un alto riesgo de padecer preeclampsia[7] (algo que debe valorar un médico), existen pruebas que justifican el uso del calcio para prevenir de forma significativa esta dolencia.

---

7. Una complicación eventual del embarazo que se manifiesta con retención de líquidos, presión sanguínea elevada, aumento de peso repentino y presencia de proteínas en la orina que afecta aproximadamente al 2-7 % de las embarazadas sanas.

Magnesio

No hace falta que diga que para cualquiera de los nutrientes aquí mencionados puedes encontrar cientos de páginas web que cantan sus alabanzas en el embarazo. Pero el caso del magnesio es especial, porque en España hay una «doctora» que vende botes de magnesio con su nombre y su cara impresos en ellos. Como el rey con los sellos, vamos. Algo totalmente ilegal (lo de la «doctora», no lo del rey... por ahora). Mientras canturrea armoniosas proezas para nuestra salud si nos tragamos sus nutritivas pastillas a la vez que arroja maldiciones si no las consumimos (ej.: calambres en las pantorrillas de las embarazadas), hace oídos sordos al vigente Real Decreto 1907/1996 «sobre publicidad y promoción comercial de productos, actividades o servicios con pretendida finalidad sanitaria» que decreta que está «expresamente prohibido» lo que esta señora hace. También olvida que la encuesta ENIDE no mostró carencias en nuestra ingesta de este mineral y que la Autoridad Europea de Seguridad Alimentaria prohíbe acompañar al magnesio de cualquier declaración que sugiera que este nutriente:

- Ayuda al desarrollo normal del embarazo y al nacimiento de un niño sano.
- «Calma» el estómago.
- Mantiene o regula la presión arterial.
- Contribuye al mantenimiento de la salud hormonal.
- Tiene propiedades antioxidantes y ralentiza el envejecimiento.
- Es necesario para la coagulación normal de la sangre.
- Mantiene «saludable» el sistema inmunitario.
- Mantiene las concentraciones sanguíneas de glucosa en niveles normales.
- Reduce la carga ácida de la dieta, mantiene el equilibrio ácido-base o ayuda en casos de acidez gástrica ocasional.

Quizá cuando leas este texto ya haya reculado, o ya le hayan hecho recular, pero como las posibilidades de que le surja un sonriente sucesor son altas, te invito a leer la conclusión a la que llegó en abril de 2014 el equipo de la doctora María Makrides (cuyo rostro no verás en envoltorio alguno), en la revista *The Cochrane Database of Systematic Reviews*:

> No hemos hallado pruebas convincentes de que los suplementos de magnesio durante el embarazo sean beneficiosos [para la madre o el hijo].

Trabajos anteriores habían especulado sobre una hipotética utilidad del magnesio en mujeres con alto riesgo de parto prematuro, pero este nuevo estudio concluye que las pruebas que sustentan dicha suposición son poco fiables. Como en el caso del calcio, los suplementos de magnesio pueden tener cierto sentido en la preeclampsia, pero ni en sueños son el santo grial contra todos los males.

Sodio (y sal)

La sal está formada por cloruro de sodio. El sodio es un nutriente implicado en múltiples funciones vitales (equilibrio hídrico, transmisión nerviosa, regulación de las contracciones musculares, etc.). Pero, tomado en exceso, aumenta la probabilidad de padecer hipertensión arterial, una dolencia relacionada con muchísimas muertes prevenibles. ¿Debe una embarazada restringir mucho la sal? Lo cierto es que, excepto si padece preeclampsia (véase página 172), el consejo para ella es el mismo que para el del resto de los adultos, según concluyeron dos sonados estudios coordinados por la doctora Leila Duley en 2000 y 2005, respectivamente. Como tomamos mucha sal (aproximadamente el doble de lo que recomiendan las autoridades sanitarias), tiene sentido advertir a las gestantes que no abusen del salero. Mejor dicho, que no abusen de los alimentos en los que el fabricante ha añadido mucha sal... porque nos aportan el 75 % de la sal que consumimos, como puedes comprobar en el Gráfico 2:

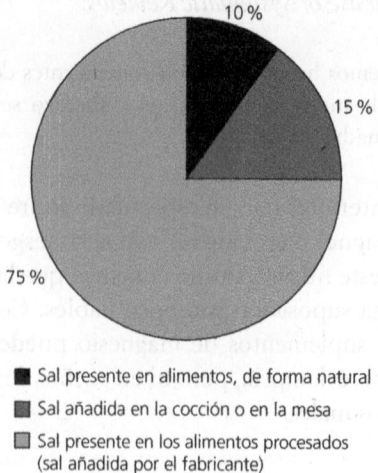

Gráfico 2. Origen de la sal consumida por la población.
Fuente: Michel A. R., 2003.

Los cuatro alimentos que más contribuyen en España a ese gran «quesito» que vemos en este gráfico son:

- Embutidos.
- Pan y panes especiales (exceptuando el pan sin sal).
- Quesos.
- Platos preparados.

En la etiqueta de los alimentos normalmente podemos leer su contenido en sal, por lo que resulta útil saber que Sanidad considera que un alimento tiene «mucha sal» si iguala o supera 1,25 gramos de sal por cada 100 gramos de alimento, y que aporta «poca sal» (es la situación ideal) si en él hay 0,25 gramos (o menos) de sal por cada 100 gramos de producto. Si en la etiqueta no leemos «sal» sino «sodio», basta multiplicar la cifra por 2,5 para obtener su contenido en sal.

Recordaré una vez más que es considerablemente mejor que la sal que consumas sea yodada, y que comparar el yodo que hay en la sal marina con el que aporta la sal yodada es como poner a la misma altura un buque transatlántico y una pieza de Lego.

Zinc

Ya he comentado anteriormente que, aunque el zinc participa en la función reproductora, consumir preparados con zinc no garantiza, ni mucho menos, el carnet de familia numerosa. Tras evaluar una interesante revisión sistemática firmada por Mori y colaboradores, la OMS considera que los suplementos de zinc podrían tener sentido en embarazadas de países empobrecidos. Pero añade, a renglón seguido, que «dado el reducido efecto observado de la administración de suplementos de zinc en los resultados del embarazo, podría ser más prudente centrar las investigaciones en encontrar formas de mejorar el estado nutricional general de las mujeres en zonas de ingresos bajos». Sería más útil, en dichos países, optimizar la calidad global de la alimentación de la madre. En España, excepto en casos concretos bien valorados por el médico y, si puede ser, por un dietista-nutricionista, no está justificado pautar zinc a las embarazadas.

Multivitamínicos

Si has asistido a los «petardos» previos, ahora llega la traca final (la *mascletà*, que dicen los valencianos), porque encenderé la mecha de esos comprimidos que, en vez de traer una vitamina aislada o un mineral concreto, contienen un puñado de ellos, por aquello de «más vale que sobre que no que falte». Son los llamados «multivitamínicos» (un nombre poco apropiado, porque suelen llevar, también, unos cuantos minerales en su interior).

Empecemos por la utilidad de este «ungüento amarillo» en zonas de bajos ingresos, donde la carencia de micronutrientes es un problema muy común. ¿Suministramos a todas las mujeres un multivitamínico y «andando que es gerundio»? Ojalá fuera tan sencillo. A estas alturas ya sabrás que las vitaminas y los minerales no siempre son inocuos. Es más, ¿y si la presencia simultánea de ciertos nutrientes dificulta la absorción y el aprovechamiento de otros? El último análisis en profundidad sobre este tema lo hicieron Haider y Bhutta, en noviembre de 2012 (*Cochrane Database of Systematic Reviews*). Observaron ciertos beneficios en la suplementación con multivitamínicos, pero no encontraron justificación para cambiar la actual política de suplementación con ácido fólico y hierro en dichas zonas.

Ya puedes imaginar lo que viene ahora. Dar multivitamínicos a las gestantes españolas de forma rutinaria no está justificado. Algo que indica nuestro Ministerio de Sanidad, en su documento «Guía de práctica clínica de atención en el embarazo y puerperio», publicado en 2014: «Se sugiere no suplementar a las mujeres con complejos multivitamínicos durante la gestación». A cierta compañía farmacéutica no le va a gustar esta última afirmación, porque puede traducirse en que menos mujeres se autoprescriban sus poco baratos multivitamínicos, o en que menos médicos se los pauten «por si las moscas». ¿Acaso no debemos probar que un tratamiento es útil e inocuo antes de pautarlo masivamente? Al doctor Anthony Komaroff le parece que sí. Mira qué declaró este acreditado científico (editor jefe de las publicaciones de salud de la Universidad de Harvard) en marzo de 2013:

> Algunos científicos consideran sus teorías tan atractivas que no necesitan probarlas. Cuando esto ocurre, dejan de ser científicos.

Omega-3

Los ácidos docosahexaenoico y eicosapentaenoico (conocidos por sus siglas DHA y EPA) son unos ácidos grasos omega-3 de cadena larga importantes... pero que o bien ingerimos a través de la alimentación (ej.: pescado azul) o bien nuestro cuerpo sintetiza a partir de precursores presentes, sobre todo, en alimentos de origen vegetal (ej.: nueces). Dicho esto, invitemos al doctor Ben Goldacre. Porque para examinar los omega-3 hay que hablar de este científico. ¿Es un experto en nutrición? Que responda él mismo:

> No soy especialista en alimentación, ni bioquímico nutricional. En realidad, como ya saben, no me proclamo experto en nada en concreto: solo aspiro a saber leer y valorar críticamente la bibliografía académica en el terreno de la medicina (algo común a todos los titulados médicos recientes), y trato de poner en práctica esta pedestre habilidad con los millonarios hombres y mujeres de negocios que impulsan la triste concepción de la ciencia que tenemos en nuestra sociedad.

Cuanto más humilde es un experto, más fiables suelen parecerme sus consideraciones. Y viceversa: si veo que alguien se autodefine como «experto», afilo y doy brillo a mi escepticismo, por si oculta oscuras intenciones. Dijo Mahatma Ghandi que «las personas humildes no son las más débiles sino las más fuertes de todas, porque no se esconden sino que se exponen». Y Goldacre, uno de los científicos que mejor combina investigación y divulgación, se expone de lo lindo. Aunque habla a toda velocidad, sus ponencias están llenas a rebosar de fans que le reciben con cerradas ovaciones, decididos a aprender (y aprehender) algo de su sabiduría. No habló, sino que escribió sobre los ácidos grasos omega-3 en su fantástico libro *Mala ciencia*, que es de donde he tomado la anterior cita. Les dedicó todo un capítulo tras preguntarse: «¿Por qué hoy todo el mundo habla de omega-3?». La respuesta a su pregunta se resume en una sola palabra: «dinero». Revisó diversos estudios que supuestamente justifican que tomemos cápsulas con omega-3, y halló en todos ellos trampas que favorecen a los vendedores del multimillonario negocio de los complementos nutricionales.

Goldacre es muy fiable, pero lo es aún más el Centro Nacional de Medicina Complementaria y Alternativa de Estados Unidos, conocido por sus siglas NCCAM. Si buscas información sobre los omega-3 en su web, no tardarás en leer esta frase: «Los beneficios para la salud de los suplementos dietéticos de omega-3 no están claros». Tienes más información en los siguientes enlaces: <http://goo.gl/l3BsYg> y <http://goo.gl/8XQxrz>.

Ya he justificado (véase página 70) que su supuesta relación con la fertilidad humana es poco creíble. Para analizar la credibilidad de su papel en el embarazo debo recurrir de nuevo a la doctora Maria Makrides, que he mencionado al hablar del magnesio. Su equipo concluyó en julio de 2006 (*Cochrane Database of Systematic Reviews*) que «no hay suficientes evidencias que apoyen el uso rutinario de suplementos de aceites marinos u otros precursores de las prostaglandinas durante el embarazo». Más recientemente (mayo de 2014), Makrides ha mostrado en la revista *JAMA* la falta de eficacia de la ingesta de los omega-3 por parte de las gestantes (en forma de DHA) para mejorar, cuatro años más tarde, el lenguaje, la memoria, la resolución de problemas o las habilidades de razonamiento de sus hijos. He buscado datos más recientes y ninguno permite recomendar alegremente a las gestantes que tomen omega-3.

Estarás pensando que «por lo menos serán seguros». Para el NCCAM, las cápsulas de omega-3 no suelen presentar efectos secundarios graves. Cuando aparecen, casi siempre suelen relacionarse con síntomas gastrointestinales poco románticos pero de escasa gravedad (mal aliento, eructos, indigestiones transitorias o diarreas pasajeras). No obstante, en ocasiones no son tan leves, ya que pueden dificultar la detención de un eventual sangrado, algo que valorar en pacientes que toman anticoagulantes o antiinflamatorios no esteroideos. En el caso de los aceites de hígado de pescado la cosa cambia, ya que contienen, además de omega-3, altas dosis de vitaminas A y D, potencialmente tóxicas, como ya hemos visto. No olvidemos, además, que nos aportan unas cuantas calorías (en concreto, 9 kilocalorías por gramo) poco convenientes a nuestras ya notorias reservas energéticas.

Más recientemente, un estudio publicado en noviembre-diciembre de 2013 por Fenton y colaboradores ha sugerido que un alto consumo de omega-3 podría alterar el sistema inmunitario. Díselo al que te sugiera que «natural» es equivalente a «inocuo».

Embarazos múltiples

Tras este chequeo a los nutrientes que oirás a lo largo de tu gestación, debo dedicar unas «oraciones» a los embarazos múltiples, cada vez más frecuentes a causa del incremento en el uso de técnicas de reproducción asistida. No va a ser difícil, porque ha acudido en mi ayuda una esmerada investigación científica titulada «Consejos nutricionales para mejorar los resultados en los embarazos múltiples». La coordinó la doctora Celia K. Ballard en junio de 2011. Resulta impagable su reflexión sobre si es o no preciso pautar una dieta rica en calorías a estas mujeres:

> Aumentar la ganancia de peso artificialmente puede no presentar ventaja alguna y puede ser desagradable para la madre. Incluso podría contribuir a crear problemas a largo plazo a causa del sobrepeso generado.

El artículo no solo pasó revista al papel de las calorías en los embarazos múltiples, sino que incluyó a todos los nutrientes antes mencionados: carbohidratos, proteínas, grasas (incluyendo omega-3), vitaminas y minerales. Su conclusión fue que no está claro que dar una dieta especial o un consejo nutricional diferente a las mujeres con embarazos múltiples «pueda hacer más bien que mal». No extraña que el NICE recomiende que los profesionales sanitarios demos a las mujeres embarazadas de gemelos o trillizos «los mismos consejos sobre suplementos nutricionales, alimentación y estilo de vida» que al resto de las gestantes.

En resumen

Salvo en contados supuestos, no está justificado que las embarazadas españolas se esfuercen en beber agua por encima de su sed, tomen más calorías de las que le dicta su apetito (por aquello de «comer por dos») o ingieran más proteínas de las que ya consumen (por lo de «carne hace carne»). Sí me parece apropiado disminuir la ingesta de alimentos altamente procesados ricos en grasas y azúcares. En la gestación, los suplementos de algunos nutrientes, en ciertas concentraciones, pueden exponer al feto a un riesgo que debe sopesar bien un profesional sanitario. Es el caso, sobre todo, de las vitaminas A, D y E, pero también de la «cándida» vitamina C y de los famosos omega-3, sobre todo si vienen en cápsulas de aceite de hígado de pescado.

Por otra parte, no hace falta (y no es recomendable) atiborrar a las embarazadas con calorías, proteínas, «omegatreses» o multivitamínicos chachis pirulis, como tampoco lo es que tomemos por nuestra cuenta y riesgo suplementos nutricionales (y menos aún fármacos) no prescritos por un profesional sanitario acreditado. En el siguiente capítulo comprenderás (o eso espero) que tampoco interesa hacerlo con complementos dietético-nutricionales, hierbas «medicinales» o infusiones «sanadoras» o gránulos de azúcar (les llaman «homeopáticos»).

Hemos visto que, a la vez que aumentan las demandas nutricionales de la gestante, otros mecanismos como el apetito, la sed o la tasa de absorción de los nutrientes ingeridos se adaptan y permiten que, en general, todo fluya sin contratiempos siempre que la alimentación sea mínimamente equilibrada. Las excepciones que es preciso tener en cuenta son:

- Fibra: conviene que prioricemos en nuestra alimentación los alimentos vegetales poco procesados (y que en la despensa y en la nevera haya productos menos superfluos) para cubrir los requerimientos de fibra en el embarazo.
- Ácido fólico y folato: abundantes y sólidas pruebas acreditan la utilidad de suplementar a las gestantes con 400 microgramos cada día de ácido fólico (además de consumir a diario frutas y hortalizas), durante como mínimo un mes antes del embarazo y hasta tres meses después de la concepción. En determinados casos (valorados por un médico) se aconsejan dosis superiores de esta vitamina.
- Yodo: se recomienda consumir cada día una pizca de sal yodada (que no es sinónimo de «sal marina»). El Ministerio de Sanidad sugiere la suplementación farmacológica durante toda la gestación con 200 microgramos de yodo (en forma de yoduro potásico) en toda mujer que tome menos de 2 gramos de sal yodada y menos de tres raciones de leche y derivados lácteos (que aportan yodo porque se incluye actualmente en la alimentación de las vacas —algunos estudios muestran que la leche «ecológica» no sería una buena fuente de yodo—). Las algas suelen tener muchísimo yodo (y en una concentración muy variable), así que su consumo debe ser excepcional, en su caso.
- Hierro: la OMS ha recomendado en 2014 suplementar a las gestantes con hierro, aunque en España la prescripción de este mineral se hace solo bajo criterio médico individualizado (algo que tiene mucho sentido).
- Vitamina B12: hay preparados de ácido fólico que contienen un poco de B12 (del orden de 2 microgramos), una práctica que aporta beneficios y que no nos expone a ningún peligro. Las embarazadas o lactantes vegetarianas de-

ben ser conscientes de la importancia capital de esta vitamina en la salud maternoinfantil[8].

Hay algo más que me gustaría que recordase toda mujer embarazada: adoptar un buen patrón de alimentación será mejor para madre e hijo que confiar en los poderes de nutrientes aislados, provengan de alimentos o de pastillas. Si durante el embarazo seguimos con los malos hábitos que nos caracterizan, no llegaremos a compensar la situación por más «ayuditas» que tomemos. Termino con una sentencia que habrás escuchado a tu madre más de una vez y cuyo origen se remonta a los albores de la historia del hombre: «No es más limpio el que más limpia, sino el que menos ensucia». O dicho en otras palabras: en la «habitación» del embarazo hay menos espacio, desde un punto de vista sanitario, para la «suciedad» y el descuido que inevitablemente acarrean los malos hábitos.

---

8. Véase página 226.

4

Riesgos nutricionales durante el embarazo

> A menudo, lo único que falta es información, y no una asombrosa molécula novedosa.
>
> BEN GOLDACRE, *Mala ciencia*

A los dietistas-nutricionistas no solo nos interesan los nutrientes, también ciertas sustancias no nutritivas presentes en alimentos, bebidas o complementos alimenticios, tales como cafeína, alcohol, aditivos, microorganismos, alérgenos o contaminantes medioambientales. Pero que nos interesen no significa que estemos obsesionados. No hace falta llegar al extremo que reflejó el humorista El Perich el 27 de febrero de 1992 en *El Periódico*. Dibujó una viñeta en la que se veía a un matrimonio sentado a la mesa pronunciando estas palabras antes de comer: «Bendice Señor —y sobre todo analiza— los alimentos que vamos a consumir. Amén».

En todo caso, los dos riesgos nutricionales más importantes en el embarazo[1], el alcohol y el tabaco, no son cosa de broma. ¿Escapa el tabaco del ámbito dietético? Pues no. Hay dos motivos. El primero es que fumar afecta de forma negativa al metabolismo de varios nutrientes, como el ácido fólico, crucial para la correcta formación del tubo neural del feto. Y el segundo es que la palabra «dieta», como ya he explicado (no me importa repetirlo) proviene del término griego *díaita*, que engloba cualquier hábito de salud.

---

1. Hay otros riesgos no menos importantes, como los accidentes de tráfico, sobre todo en el segundo trimestre del embarazo (véase <www.pubmed.gov/24821870>).

Tabaco y bebidas alcohólicas (incluyendo vino y cerveza)

Es necesario incluir el alcohol y el tabaco en el mismo apartado, porque el mensaje es idéntico: hay que evitarlos.

El 15 % de las mujeres fuma en el embarazo. Algunas toman cocaína

El tabaco tiene unas 4.000 sustancias diferentes, 69 de las cuales han mostrado claramente ser tóxicas y cancerígenas. Fumar puede hacer que el feto no crezca bien, presente defectos en su desarrollo, nazca con anormalidades congénitas y sufra consecuencias negativas de por vida. Leemos en el Informe Europeo sobre Salud Perinatal, financiado por la Comisión Europea y publicado en mayo de 2013, que «el abandono del tabaco es una de las intervenciones más eficaces para mejorar la salud de las madres y de los niños». Gracias al impagable esfuerzo de miles de profesionales sanitarios y de ciertos legisladores, en las últimas dos décadas el tabaquismo en embarazadas ha disminuido entre un 60 y un 75 % en nuestro medio, pero sigue contribuyendo a una notable mortalidad, cuando no a enfermedades en fetos y bebés.

En numerosos países europeos, más del 10 % de las mujeres fuma durante el embarazo. En España, el 15,8 % de las gestantes fuma durante el primer trimestre, una cifra que solo remite ligeramente en el tercer trimestre (14,4 %), según el informe antes citado. No tengo datos de cuántos papás obligan a su pareja embarazada y al feto a ser fumadores pasivos, aunque juraría que el porcentaje no será menor, dado que casi un 30 % de los españoles son fumadores. El tabaquismo pasivo daña la salud de un adulto, y la del futuro bebé. Si eres un varón y no consigues dejar de fumar, hazlo siempre fuera de casa. No sé si eres consciente de que las partículas de humo que emanan del tabaco no se desintegran, sino que se depositan en camas, sofás, sillas, cortinas, estanterías, etc. Cada vez que alguien se sienta en casa de un fumador, el sofá levanta una invisible nebulosa cargada de partículas de alquitrán que inhalan todos los presentes.

Ah, y si las malas lenguas te sueltan que el estrés por no fumar es peor para el feto que seguir con el tabaco, o que como estás en el segundo o tercer trimestre ya es «demasiado tarde» porque el daño ya está hecho, contéstales que son habladurías con tan poco fuste como la de los caimanes albinos de Nueva York. La relata Antonio Ortí en el desternillante libro *Leyendas urbanas*, que escribió junto a Josep Sampere:

> A cien metros bajo el nivel de las joyerías de la avenida Madison, en las herméticas alcantarillas de Manhattan, existe una colonia de cocodrilos blancos y ciegos que navegan por el detritus. Así lo atestiguan temerarios viajeros que se perdieron por las cloacas en busca del infierno [...].

Sé que ya lo he dicho, pero lo repetiré una vez más: pide ayuda sanitaria para eliminar de tu vida el tabaco[2]. Hacerlo motu proprio es muy difícil: en la actualidad el tabaco, además de nicotina, esconde centenares de sustancias adictivas que son como un anzuelo para el cerebro. Este consejo es aplicable, sin duda, a quien consume cocaína, anfetaminas o sustancias igual de adictivas. El trabajo de Friguls y colaboradores (*Addiction*, 2012) mostró que hasta un 16 % de las gestantes españolas que viven en Ibiza toma esas drogas, por más que solo lo admitan un 1,9 % de ellas. Los investigadores averiguaron «la cruda realidad» analizando su cabello (en él se puede detectar si una persona ha tomado drogas). Estas cifras no pueden extrapolarse al resto de España porque, como reconocen los autores del estu-

---

2. Todas las comunidades autónomas tienen programas de ayuda para fumadores, y algunas incluso ofrecen teléfonos gratuitos de soporte, cuyo éxito es notable. Tienes más información en estos dos enlaces: <http://goo.gl/V8abmd> y <http://goo.gl/JbM7aS>.

dio, «Ibiza cuenta con un gran complejo de vida nocturna internacional, asociada con los clubes, la música y el uso de drogas recreativas», pero tampoco debemos pasarlas por alto. Somos uno de los países europeos en los que más cocaína se consume, una sustancia neurotóxica y asociada a malformaciones y muertes fetales. Sí podemos extrapolar a España, en mi opinión, los datos que se desprenden de una investigación realizada por científicos de Santiago de Compostela, que vio la luz en abril de 2014 en *Journal of Neonatal-Perinatal Medicine*, y que recogió que el 2 % de las mujeres tomó cocaína durante su embarazo.

Un 40 % de las gestantes toma bebidas alcohólicas

La citada investigación, en cualquier caso, se centró en el alcohol. Empiezo por una de sus conclusiones: «El consumo bajo o moderado de alcohol durante el embarazo está infraestimado». Ocurre aquí algo similar a lo que se observó en Ibiza: al preguntar a las mujeres si toman o han tomado alcohol en el embarazo es muy probable que respondan que no... cuando es que sí. El 35 % de las mujeres analizadas en este estudio tomó alcohol en la gestación, según revelaron los análisis realizados a las primeras heces de los bebés nada más nacer (meconio). En las entrevistas previas solo el 4,5 % admitió haberlo hecho «de forma ocasional».

¡Casi 4 de cada 10 mujeres beben alcohol en esta delicada etapa de la vida! Si este libro sirve para disminuir tan solo un poco este doloroso porcentaje me doy por satisfecho. ¿Por qué pasa esto? Los intereses económicos y la falta de iniciativas de nuestros gobiernos para tomar medidas drásticas que «embotellen» de una vez por todas la publicidad directa, indirecta o encubierta del alcohol tienen bastante que ver con ello. De todas formas, hay más explicaciones. A los científicos de Santiago de Compostela, capitaneados por la doctora Ana Mª Baña, no se les escapa que el alcohol está «profundamente arraigado» en la cultura occidental ni que somos uno de los mayores productores y consumidores de bebidas etílicas. ¿Sabías que España se convirtió en 2013 en el primer productor mundial de vino? Dicho «arraigo» llega a obnubilar a los médicos de nuestro país: hasta el 40 % de los facultativos no desaconseja a las mujeres el vino o la cerveza en su embarazo. Es intolerable, porque «pequeñas cantidades de alcohol son peligrosas y pueden conducir a problemas en el desarrollo neurológico», según afirman la doctora Baña y sus colaboradores.

Así que a lo referido sobre el alcohol en el capítulo 2 (véase página 76), añadiré que si una gestante toma una bebida alcohólica también lo hace su futuro hijo a través del cordón umbilical, y que los posibles daños que él sufrirá son mucho más preocupantes que los que padecerá la madre a causa de dicha bebida. Como un amplio grupo de población piensa que no toma alcohol, porque no bebe orujo, coñac, ginebra u otras «bebidas espirituosas», me veo obligado a pronunciar una obviedad palmaria: el vino y la cerveza tienen alcohol. La graduación de la cerveza oscila entre el 2,5-11,5 % y la del vino entre 5,5 y 19 %. Por eso están dentro del grupo de bebidas alcohólicas. Creer que el vino o la cerveza no son bebidas alcohólicas es algo similar a lo que sucede en otras facetas de la alimentación. ¿Sabías que solo 1 de cada 7 personas que declara ser vegetariana en las encuestas lo es de verdad? Las seis restantes que han contestado un sí a la pregunta «¿Sigue usted una dieta vegetariana?», más abajo, en la misma encuesta, responden alegremente con otro sí cuando se les pregunta si toman pollo, jamón, atún, salmón u otros alimentos que no tienen nada de vegetales.

En cuanto al sermón «el consumo moderado de alcohol es bueno para el corazón», que nos llega por tierra, mar y aire, pues resulta que ni es exacto, ni es cierto, ni es tolerable, según explico en el Anexo. Puesto que es ilegal atribuir beneficios para la salud a las bebidas alcohólicas (si fuera legal, estarías leyéndolo en su etiqueta en letras mayúsculas), el mensaje proviene de periodistas o, peor aún, de profesionales sanitarios e investigadores. En algunos casos se trata de gente poco informada o francamente equivocada, pero en muchos otros, sin que lo sepamos, es el lobby del alcohol quien se encarga de mover sus hilos para que estas personas se comporten como marionetas o títeres. Algo semejante pasa con algunas fundaciones-tapadera, como denunciaron Yoon y Lam en julio de 2013 en *BMC Public Health*. Dos meses después, pero en la revista *Addiction*, Naimi, Xuan y Saitz, del Boston Medical Center, hablaron con bastante claridad a este respecto:

> El debate sobre el consumo «moderado» [de alcohol] está siendo explotado por algunos, y está socavando los esfuerzos para poner en práctica políticas eficaces para combatir el consumo *de riesgo*[3] de alcohol en todo el mundo.

¿Quién crees que son esos «algunos»? La frase «el alcohol con moderación es saludable» persigue que cada vez haya más bebedores, algo francamente peligroso, porque 1 de cada 8 muertes de adultos está relacionada con el alcohol. Si el alcohol es una droga, y créeme que lo es, ¿te parece lógico promover o publicitar su consumo? A mí no, y mucho menos que algunos nutricionistas se conviertan también en portavoces de estas ideas. Es algo tan ilógico como si los eventos deportivos, los conciertos o los concursos de relatos breves los promocionaran/patrocinaran los vendedores de cocaína. Un ejemplo nada descabellado, porque la cocaína causa muchísimas menos muertes que el alcohol. La tercera parte, para ser exactos. Enumero a continuación los riesgos del consumo de alcohol, clasificados por grupos en 2006 por Anderson y Baumberg, y recogidos en 2007 por el doctor Joan Ramon Villalbí en el recomendable documento «Prevención de los problemas derivados del alcohol»:

---

3. Se entiende como «consumo de riesgo» una ingesta semanal igual o superior a 15 bebidas, en varones, o a 8 bebidas, en mujeres, o bien el consumo, en una misma ocasión, de 5 o más bebidas, en hombres, o 4 o más en mujeres (en un intervalo de unas dos horas).

1. Cánceres malignos (gastrointestinales, de hígado o mama).
2. Enfermedades gastrointestinales, metabólicas y endocrinas (cirrosis, pancreatitis, diabetes tipo 2, sobrepeso y obesidad, malnutrición, gota).
3. Enfermedades cardiovasculares (hipertensión, accidentes cerebrovasculares, enfermedad coronaria, arritmia cardíaca, cardiomiopatía).
4. Enfermedades neuropsiquiátricas (ansiedad y alteraciones del sueño, epilepsia, depresión, dependencia del alcohol, daños en el sistema nervioso, daño cerebral, disminución de la función cognitiva y demencia).
5. Afectación del sistema inmune (aumento de la susceptibilidad a enfermedades infecciosas como neumonía, tuberculosis y posiblemente sida).
6. Enfermedades del sistema musculoesquelético (más riesgo de fracturas, sobre todo en varones, y enfermedades musculares).
7. Lesiones intencionales y no intencionales (violencia, accidentes, suicidio).
8. Problemas sociales (daños en la vida familiar, el trabajo, los estudios o las relaciones sociales).

El alcohol puede ocasionar algunos de los anteriores trastornos a una embarazada, sin lugar a dudas, pero plantea riesgos adicionales para el feto: puede producir una gran variedad de dolencias conocidas como «trastornos del espectro alcohólico fetal». La más grave es el «síndrome alcohólico fetal», que provoca en los bebés alteraciones físicas y mentales incurables, que solo pueden ser mitigadas en parte con tratamientos paliativos. Si quieres ver en forma gráfica sus efectos, teclea «síndrome alcohólico fetal» en Google imágenes (www.google.es/imghp). *MedlinePlus*, el portal de salud de referencia en Estados Unidos, lo deja bien claro:

> Una mujer embarazada que consuma cualquier cantidad de alcohol está en riesgo de tener un niño con síndrome de alcoholismo fetal. No se ha establecido ningún nivel de «seguridad» con el consumo de esta bebida durante el embarazo. [...] El consumo excesivo de alcohol es más dañino que tomar pequeñas cantidades de esta bebida.
>
> El momento del consumo de alcohol durante el embarazo también es importante y parece ser más dañino durante el primer trimestre. Sin embargo, tomar alcohol en cualquier momento del embarazo puede ser dañino.

También habla claro la neuropediatra María José Mas. En su página web (www.neuropediatra.org) explica que «el síndrome alcohólico fetal se previene al cien por cien con la abstinencia cien por cien». Tomar alcohol en el embarazo supone la primera causa *prevenible* de defectos congénitos y de trastornos del desarrollo. Sabiendo que estamos rodeados de enfermedades y trastornos *no prevenibles*, creo que vale la pena hacer un esfuerzo por esquivar todos los *prevenibles* que podamos.

Dado que no existe una dosis segura de alcohol, las entidades sanitarias aconsejan y piden (e incluso ruegan y suplican) tanto a las gestantes como a las mujeres sexualmente activas que no utilizan métodos anticonceptivos que no beban alcohol.

¿Y la cerveza sin alcohol? Estoy casi seguro de que no sabes que la cerveza «sin alcohol» sí tiene alcohol. Poco, pero tiene. En 1995 se publicó un Real Decreto que reguló la elaboración, la circulación y el comercio de la cerveza. En el artículo 2, que sigue vigente[4], se indica: «Se considerará cervezas sin alcohol aquellas cuya graduación alcohólica sea menor al 1 por 100 en volumen». Es decir, mientras que a la cerveza «0,0» se le exige una graduación alcohólica de un 0 %, una «sin alcohol» puede tener hasta un 1 %. Pero la cosa no acaba aquí. Una investigación que puedes consultar en la edición de agosto de 2004 de la

---

4. Algunos de los artículos y apartados de este Reglamento han sido derogados por el Real Decreto 176/2013, de 8 de marzo.

revista *Canadian Family Physician* indica que si analizamos en el laboratorio algunas cervezas cuyas etiquetas presumen de «0,0 %» nos encontramos con que tienen niveles de hasta un 1,8 %. En mi opinión, es mejor que niños y embarazadas se abstengan de toda clase de cervezas.

Como en el caso del tabaco, nunca es tarde para dar la espalda a las bebidas alcohólicas. Y, como en el caso del tabaco, tampoco es cierto el bulo que afirma que «es peor para el feto el estrés que me causa no beber que lo que me perjudica el alcohol». No es más que una falsa coartada cuyo único fin es perpetuar un mal hábito. Mi amiga Roser Jordà, asesora de lactancia en el grupo Mares de Llet, me explica que en su primer embarazo su ginecólogo le dijo (textualmente) que «la ansiedad y el malestar que generan dejar de compartir el momento social de tomar vino es peor que el efecto que produce el alcohol en el feto». ¡Menudo figura! Roser, pobre, se quedó sin habla. En estos casos debería haber, como en la película *Amélie*, un apuntador escondido que nos soplase qué contestar. Si yo fuera el apuntador, le susurraría a mi amiga: «¿Sabe qué? Voy a dejar de venir a su consulta, porque la ansiedad y el malestar que me genera su negligencia es peor para mi salud que los *supuestos* beneficios que me aporta».

Dicho esto, si ya has bebido alcohol durante tu embarazo (algo más que probable), además de comentárselo a tu médico, debes saber que cuando los profesionales sanitarios decimos que algo «aumenta el riesgo de x», como es el caso del alcohol, no estamos diciendo que «produce x». Es decir, no todos los embarazos expuestos al alcohol se verán perjudicados. La doctora Colleen O'Leary explicó en la revista *Alcohol and Alcoholism* que existen mujeres que quieren abortar debido a que antes de saber que estaban embarazadas habían bebido alcohol (miles de embarazos no son planificados). No tenemos pruebas concluyentes que demuestren que el consumo «moderado» de alcohol produce daños en fetos humanos (para ello deberíamos obligar a un grupo de voluntarias a beber alcohol en el embarazo, algo que es antiético) pero los estudios disponibles y el principio de precaución nos obligan a advertir que lo ideal es la abstinencia.

Cinturón de seguridad alimentaria

¿Qué pintan mil millones de bacterias en mi cocina?

Imagínate que invitas a un amigo a dormir y, al ir a despertarlo a la mañana siguiente, descubres con gran desconcierto que se ha multiplicado. Ahora hay más de dieciséis millones de copias de tu amigo en la cama, que comparten despreocupadamente el dormitorio. Si te despistas, la cifra llegará a mil millones, y seguirá creciendo, vaya que sí. El amigo es una bacteria; la cama, un alimento; y el dormitorio, tu cocina. En realidad estaba hablando de una bacteria que ha contaminado un alimento que estaba en tu cocina, a temperatura ambiente. La razón de su multiplicación (veloz, exponencial y, ante todo, peligrosa) es el calor. Según la OMS, en tan solo seis horas una bacteria «puede multiplicarse hasta sobrepasar los dieciséis millones». De ahí la metáfora.

«Desde que la humanidad conoció el fuego, el tratamiento por calor fue, y sigue siendo, una de las principales herramientas de protección ante los peligros alimentarios.» La cita aparece en el Plan de Seguridad Alimentaria de Cataluña 2007-2010 (actualizado en 2013), elaborado por la Agencia Catalana de Seguridad Alimentaria. En el mismo se nos explica que un «peligro alimentario» es todo agente susceptible de causar un perjuicio a nuestra salud, sea biológico (como los millones de bacterias antes citadas), químico o físico. Pero el calor no es el único aliado que tienes para protegerte contra estos peligros:

> La aplicación de temperaturas de conservación por frío, el adecuado tratamiento por calor y, en general, una adecuada hi-

giene, junto con un elevado nivel de información y formación de manipuladores de alimentos en los ámbitos doméstico y de la restauración son elementos clave en los que hay que incidir para reducir la incidencia tanto de toxiinfecciones alimentarias como del resto de las enfermedades transmisibles por vía alimentaria producidas por agentes biológicos.

El párrafo contiene los cuatro «puntos cardinales» que previenen las (muy frecuentes) intoxicaciones alimentarias: conservación por frío, tratamiento por calor, higiene y, no menos importante, información. Hace unas cuantas décadas era habitual encontrarse con serias y graves enfermedades transmitidas por los alimentos, de incierto final (ej.: fiebre tifoidea). Afortunadamente, nuestra sociedad ha dado pasos gigantescos para prevenir las llamadas «toxiinfecciones alimentarias», causadas por microorganismos patógenos o toxinas generadas por esos microorganismos.

No obstante, si bien en Europa gozamos de un altísimo nivel de seguridad alimentaria (con muchísimos recursos y esfuerzos orientados a garantizarla), y no hace falta volverse un obsesivo de la higiene, lo cierto es que durante el embarazo está justificado prestar una especial atención a la posibilidad de contraer una infección alimentaria. Cada año se producen más de 8.000 intoxicaciones en nuestro país, la mayoría en verano. Se estima que durante el verano la cifra de intoxicaciones puede llegar a cuadruplicarse.

La forma de responder de las personas frente a los peligros alimentarios depende de muchas variables y de cómo se interrelacionan entre ellas. En algunos individuos observamos efectos graves, mientras que en otros pueden ser leves o inexistentes. Por lo demás, el cuadro clínico que generan estos peligros suele ser pasajero y principalmente de tipo gastrointestinal (náuseas, diarreas, vómitos, dolor abdominal, etc.), pero puede ser más severo (ej.: neuropatías), o verse agravado por síntomas más serios en grupos vulnerables como niños, personas enfermas, ancianos frágiles... o embarazadas. Una infección materna puede generar daños en diversos órganos o sistemas del feto y causar abortos o malformaciones congénitas que en ocasiones afectan al cerebro, a los ojos y a otros órganos. La gravedad depende del tipo de microorganismo que se trate y de la fase de gestación al contraer la infección. Por fortuna, la inmensa mayoría de las infecciones alimentarias pueden prevenirse fácilmente.

En un documento titulado «Prevención de infecciones durante el embarazo», la agencia Centros para el Control y la Prevención de Enfermedades (CDC), perteneciente al Departamento de Salud y Servicios Humanos de Estados Unidos, nos insiste en que es primordial no olvidarse de la higiene en este delicado momento de la vida. Hay infecciones que en esta etapa pueden pasar desapercibidas pero ser peligrosas. El documento empieza por lo primero: las manos. Numerosas infecciones provienen de unas manos que no han pasado por el agua y el jabón. Ya que estamos, es conveniente tener las uñas cortitas y bien limpias, porque también son auténticos palacios para los gérmenes. Toda embarazada debe lavarse bien las manos después de:

- Usar el baño.
- Preparar alimentos (antes también, por supuesto).
- Comer.
- Estar cerca de gente enferma[5].
- Tocar la tierra.
- Estar en contacto con mascotas.
- Que le caiga saliva en las manos.
- Cambiar pañales.

Si la gestante está a cargo de niños (ej.: guardería), también debe tener las manos limpias, dado que sus virus, que probable-

---

5. Si la mujer no está vacunada de infecciones como la varicela o la rubeola, debe alejarse de aquellas personas que las padezcan, a no ser de que esté segura de haber pasado dichas enfermedades.

mente no sean dañinos para los niños, pueden, en cambio, ser peligrosos para el feto. En cuanto a las intoxicaciones alimentarias, es difícil determinar la causa exacta de todas ellas porque muchas, al no ser graves, no precisan de un examen pormenorizado ni siquiera de atención médica. Sí se ha determinado que en más del 60 % de los casos los alimentos que están implicados o que son el vehículo del microorganismo responsable de la patología son (por orden de importancia):

- Las mayonesas y similares.
- Los huevos u otros productos derivados del huevo distintos a la mayonesa.
- El pescado, el marisco, las carnes o derivados.
- Los productos de repostería.

El resto de los alimentos también pueden generar infecciones, pero suelen hacerlo en menor proporción. Al manipularlos, conviene recordar las siguientes siete «reglas de oro». La primera es la más importante porque hasta 4 de cada 10 infecciones alimentarias las provoca la poca higiene de quien cocina.

1. Vigilar la higiene personal y la de las superficies de la cocina. Nuestras manos deben estar limpias. Debemos lavarlas todas las veces que sea necesario y, desde luego, siempre que vayamos al lavabo. Limpiaremos la cocina a diario, mantendremos la basura (que debe estar en recipientes lisos, lavables y cerrados) lejos de los alimentos, y nos aseguraremos de que cerca de los alimentos no hay insectos, roedores o animales de compañía (pues pueden portar gérmenes patógenos y parásitos).
2. Consumir alimentos que hayan sido correctamente manipulados. No hay que tomar leche cruda. Las carnes, los pescados, el marisco y la repostería deben ser comprados refrigerados, congelados o ultracongelados. Si elaboramos en casa alimentos con huevos como salsas, mayone-

sas, tartas o cremas, hay que tomarlos inmediatamente y no aprovecharemos las sobras. Si lavamos los huevos (porque la cáscara está sucia) lo haremos justo antes de utilizarlos.

3. Cocinar bien los alimentos. Para eliminar los microorganismos de los alimentos de origen animal hay que cocinarlos concienzudamente (el centro del alimento debe llegar a los 70 grados centígrados).
4. Consumir los alimentos después de cocinarlos, o mantenlos en calor o en frío. No debes dejar alimentos cocinados a temperatura ambiente (en verano menos todavía). Si no vas a consumirlos ipso facto, mantenlos o bien por encima de 60 grados centígrados (esto no es válido, lógicamente, para ensaladas, gazpachos, etc.), o bien a 7grados centígrados como máximo. Si, pese a todo, decides comerte las sobras de una comida anterior, caliéntalas a la temperatura máxima.
5. Evitar el contacto entre los alimentos crudos y los cocinados. Juntar un tomate con un trozo de pollo crudo es una muy mala idea. Los microorganismos de la carne que ahora estarán en el tomate no sufrirán la acción del calor, y pueden infectarte. A su vez, ese mismo pollo, una vez cocinado, puede volver a contaminarse si lo juntamos con otro producto crudo de origen animal (ej.: pescado crudo). Por la misma razón, cortar una pera con un cuchillo con el que se ha cortado un lenguado contamina innecesariamente la pera. Es lo que se denomina contaminación cruzada. Los objetos (cuchillos, tablas, superficies, trapos, etc.) que anteriormente han contactado con un alimento crudo, sobre todo si es de origen animal, deberían ser lavados después de cada uso. Es preferible, por cierto, usar papel de cocina que trapos, y tablas sintéticas de teflón o silicona en vez de las clásicas de madera (en las grietas y cortes que se van produciendo con su uso se acumula suciedad difícil de eliminar, además de ser un mate-

rial orgánico más susceptible de ser «okupado» por gérmenes).
6. Utilizar únicamente agua potable. No solo para beber, sino también para preparar los alimentos (la cocción no elimina todos los gérmenes presentes en agua no potable).
7. No ingerir alimentos perecederos que estén a temperatura ambiente.

Añado que el pescado crudo, como las ostras pero también el sushi o el sashimi (cocina japonesa, cada vez más de moda), o poco cocinado (almejas o mejillones) puede contener parásitos (ej.: anisakis —presente en más del 30 % del pescado en España—) o bacterias, causantes de no pocas infecciones alimentarias que siempre conllevan un riesgo, pero más en gestantes. Tanto el CDC como el NICE enuncian unas cuantas advertencias más para embarazadas:

- No comer quesos blandos, como camembert, feta, brie, quesos azules, ni queso fresco, a menos que su etiqueta asegure que son pasteurizados (los no pasteurizados —elaborados con leche cruda— pueden contener bacterias dañinas, como *Listeria monocytogenes,* particularmente peligrosa en el embarazo).
- No tomar paté, y eso incluye los patés vegetales, también por el riesgo de que contengan Listeria.
- No tocar a los roedores, aunque sean mascotas, hasta que nazca el bebé.
- No tocar ni cambiar arena sucia de las cajas para gatos (o usar guantes).

Este último punto nos lleva a la toxoplasmosis.

Toxoplasmosis, gatos... y jamón

Cuando una mujer comunica a su médico que está embarazada, este revisa (entre otras cosas) si su paciente padeció tiempo atrás una enfermedad llamada «toxoplasmosis», provocada por un parásito denominado «*Toxoplasma gondii*». Si es el caso, es muy poco probable que vuelva a padecerla. Si no es así el médico le dirá que tiene «una serología negativa» y que deberá llevar a cabo ciertas precauciones; unas medidas preventivas que detalló en 2006 nuestro Ministerio de Sanidad en la «Guía para la prevención de los defectos congénitos»:

- Limpiar bien los utensilios de cocina usados en la manipulación de productos cárnicos crudos (cuchillos) antes de un nuevo uso (cortar hortalizas, frutas que se toman crudas).
- Lavarse las manos después de haber manipulado cualquier tipo de carne cruda.
- Lavar bien frutas, verduras y hortalizas.
- Evitar el contacto con material probablemente contaminado (macetas, tierra de jardín), utilizar guantes para labores de jardinería.
- Evitar tocar los gatos y sus excrementos.
- No consumir embutidos, ni productos elaborados con carne cruda, si no se congelan previamente (chorizo, jamón serrano...).

Los dos últimos puntos son quizá los más polémicos. Sobre los gatos, leo en la última actualización de la «Guía terapéutica en Atención Primaria» (julio de 2014) de la Sociedad Española de Medicina de Familia y Atención Primaria (semFYC) que «los gatos que viven *exclusivamente* en pisos y que comen carne cocinada no presentan riesgo de adquirir toxoplasmosis». Pero sobre el jamón y el embutido no leo nada convincente que lleve la contraria al consejo de no tomarlos si no los hemos congelado previamente. Antes de lanzar un gélido conjuro a quien teclea estas líneas, debes saber que un estudio multicéntrico recogido en la edición de julio de 2000 del *British Medical Journal* concluyó que «la carne inadecuadamente cocinada o curada es el principal factor de riesgo de infección por el toxoplasma». Si adelantamos las agujas del reloj veremos que, en enero de 2012, la Agencia Catalana de Seguridad Alimentaria y el Consejo de Colegios Farmacéuticos de Cataluña recomendaron a las embarazadas «no comer carne cruda o poco cocida ni embutidos crudos curados». ¿Te convence? Pues, de no ser así, que sepas que en mayo de 2013 la Asociación Española de Pediatría se sumó a dicha recomendación afirmando que «las carnes deben estar bien cocinadas, o mantenerse congeladas a 22 grados bajo cero durante unos diez días. Y lo mismo con el pescado, el jamón y la charcutería cruda».

Si bien es cierto que la toxoplasmosis es poco frecuente, prevenir que las gestantes la contraigan es algo serio. La infección con el protozoo *Toxoplasma gondii* fuera del embarazo no suele revestir gravedad pero sí la tiene durante la gestación. Pese a que su frecuencia es baja, puede provocar abortos o dejar severas secuelas en el feto y en el neonato (ej.: daños neurológicos que derivan en problemas oculares), tal y como ha confirmado un metaanálisis publicado en 2014 en *PLoS One* por Li y colaboradores. Tienes más información en estos dos enlaces que redactamos Antonio Ortí y yo en 2013: <http://goo.gl/aSfA8H> y <http://goo.gl/psm9nW>.

Pescado y mercurio

Nuestra consabida manía de contaminar el medio ambiente ha provocado que ciertos pescados sean hoy «bioacumuladores» de mercurio, un metal pesado, además de otros contaminantes medioambientales. No estoy diciendo que el pescado sea un termómetro lleno de mercurio, como aquellos de cristal que había cuando yo era pequeño. Pero si aumentamos mucho nuestro consumo de pescado (que está dentro de las recomendaciones, como hemos visto en capítulo 1 —página 33—), se producen dos situaciones indeseables: ingerimos varios contaminantes medioambientales (mercurio, cadmio, dioxinas, furanos, sustancias perfluoroalquiladas, etc.), y desplazamos la ingesta de alimentos que nos protegen claramente de las enfermedades crónicas: los alimentos de origen vegetal poco procesados.

Puesto que grandes dosis de mercurio atraviesan la placenta y pueden provocar alteraciones en el desarrollo neuronal del feto, el Ministerio de Sanidad recomendó en 2011 a las mujeres embarazadas o que pudieran estarlo, así como a las mujeres lactantes, que evitasen comer las especies más contaminadas con mercurio (pez espada, tiburón, atún rojo —*Thunnus thynnus*: especie grande, normalmente consumida en fresco o congelada y fileteada— y lucio). Asimismo, advirtió que una mujer embarazada de unos 60 kilos de peso que ingiera una ración (100 gramos) de pez espada a la semana superaría la ingesta máxima tolerable de metilmercurio. También en 2011, el Grupo de Revisión, Estudio y Posicionamiento de la Asociación Española de Dietistas-Nutricionistas (GREP-AEDN) consideró justificado hacer extensible estas recomendaciones a todos los atunes enlatados, tras sopesar diversos aspectos relacionados con las denominaciones que permite la reglamentación con respecto al atún claro (es posible hallar atún rojo etiquetado como «atún claro») y tras detallar que existen otras opciones dietéticas para ingerir omega-3, como las sardinas o los frutos secos.

Pese a ello, la Autoridad Europea de Seguridad Alimentaria ha revisado más a fondo este asunto en julio de 2014 y ha publicado un extenso informe titulado «Opinión científica sobre los beneficios para la salud de los alimentos marinos (pescado y marisco) en relación con los riesgos de salud asociados a la exposición al metilmercurio».

Me ha gustado leer en el referido informe que la EFSA admite que es arriesgado establecer asociaciones entre alimentos concretos, como el pescado, y su conveniencia para la salud: estas asociaciones son más claras para un patrón global de dieta saludable. Absolutamente de acuerdo con ello. Sabemos, asimismo, que hay numerosos factores que pueden confundir las observaciones relacionadas con la salud, tales como el nivel socioeconómico, las tasas de actividad física o el tabaquismo. ¿Y si las investigaciones que observan beneficios paralelos a la ingesta de pescado son atribuibles a que estas personas toman poca carne roja o pocos embutidos? ¿Y si quien toma mucho pescado fuma menos, tiene más cultura o acude más al médico? La epidemiología nutricional es de todo menos intuitiva.

El documento, en cualquier caso, estima que tomar entre una y dos raciones semanales de pescado (y no más de 3-4 raciones/semana) se ha asociado con un menor riesgo de mortalidad por enfermedad coronaria en adultos y con un mejor desarrollo neuronal en niños. Igualmente reseña que no se observan ventajas adicionales por comer más pescado.

La EFSA también ha revisado los potenciales riesgos y beneficios en mujeres embarazadas. Los beneficios dependerán, según justifica esta entidad, del estatus materno de nutrientes importantes para el desarrollo del sistema nervioso central del feto, como el yodo o los ácidos grasos omega-3. Para la EFSA, si la madre no ingiere una adecuada cantidad de dichos nutrientes, tomar pescado, en las cifras antes detalladas, será saludable para el feto. No tengo datos que me alarmen sobre la baja ingesta de omega-3 (un nutriente que puede obtenerse, por ejemplo, de los frutos secos) en mujeres españolas. El yodo, por su parte, se puede consumir a partir de la sal yodada.

Nuestro Ministerio de Sanidad ha indicado en una nota de prensa publicada en febrero de 2015 (http://goo.gl/rSA2DX) que las recomendaciones que emitió en 2011 (antes citadas) «son compatibles con las consideraciones de la Autoridad Europea de Seguridad Alimentaria».

Asimismo, no he leído nada que contradiga otra recomendación que emitió en 2011 nuestro Ministerio de Sanidad: que se limite el consumo de carne oscura de los crustáceos, localizada en la cabeza, con el objetivo de reducir la exposición al cadmio, otro metal pesado potencialmente tóxico.

TRES NUTRIENTES CONFLICTIVOS EN EL HÍGADO, LAS NUECES DE BRASIL Y LAS ALGAS

Hígado y vitamina A

El hígado, del que ya he hablado en la página 103, tiene muchísima vitamina A, que puede ser teratogénica. Esta es la razón por la que reputadas entidades como el NICE lo desaconsejan a las gestantes en zonas geográficas como la nuestra, en la que la deficiencia de vitamina A es muy poco habitual. También desaconsejan, desde luego, los suplementos de esta vitamina[6], salvo si están médicamente justificados y siempre en dosis nunca superiores a 700 microgramos/día. Te recuerdo que el derivado de la vitamina A presente en el fármaco Roacután© (isotretinoína) está absolutamente contraindicado en gestantes, por incrementar muchísimo el riesgo de padecer anomalías fetales.

Nueces del Brasil y selenio

La nuez del Brasil tiene forma de media luna y mide entre 4 y 5 centímetros de largo. Recibe diferentes nombres, tales como nuez amazónica, castaña de monte, castaña de Pará, coquito brasileño. Pese a que comparte las ventajas que genera el consumo habitual de frutos secos (que son muchas), también contiene una dosis muy alta de selenio: 100 gramos de nueces de

---

6. Si la vitamina está en forma de carotenoides no es teratogénica. (Véase más información en p. 102.)

Brasil contienen más de treinta veces la dosis diaria de selenio recomendada para un adulto, incluyendo mujeres embarazadas o en período de lactancia. Su consumo excesivo puede dar lugar a una condición denominada «toxicidad por selenio» o «seleniosis» que genera síntomas digestivos o neurológicos, problemas respiratorios, renales o cardíacos, enrojecimiento facial, pérdida de cabello, dolor muscular, temblores o sensación de desmayo.

El nivel máximo de ingesta de selenio[7] se cifra en adultos en 400 microgramos/día (en niños es menor). Como una nuez del Brasil contiene entre 69 y 91 microgramos de selenio, no debemos comer más de 6 unidades diarias. Si las tomamos de manera ocasional y esporádica, los beneficios superarán a los riesgos.

Algas y yodo

Mencioné de pasada las algas en el capítulo anterior, así que ha llegado la hora de sumergirse, recolectar unas cuantas y analizarlas en un laboratorio de datos nutricionales. Lo han hecho diversos investigadores, lo que nos permite disponer de la Tabla 4, en la que detallo cuánto yodo tiene una ración (8 gramos) de diversas algas que se han popularizado en los últimos años y comparo esta cantidad con la cifra de yodo a partir de la cual pueden presentarse efectos adversos. Es, de nuevo, el nivel máximo de ingesta, que en este caso asciende a 900 microgramos/día en adultos.

El nivel máximo de ingesta funciona (con sus diferencias y similitudes) como el límite de velocidad al volante, que se establece porque el riesgo de accidentes aumenta mucho a partir del momento en que se supera. En las autopistas, el límite de velo-

---

7. Nivel a partir del cual pueden generarse efectos adversos para el organismo.

cidad es, ahora mismo, de 120 kilómetros/hora. Al multiplicarlo por dos nos pondremos a 240 kilómetros/hora, con un riesgo nada desdeñable de accidente. Pero si lo multiplicáramos por 67 iríamos a 8.040 kilómetros/hora, casi ocho veces más rápido que la velocidad de crucero de un avión comercial. Es lo que ocurre, por ejemplo, con una ración de hierba de mar: multiplica por 67 el nivel máximo de ingesta de yodo. Cuanto más superemos dicho límite, mayor será el riesgo, desde luego. Como ves, «más» no es necesariamente «mejor».

Nombre en latín	Nombre común	Microgramos de yodo en una ración (8 gramos)	Nº de veces que se supera el nivel máximo de ingesta (900 microgramos de yodo/día -cifra a no superar-)
Ascophyllum nodosum	Egg wrack	5.800	6,4
Chodrus crispus	Musgo de Irlanda	1.900	2,1
Enteromorpha (Ulva) intestinalis	Hierba de mar	60.300	67
Himanthalia elongata	Espagueti de mar	2.800	3,1
Laminaria Digitata	Kombu o konbu	34.000	37,8
Palmaria palmata	Dulse	5.100	5,7
Porphyra umbilicalis	Nori	940	1
Ulva lactuca	Lechuga de mar	1.300	1,4
Undaria pinnatifida	Wakame	3.200	3,6

Tabla 4. Algas desaconsejadas para un consumo habitual dado su elevado contenido en yodo (la cantidad de yodo, además, es variable, por lo que puede ser superior a lo detallado en la tabla).
Fuente: Nutr Rev. 2007;65(12 Pt 1):535-43.

Un solo gramo de alga kombu o hierba de mar multiplica por 5 y por 8, respectivamente, el límite máximo de consumo de yodo establecido por las autoridades sanitarias. Algo parecido se observa en muchas otras algas. Tomar demasiado yodo puede provocar hipertiroidismo e hipotiroidismo.

A quien te diga que los japoneses toman muchas algas y están tan campantes, respóndele que la población japonesa tiene una mayor adaptación metabólica a altos niveles de yodo debido a una gran tradición en la ingesta de algas. Mejor aún, dile que se entretenga en revisar los estudios de Guan, Michikawa, Natataki y Zava (los encontrarás en la bibliografía), en los que queda claro que el número de japoneses con problemas de salud por tomar demasiado yodo (algunos tan feos como el cáncer de tiroides) es notable.

La Autoridad Europea de Seguridad Alimentaria (EFSA) indica que las algas marinas producidas en China, Japón, Filipinas, Corea y en Extremo Oriente en general pueden tener un contenido «extremadamente alto de yodo». Pero la cosa no acaba aquí, porque la concentración de yodo en las algas es muy variable, tal y como constató un trabajo publicado en octubre de 2004 en la revista *Thyroid*. Es decir, puede que su contenido en yodo sea inferior, o bien superior, así que aplicaremos el conocido «principio de precaución»: ante la duda, lo mejor es presuponer la peor de las situaciones. El altísimo contenido en yodo de muchas algas (que puede perjudicar el tiroides del feto) justifica sobradamente evitarlas durante estos nueve meses. Si luego sigues evitándolas, pues mejor. No encontrarás en ellas nada que no puedas ingerir a partir de otros alimentos, por más que lo perjure un gurú de la dieta macrobiótica. La macrobiótica está desaconsejada y es desaconsejable por promover un alto consumo de algas, además de por la flagrante ausencia de sustento científico de la hipótesis que divide a los alimentos en yin y yang.

En su documento «Exposición dietética al arsénico inorgánico en la población europea» (marzo de 2014), la EFSA nos recuerda que diversas autoridades han advertido a los consumidores que «eviten» consumir un alga conocida como hiziki o hijiki, ya que concentra mucho arsénico inorgánico. He estado haciendo números, y veo que con 3 gramos de esta alga superamos el nivel máximo de ingesta de este (cancerígeno) elemento. Aunque esta alga es común en el mercado asiático, también se comercializa en Europa, hasta el punto de encontrarla en restaurantes, supermercados y como parte de los complementos alimenticios de fibra y/o minerales.

Ni que decir tiene que las propiedades «desintoxicantes y anticelulíticas» que se atribuye a las algas en determinados medios no son más que insultantes patrañas.

Café, infusiones, complementos dietético-nutricionales y «plantas medicinales»

¿Puedo tomar un café? Ojalá la respuesta fuera monosilábica

Es bastante probable que tomar mucha cafeína diariamente pueda acabar generando anomalías congénitas en el recién nacido, o provocarle síntomas de abstinencia. Pero ¿qué sucede si las embarazadas consumen dosis «moderadas» de cafeína? ¿Afectarán negativamente a la salud o al crecimiento del feto? ¿Acaso aumentarán el riesgo de aborto o de parto pretérmino? Hay argumentos para todos los gustos. Hay quien afirma que la cafeína es siempre peligrosa en el embarazo. También es posible hallar la opinión contraria, es decir, que no lo es, e incluso se pueden encontrar a particulares que defienden posibles beneficios de un consumo moderado (como una disminución del riesgo de lesiones cerebrales o de diabetes gestacional). En casos así, hace falta una revisión rigurosa e independiente, como la que publicaron las doctoras Shayesteh Jahanfar y Sharifah H. Jaafar en febrero de 2013 en la revista *Cochrane Database of Systematic*

Reviews. Por increíble que parezca, solo hallaron un trabajo bien diseñado que hubiera evaluado a fondo el efecto de tomar cafeína en embarazadas. Es sorprendente, porque la cafeína, que puede atravesar la barrera placentaria (si la madre la toma, el feto se verá expuesto a ella), es la sustancia psicoactiva más utilizada en el mundo. La encontramos en una amplia gama de bebidas y alimentos, pero sobre todo en el café, en el té (sí, en el té), en las bebidas de cola o «energéticas», en el chocolate y en algunos medicamentos.

La revisión de las doctoras Jahanfar y Jaafar concluyó, como es lógico, que hacen falta más datos científicos antes de adoptar una postura concluyente ante la toma de cafeína por parte de las embarazadas, aunque ambas facultativas señalaron que el estudio antes mencionado constató que tomar tres tazas de café al día no se tradujo en ninguna clase de efecto adverso para el feto.

Sea como fuere, los consensos de expertos coinciden en que dosis de cafeína iguales o inferiores a los 200 miligramos son seguras. En la Tabla 5 detallo dónde podemos encontrar dicha dosis en el café, en el té, en el mate, en bebidas de cola o en el chocolate, y la cantidad diaria que hay que tomar para llegar a los 200 miligramos. No he incluido en ella a las llamadas «bebidas energéticas» (tipo Red Bull y demás)[8] porque están del todo desaconsejadas en el embarazo (también en la infancia y en la adolescencia) y porque, además de altas dosis de cafeína, contienen un refrito de sustancias tales como taurina, diferentes vitaminas y varios extractos de hierbas, cuyo efecto no ha sido evaluado en gestantes (tampoco ha sido muy evaluado en el resto de los mortales, dicho sea de paso).

Fíjate bien en la tabla, porque es más que posible exceder los 200 miligramos con café, con té o con mate. Respecto al mate, un estudio reciente publicado por Mario Moraës y colaboradores, y llevado a cabo en Uruguay, ha observado que el elevado

---

8. He puesto «bebidas energéticas» entre comillas, porque es una denominación de lo más desacertada.

Bebida		Cafeína (miligramos)	Cantidad con la que es posible tomar 200 miligramos de cafeína
Café descafeinado	Café largo (~150 ml)	2-8	25 tazas
	Café estándar (~ 45 ml)	1-2	100 tazas
Café instantáneo	Café largo (~150 ml)	18-114	2 tazas
	Café estándar (~ 45 ml)	5-35	6 tazas
Café exprés	Café largo (~150 ml)	159-476	Menos de media taza
	Café estándar (~ 45 ml)	48-143	1 taza y media
Otros tipos de café	Café largo (~150 ml)	67-132	1 taza
	Café estándar (~ 45 ml)	20-40	5 tazas
Bebida de cola	Una lata (330 ml)	33	6 latas
Mate	Una «taza» (~190 ml) Nota: pese a que no existe una ración «estándar» de mate, se ha estimado una ración similar a la de un té.	54-109	2 «tazas»
Té (media de diferentes variedades)	Una taza (~190 ml)	21-101	2 tazas
Chocolate	Una taza de chocolate deshecho (sin leche) (~225 ml)	8-30	7 tazas
	Una pastilla de chocolate negro (~7,5 g)	5	40 pastillas

Tabla 5. Contenido en cafeína en diferentes alimentos y bebidas, y cantidad con la que es posible cubrir 200 miligramos.
Fuente: Adicciones. 2007; 19(3):225-38, J Food Sci. 2010 Apr; 75(3):R77-87.

consumo de esta bebida (frecuente en dicho país) repercute de forma negativa en el peso de los bebés al nacer. La investigación, publicada en *Archivos de Pediatría del Uruguay* detalla que el bajo peso es atribuible a la cafeína de esta infusión. Ojo, aunque las bebidas con sabor a cola parecen tener poca cafeína, si tomas dos litros de Coca-cola cada día (he conocido a unas cuantas madres que lo hacían), ya ingieres esos 200 miligramos de cafeína... además de 50 cucharaditas de azúcar.

Es bueno que sepas que las supuestas bondades de tomar café no están claras (lo digo porque cada dos por tres aparecen noticias cantando sus alabanzas), y que tomar demasiada cafeína se asocia a una larga lista de feos síntomas: aumento de la frecuencia cardíaca, temblores, dificultades para dormir, náuseas, vómitos, ansiedad, intranquilidad, sentimientos depresivos, dolores de cabeza y alucinaciones.

Hidratarse con infusiones no es buena idea

Dejar el café para pasarse a las infusiones no es la solución. La Academia de Nutrición y Dietética de Estados Unidos, en su documento «Nutrición y estilo de vida para un embarazo saludable», publicado en 2002, listó decenas de infusiones no seguras en embarazadas. Hoy, la Food Standards Agency (agencia del Reino Unido responsable de la protección de la salud pública relacionada con los alimentos) afirma que «hay poca información sobre la seguridad del té o de las infusiones en el embarazo, por lo que es mejor tomarlos con moderación». Aconseja a las gestantes no tomar más de cuatro tazas al día, y las anima, en caso de duda, a preguntar a un profesional sanitario si una infusión o tisana es o no segura.

No es sensato «hidratarse» con ellas porque:

- Contienen sustancias potencialmente farmacológicas, sobre cuya seguridad tenemos pocos datos (o ninguno).
- La percepción de «inocuidad» de estos productos puede hacer que los tomemos en altas cantidades, potenciándose sus posibles efectos tóxicos.

La «naturalidad» de las «plantas medicinales»

Nos rodean, además de los fármacos (hay uno para cada síntoma, y la mayoría son innecesarios), un sinfín de sustancias «naturales» en forma de cápsulas, grageas, pastillas, píldoras, tabletas, sobres, batidos, comprimidos, viales, extractos líquidos, tisanas, etc. Justito al lado de la etiqueta, en la que figura el nada módico precio, veremos que estos «remedios» contienen sustancias de todo tipo, casi siempre impronunciables; sustancias aisladas o sustancias combinadas, ancestrales o modernas. Un universo de sustancias que pende sobre nosotros como una negra tormenta no exenta de rayos y truenos. Su bien diseñada propaganda nos hace creer que al tomarlas obtendremos mejoras espectaculares en nuestra salud, para que las consumamos con la tranquilidad de quien mastica un grano de uva. Algunas funcionan para lo que prometen, sin claros efectos adversos... pero son muy pocas, las menos. Nos bastarían los dedos de una mano (y nos sobraría alguno) para contarlas... En el ámbito científico no basta con diseñar un bonito envoltorio, divulgar un motivador anuncio televisivo o publicar un libro con el críptico título *La milenaria dieta desintoxicante para embarazadas conscientes*. Debemos basarnos en pruebas sólidas de eficacia que justifiquen los posibles efectos secundarios de un tratamiento. Porque tomar una misteriosa sustancia es un «tratamiento» y puede tener efectos secundarios. Y es que una cosa es ponerse una rama de perejil bajo el ombligo para ayudar al embarazo (algo absurdo pero que, al menos, no daña al feto) y otra bien distinta ingerir comprimidos de perejil, susceptibles de contener altas concentraciones de sustancias cuyo efecto en el ser humano desconocemos.

Multitud de embarazadas usan tratamientos a base de plantas (fitoterapia) por su cuenta y riesgo, y la mayoría de ellas cree que funcionan y que están exentos de peligros. Y, salvo en alguna excepción (ej.: el jengibre, del que hablo en el siguiente capítulo) no es así. La inmensa mayoría de las plantas no disponen de ensayos clínicos que hayan evaluado su actividad farmacológica o su potencial actividad terapéutica, como demostraron Guo (2007), Cravotto (2010) y Pilkington (2012). Por otra parte, hay evidencias de la poca seguridad de las «plantas medicinales»: pueden causar daños hepáticos, cardiovasculares o relacionados con el cáncer a causa de sus ingredientes, de un contaminante o de una interacción farmacológica. Se han detectado en muchas de ellas pesticidas, metales pesados, bacterias y agentes farmacológicos (esto último por adulteraciones con productos tales como esteroides, diuréticos, estimulantes o fármacos para la disfunción eréctil). Un estudio publicado en octubre de 2013 en *BMC Medicine* analizó un centenar de productos a base de hierbas mediante un sofisticado sistema denominado «*DNA barcoding*» y, oh sorpresa, halló que el 59 % contenía ingredientes no detallados en la etiqueta y que solo el 48 % contenía la planta que se suponía que debía haber en el producto. Con todo ello en mente, no sorprende saber que asistimos a un incremento en el número de informes de casos relacionados con daños producidos por la fitoterapia. Si no me crees (estás en tu derecho), te invito a revisar las investigaciones de Berg (2011), Cohen (2010), Ernst (2002-2013), Hung (2010-2011), Hurley (2007) y Posadzki (2013), que incluyo en la bibliografía.

Pese a que infinidad de personas suelen considerar que lo «natural» equivale a «sano y seguro», la realidad es bien distinta y las plantas «medicinales» pueden tener una potente actividad biológica en humanos ya que contienen mezclas complejas de sustancias químicas orgánicas (ej.: alcaloides, glicósidos, saponinas, etc.). Su procesamiento, asimismo, puede alterar su actividad farmacológica (sí, he dicho «farmacológica») y la concentración de sus constituyentes. Además, la mayoría de los preparados «fitoterápicos» no proporcionan la información necesaria para que los consumidores hagan de ellos un uso seguro. Debido a la escasa regulación de estas sustancias, es habitual que desconozcamos gran parte de dichas interacciones, y que esto solo sea la punta del iceberg. La Oficina de Suplementos Dietéticos de Estados Unidos no se fue por las ramas en febrero de 2011, al alertar que muchos productos a base de plantas contienen «ingredientes activos que pueden ejercer fuertes efectos en el cuerpo» hasta el punto de interactuar con ciertos medicamentos que haya recetado un médico, ocasionando diversos problemas. Por consiguiente, «hay que estar siempre alerta ante la posibilidad de efectos secundarios inesperados».

Teniendo en cuenta todo lo anterior, se desaconseja la utilización de «plantas medicinales» en mujeres embarazadas por sus posibles efectos adversos en la madre, en el feto o en el recién nacido. Es por ello que la Academia de Nutrición y Dietética declaró en 2008 que «debe advertirse a las embarazadas que consideren los tratamientos a base de hierbas como "sospechosos" hasta que pueda ser dilucidada su seguridad durante el embarazo». Esta sospecha es aplicable a la «terapia floral» («flores de Bach»), a la homeopatía (que no siempre es inofensiva, como comúnmente piensa una parte de la población) y a casi todas las terapias alternativas.

Por su parte, el manual de referencia *Harrison's principles of internal medicine* hace constar que no debe descartarse el «riesgo muy significativo» que conlleva que se utilice una terapia natural, complementaria o alternativa en sustitución de modalidades convencionales que han mostrado eficacia contrastada. Dicha interferencia puede tener consecuencias graves.

Si bien es cierto que estamos sobremedicados, y que la industria farmacéutica no es precisamente un inocente corderillo, esto no significa necesariamente que la medicina convencional no sea útil (buena parte del incremento de nuestra calidad y esperanza de vida se lo debemos a antibióticos, a vacunas y a la cirugía moderna), ni que tomar sustancias «naturales» no sea también una forma de medicación. Las terapias alternativas, no hay que olvidarlo, son también un negocio extremadamente rentable que mueve muchos miles de millones de euros cada año y que está en manos de multinacionales no muy diferentes de las farmacéuticas. Cuando un mesiánico vendedor de aceite de onagra (por ejemplo) me dice que «estás ante un producto seguro, eficaz y sanísimo», me viene a la cabeza de inmediato este titular del diario satírico *El Mundo Today*: «El tiburón blanco es muy bueno y no hace nada, según el dueño de un tiburón blanco. "Tienes que dejar que te huela"».

Me explica Alexis Rodríguez, experto en farmacología clínica, que cuando una sustancia recibe el aval de «medicamento» por parte de la Agencia Española de Medicamentos y Productos Sanitarios para un uso específico es porque ha pasado unas rigurosas pruebas de calidad, eficacia y seguridad. Esto, sin embargo, no se aplica a los llamados «medicamentos homeopáticos» o a los «medicamentos tradicionales a base de plantas», para los cuales la legislación solo requiere criterios de calidad y seguridad, pero no de eficacia. En consecuencia, para su comercialización no se exige la realización de ensayos clínicos independientes (y no alentados y pagados por la misma empresa que vende el producto en cuestión, esto es, la versión más perversa de la llamada «investigación aplicada») en seres humanos que demuestren, como mínimo, que su efecto es superior al placebo[9]. Dejo a tu criterio la labor de enjuiciar si este hecho supone o no un timo.

Lo más curioso, a mi entender, es que muchas de las gestantes que toman «plantas medicinales» siguen fumando y bebiendo alcohol, quizá por la falsa sensación de seguridad que les transmite consumir estos falsos «talismanes». Una investigación publicada en agosto de 2011 en *Psychological Science*, detalló lo siguiente:

> [...] Debido a que la población percibe que los suplementos dietéticos confieren ventajas para la salud, su uso puede crear una sensación ilusoria de invulnerabilidad que desinhiba conductas no saludables.

---

9. Sustancia que carece de acción terapéutica (no contiene compuestos activos) y con una apariencia idéntica a la sustancia activa, que se usa para valorar si produce algún efecto en un individuo si este la recibe convencido de que es capaz de producir tal efecto.

Cuatro meses después, la revista *Addiction* publicó un estudio en el que se observó que los participantes que pensaban que estaban tomando un suplemento dietético fumaban más cigarrillos que los que fueron asignados (al azar) al grupo de control. ¿Por qué? Por la creencia (errónea a todas luces) de que estos suplementos pueden proteger del cáncer. No existe complemento, sustancia o fármaco que deba usarse como sustituto de un estilo de vida saludable.

Cierro este apartado con tres consideraciones del NICE:

> Medicamentos con receta: pocos fármacos han sido establecidos como seguros para su uso en el embarazo. Deben usarse lo menos posible en el embarazo y limitar su uso a las circunstancias en las que los beneficios superen los riesgos.
>
> Medicamentos que no necesitan receta médica: debe informarse a las gestantes de que hay pocos medicamentos sin receta que se consideren seguros durante el embarazo. Deben usarse lo menos posible en esta etapa.
>
> Terapias complementarias y alternativas: debe informarse a las gestantes de que pocas terapias complementarias y alternativas se consideran seguras y eficaces durante el embarazo. Las mujeres no deben asumir que este tipo de terapias son seguras, y deben usarse lo menos posible durante el embarazo.

Aditivos

Antes de emitir una advertencia a un colectivo en relación con un riesgo (ej.: «No tome alimentos que no sean ecológicos»[10]), tenemos que estar muy seguros de que este riesgo es real, porque podemos hacer que la población, confundida, acabe por ignorar otros consejos que sí son de vital importancia. Digo esto porque la recomendación de huir de los «siniestros» aditivos

---

10. No encuentro motivos para dudar de la seguridad o del valor nutritivo de los alimentos convencionales en relación con los «ecológicos».

alimentarios no está justificada. La seguridad de todos los aditivos (conservantes, colorantes, edulcorantes, etc.) se evalúa a fondo y rigurosamente antes de ser aprobados para su comercialización. Si uno de ellos está en el mercado es porque todos los grupos de población (niños, embarazadas, ancianos, etc.) pueden consumirlo. Por tanto, una embarazada no debe preocuparse por los aditivos alimentarios, salvo si padece una enfermedad concreta en la que se contraindiquen (ej.: las mujeres con fenilcetonuria, estén o no embarazadas, no deben tomar aspartamo). En el momento en que se estime que un aditivo no es seguro, se retirará del mercado.

En todo caso, quiero dedicar unas líneas a la estevia porque es posible que una parte de la población la sobreconsuma y supere su límite de seguridad, con los riesgos que ello podría conllevar. En infinidad de sitios leerás que «es un endulzante sano». No extraña, porque se acompaña del engañoso reclamo «natural». También leerás que «no ha sufrido proceso alguno en su elaboración». Veamos: dicho edulcorante (con una capacidad edulcorante equivalente a doscientas-doscientas cincuenta veces la del azúcar de mesa pero con un insignificante aporte calórico) es un extracto de la planta *Stevia rebaudiana*, elaborado en laboratorios mediante procedimientos difícilmente compatibles con la imagen de naturalidad que nos hacen creer sus vendedores.

Apareció en nuestras vidas en noviembre de 2011, cuando la EFSA autorizó su uso como aditivo en alimentos y bebidas[11]. Al autorizarla, la EFSA ya advirtió que quien tomase una alta cantidad de este edulcorante podría superar la Ingesta Diaria Admisible (IDA), es decir, la cifra a partir de la cual su consumo deja de ser seguro. En mayo de 2014, la EFSA evaluó diferentes escenarios y llegó a la misma conclusión: que quien tome mucha estevia podría exceder la IDA, algo que no sucede con otros edulcorantes, como el aspartamo (habría que tomar sumas ingentes para exceder su IDA). En consecuencia, no deberíamos

---

11. Puede que lo encuentres etiquetado como «E-960».

tomar muchos alimentos edulcorados con estevia, por más veces que leamos en su etiqueta la palabra «natural».

Alimentos potencialmente alergénicos

Hasta 2009, se recomendaba a muchas mujeres gestantes (y lactantes) sanas que no tomaran alimentos potencialmente alergénicos (ej.: nueces o cacahuetes). El consejo era más habitual en caso de que las embarazadas tuvieran un riesgo potencial de dar a luz a un niño con alergia alimentaria (si ya habían dado a luz a un niño con alguna clase de alergia, pongamos por caso). Sin embargo, una extensa revisión cambió este punto de vista. Se publicó en diciembre de 2010 en la revista *Journal of Allergy and Clinical Immunology* y la llevó a cabo un panel de expertos del Instituto Nacional de Alergias y Enfermedades Infecciosas de Estados Unidos (NIAID, en sus siglas en inglés). Hoy por hoy, todas las guías serias que tratan sobre la alimentación de la embarazada desaconsejan que la madre evite alimentos concretos con el fin de prevenir alergias alimentarias. Es más, hay estudios que sugieren que si la madre consume posibles alérgenos presentes en alimentos comunes se podría incluso prevenir la alergia alimentaria en el bebé, aunque los datos al respecto son poco concluyentes.

En resumen

Si has llegado hasta aquí, gracias por la paciencia. Espero que entiendas que tengo que extenderme para justificar afirmaciones tan poco habituales como algunas de las que resumo en los siguientes catorce puntos:

1. Tabaco, marihuana, cocaína y alcohol deben evitarse en el embarazo (y en cualquier otra situación y edad, claro).

La cerveza «sin» puede tener hasta un 1 % de alcohol, y existen estudios que señalan que la 0,0 % puede contener en realidad hasta un 1,8 %.
2. La seguridad alimentaria siempre es importante, pero en esta etapa lo es más. A los consejos habituales (véase página 132) debemos sumar que no conviene que las gestantes consuman paté (incluyendo los patés vegetales), quesos blandos, como camembert, feta, brie, quesos azules, ni queso fresco, a menos que las etiquetas digan que son pasteurizados. No deberían tocar a los roedores, aunque sean mascotas, hasta que nazca el bebé.
3. Si la gestante no ha pasado una enfermedad denominada «toxoplasmosis» antes del embarazo, si la carne que toma su gato no es cocinada y si este no vive exclusivamente en su piso, es mejor que evite un contacto cercano con él y que no limpie los excrementos del animal (o que lo haga con guantes y mascarilla). Está justificado, además, congelar la charcutería cruda (ej.: jamón), a 22 grados bajo cero durante unos diez días antes de consumirla... en caso de hacerlo.
4. Tomar más de tres-cuatro raciones de pescado a la semana puede suponer ingerir demasiado mercurio. El Ministerio de Sanidad español recomendó en 2011 a las mujeres embarazadas o que puedan estarlo, así como a las mujeres lactantes, evitar comer las especies más contaminadas con mercurio (pez espada, tiburón, atún rojo —*Thunnus thynnus*: especie grande, normalmente consumida en fresco o congelada y fileteada— y lucio). El Grupo de Revisión, Estudio y Posicionamiento de la Asociación Española de Dietistas-Nutricionistas consideró justificado hacer extensible estas recomendaciones a todos los atunes enlatados.
5. El hígado contiene mucha vitamina A, por lo que está desaconsejado en esta etapa.
6. Si te gustan las nueces de Brasil, no tomes más de seis uni-

dades diarias. Hacerlo aumenta el riesgo de sufrir «toxicidad por selenio» o «seleniosis».
7. Las algas tienen un elevadísimo contenido en yodo. Cuantas menos, mejor.
8. Se desaconseja tomar bebidas «energéticas» (tipo Red Bull).
9. No está claro si es seguro tomar más de 200 miligramos de cafeína/día (la Tabla 5 detalla cómo evitar superar esa cifra).
10. Disponemos de poca información sobre la seguridad de las infusiones en embarazadas. Vale la pena no superar las cuatro tazas al día en esta etapa, y preguntar a un profesional sanitario ante la duda de si una infusión o tisana es o no segura.
11. Pocos fármacos son seguros en el embarazo. Deben usarse lo menos posible y después de que un médico haya valorado la relación riesgo/beneficio.
12. La «fitoterapia» está desaconsejada en la gestación.
13. Tomar a diario muchos alimentos que contengan un edulcorante denominado estevia (E-960) puede significar superar los márgenes de seguridad de este aditivo.
14. No está justificado que las embarazadas eviten alimentos potencialmente alergénicos (salvo si la madre padece una alergia alimentaria, claro).

5
Problemas relacionados con la nutrición de las embarazadas

> La nutrición es una parte esencial de la salud y de la medicina, y la ciencia de la nutrición es un programa de investigación vibrante y exitoso. Sin embargo, la nutrición es también una excusa habitual para la comercialización de pseudociencia médica dudosa y perjudicial.
>
> Doctor Steven Novella

Algunas palabras más sobre las «plantas medicinales»

Nueve meses dan para muchas dudas, muchos mitos y muchos timos, sobre todo cuando existen problemas como algunos que detallo en este capítulo. Debido a que esas dudas pueden conducirnos a caminos equivocados, voy a empezar siguiendo el hilo de algo que comentaba al finalizar el anterior capítulo: el riesgo de confiar en la llamada «medicina alternativa» (esa que cuando demuestra su eficacia y seguridad deja de ser alternativa) y, en especial, en «complementos herbales». Y es que hay veredas que es mejor no tomar para evitar tropezones. Las embarazadas buscan ayuda si se encuentran bien, pero más aún cuando tienen molestias, y están dispuestas a gastar su dinero, su tiempo y su confianza (que también se desgasta) en terapias, aunque sean alternativas. En muchos casos, solo si son alternativas. Los promotores de las terapias alternativas explican cosas sensatas, pero suelen engalanarlas con charlatanería peligrosa. Si una autopista está bien asfaltada, pero contiene cada 200 metros una larga fila de tachuelas, mejor evitarla, creo yo.

De ahí que ciertos colectivos apelen, para pisar tierra firme, al llamado «principio de precaución»: si una propuesta puede suponer un riesgo para la salud, no compensado por los beneficios que aporta, debe ponerse en cuarentena. En muchas de las condiciones descritas en este capítulo (diría que en todas), vamos a encontrar propuestas alternativas con poco fuste, pero la más preocupante, en mi opinión, es la llamada «fitoterapia». Voy a permitirme ser reiterativo con respecto a lo ya comentado en el subapartado «la "naturalidad" de las "plantas medicinales" del capítulo anterior, porque hasta el 55 % de las embarazadas usa estos tratamientos y porque su utilización es mayor durante el primer trimestre del embarazo (cuando la mujer suele tener más síntomas molestos), justo cuando son más peligrosos, ya que es un período crítico del desarrollo de los órganos fetales.

Solemos aceptar de forma irreflexiva que tales productos, ampliamente difundidos en páginas web o revistas (sufragadas por empresas que venden complementos dietético-nutricionales), son seguros e inocuos. Sin embargo, el rigor científico, que debe aplicarse a cualquier sustancia que ingiera una mujer embarazada, revela que:

- Los ingredientes activos de los extractos de plantas son sustancias químicas similares a las de los medicamentos.
- Las «plantas medicinales» presentan el mismo potencial de causar efectos adversos serios que otras medicinas.
- Análisis independientes revelan que los remedios de plantas no siempre contienen lo que declara la etiqueta, cuando la llevan (a veces se compran en la herboristería, o están mal etiquetados o no tienen etiqueta).
- Algunos complementos herbales contienen cantidades de metales pesados potencialmente tóxicas.
- No hay estudios científicos rigurosos sobre la seguridad de estas sustancias.

Como ves, no son precisamente la octava maravilla terrenal. Por eso a los sanitarios nos cuesta entender por qué muchas gestantes que están soportando síntomas muy molestos tienen miedo de tomarse un fármaco recetado por su médico[1], pero no dudan en acudir a los «remedios naturales», como los tratamientos a base de plantas (cohosh azul, melisa, áloe vera, eléboro americano, tragacanto, ginseng, etc). Si no quieres hacer de conejillo de Indias en plena gestación, lo mejor es no recurrir a ellos. Varios miembros del Centers for Disease Control and Prevention, una de las mayores autoridades en el ámbito sanitario, publicaron en mayo de 2010 una investigación en la revista *American Journal of Obstetrics and Gynecology*, titulada «Uso de hierbas antes y durante el embarazo». Su «dictamen» fue el siguiente:

> Los profesionales sanitarios deben preguntar rutinariamente a sus pacientes si usan productos a base de plantas y deben educarlos para que entiendan que sabemos bien poco sobre el riesgo que supone utilizar estos productos.

Existe una fuerte corriente crítica hacia la medicalización[2] (con la que comulgo al cien por cien), pero no existe la misma disposición hacia las terapias alternativas, que también medicalizan. Todos deberíamos tener una actitud más precavida, no automedicarnos tanto (sea con fármacos o con «complementos naturales»), no creer que existe una píldora mágica para cada síntoma y, por supuesto, mejorar nuestros hábitos. Dicho esto, y si todavía

---

1. A la hora de prescribir un fármaco, los médicos sopesan sus beneficios y riesgos. Estos últimos se clasifican en siete categorías, en función de las posibilidades de que el feto sufra daños, tal y como se puede comprobar en esta recomendable página web del gobierno de Australia (en inglés): <http://www.tga.gov.au/hp/medicines-pregnancy.htm>. También es muy útil esta página web que ofrece la Universidad de Medicina de Berlín (en alemán): <http://www.embryotox.de>.
2. Utilizar un fármaco como solución a dificultades (que no enfermedades), en vez del sentido común.

no me has catalogado de persona non grata, en las siguientes líneas abordaré brevemente algunos de los problemas más frecuentes en esta etapa, que guardan relación con la alimentación. Ante cualquier duda sobre la aparición de un síntoma durante tu embarazo, acude al médico. Si un médico no te convence, cambia de médico. Es verdad que hay profesionales sanitarios incompetentes (hay cantamañanas en todos los rincones del planeta) pero eso no significa que la medicina actual no sea válida. En determinados casos de preeclampsia o de diabetes gestacional, por poner dos ejemplos, el papel de la medicina es decisivo.

SÍNTOMAS GASTROINTESTINALES

Los síntomas gastrointestinales no son cosa de broma: las náuseas y los vómitos afectan a más de la mitad de las mujeres embarazadas. El estreñimiento, por su parte, afecta a 1 de cada 4, mientras que 2 de cada 3 gestantes padece pirosis («ardor de estómago»).

Las náuseas y los vómitos no siempre son una mala señal

En la mayoría de los casos, las náuseas y los vómitos aparecen entre las semanas 4 y 7 tras el último período menstrual, y casi siempre remiten entre las semanas 16 y 20 de gestación. Entre el 5 y el 10 % de las mujeres, que no es poco, padecerán este malestar más allá de la semana 22 y, lamentablemente, habrá mujeres que se sientan mal hasta el parto. Suelen llamarlas «náuseas matutinas», pero lo cierto es que menos del 2 % de las mujeres tienen estos síntomas solo por la mañana. Algunas mujeres se ven incapaces de mantener sus actividades laborales e incluso las normales de la vida diaria.

Pues bien, hay un dato que, aunque no mejora ni un ápice los síntomas de una gestante, puede tranquilizarla, sobre todo si piensa que su malestar es un mal augurio: a no ser de que sean severos (no es lo habitual), estos síntomas se relacionan de manera consistente con más posibilidades de que nazca un bebé sano. Lo constataron, entre otros, la doctora Ronna L. Chan y sus colaboradores en noviembre de 2010 en la revista *Human Reproduction*.

Existen varias hipótesis que podrían explicar por qué sucede esto:

1. Los síntomas aparecen cuando se pone en marcha el entramado hormonal necesario para un buen embarazo. Este entramado ocasiona los desagradables síntomas, así que su aparición sería la prueba de que el embarazo sigue un buen curso.
2. Debido a los síntomas, las madres que los padecen se automedican menos, fuman menos, beben menos alcohol, toman menos drogas, realizan menos esfuerzos físicos vigorosos que podrían poner en peligro al feto y evitan ingerir alimentos superfluos (ricos en grasas saturadas, sal y azúcares simples), factores que aumentan el riesgo de padecer problemas. Hay autores que consideran que las náuseas y los vómitos ejercen una función profiláctica adaptativa contra la ingesta de alimentos potencialmente peligrosos.
3. El malestar impide que la madre ingiera un exceso de calorías. Ello evitaría una ganancia excesiva de peso, potencialmente perjudicial.
4. Podría ser que fumar o tomar alcohol (u otros hábitos nocivos que se relacionan con un mayor riesgo de aborto) redujera los síntomas gástricos. Así, la ausencia de tales síntomas se asociaría al hecho de fumar o de beber, dos hábitos que incrementan los riesgos para el feto, y eso podría explicar que las mujeres sin síntomas tengan embarazos menos exitosos.
5. Las mujeres con estos síntomas reciben más apoyo familiar y social, lo que puede ejercer un efecto protector en el desarrollo del feto.

Seguramente la explicación estará en una combinación de las anteriores posibilidades. Espero que entiendas que estamos ante un factor que debe tenerse en cuenta dentro de los muchos que determinan el éxito de un embarazo. Lo explico para que no te asustes si estás embarazada pero no padeces síntoma alguno. Como siempre, está el caradura de turno que afirma que los vómitos son la expresión psicosomática de la mujer que (aunque ella no lo sepa) en realidad no quería quedarse embarazada, y por tanto el subconsciente le obliga a vomitar en un intento de rechazar esa gestación no deseada. No es más que una burda patraña carente de todo fundamento.

No olvidemos que, en ocasiones, las náuseas y los vómitos no tendrán nada que ver con el embarazo sino con, por ejemplo, una gastroenteritis, ni olvidemos que en los casos graves no se observa beneficio alguno, sino más bien lo contrario, por pérdidas de peso, deshidratación y otros desequilibrios.

Entre el 0,3 y el 2 % de los embarazos, estos síntomas derivan en una preocupante condición denominada «hiperemesis gravídica», caracterizada por la severidad de las náuseas y de los vómitos, deshidratación y pérdida considerable de peso. Por todo ello, no dudes en dejar que sea un médico quien valore tu caso.

Antes de seguir adelante, conviene saber que casi todas las mujeres completan su embarazo con éxito sin precisar tratamiento alguno. Basta un poco de paciencia para que las aguas vuelvan a su cauce. Existen, en todo caso, algunos consejos dietéticos que, aunque no cuenten con evidencias consistentes que avalen su eficacia, es bueno conocer.

- Evitar las comidas copiosas. Es preferible realizar varias pequeñas ingestas a lo largo del día, sin preocuparse por el hecho de que se alteren las rutinas y las horas de las comidas.
- Es el apetito de la gestante el que determinará qué alimentos prefiere comer, pero conviene saber que los alimentos

con mucha grasa (ej.: salsas, quesos, bollería, postres lácteos, fritos, mantequilla, etc.) suelen tardar más tiempo en abandonar el estómago y consecuentemente pueden empeorar el cuadro.
- Evitar los olores y las texturas que provoquen náuseas.
- Muchas mujeres toleran mejor los líquidos que los sólidos, por lo que se puede probar con recetas como sopas, cremas, zumos, gazpacho, gelatinas o similares. Algún estudio apunta que los líquidos ácidos o amargos (como la limonada) suelen ser mejor tolerados.
- Es habitual preferir los alimentos fríos que calientes, porque el aroma de estos últimos puede aumentar las náuseas.
- Las bebidas isotónicas[3] (las típicas bebidas que toman algunos deportistas) pueden resultar útiles, sobre todo si los vómitos son recurrentes.

No obstante, los anteriores consejos (insisto, no estamos muy seguros de que «funcionen») no deben dar lugar a que la calidad de la dieta se quede por los suelos (hay mujeres que se pasan días y días a base de galletitas saladas y ginger ale), porque sería peor el remedio que la enfermedad.

Sin duda, el apoyo emocional es fundamental. No solo el de la pareja, que debería encargarse del cuidado de la casa y de la comida (muchas embarazadas tienen tantas náuseas que no pueden ni entrar en la cocina), sino también el de la familia, de los amigos y de los profesionales sanitarios. No se debe descartar el apoyo de un psicoterapeuta, quien puede ayudar a enfrentar la situación y a manejar el estrés.

Toda mujer que lleve unas doce horas sin conseguir retener ningún líquido en su cuerpo debería acudir sin falta a un centro de salud para que se valore una posible deshidratación, cuyos

---

3. No deben confundirse con las llamadas «bebidas energéticas», caracterizadas por contener mucha cafeína.

síntomas incipientes son: sed, boca seca, lengua pastosa, dolor de cabeza, debilidad... entre otros. El médico, en algunos casos, estimará si es preciso iniciar un tratamiento para evitar posibles complicaciones. Uno de ellos consiste en vitamina B6 (piridoxina) que suele combinarse con un fármaco antihistamínico llamado «doxilamina», para bloquear la acción de ciertas sustancias de nuestro cuerpo que pueden contribuir a las náuseas y los vómitos. Al parecer, la falta de piridoxina está implicada en estos síntomas. Como cualquier medicamento, ni es eficaz en todos los casos, ni está exento de posibles efectos secundarios e interacciones, así que debe usarse en las dosis adecuadas y siempre con asesoramiento médico. En todo caso, el Ministerio de Sanidad español sugiere «ofrecer tratamiento con piridoxina para el alivio de las náuseas y vómitos durante las etapas iniciales de la gestación». La recomendación aparece en la «Guía de práctica clínica de atención en el embarazo y puerperio», publicada en 2014.

No me parece aconsejable «autoprescribirse» extractos de jengibre. El jengibre es una planta cuya raíz se utiliza para tratar las náuseas. Es el único tratamiento no farmacológico recomendado por el Colegio Americano de Obstetricia y Ginecología. Asimismo, lo incluye en sus recomendaciones la Sociedad Española de Medicina de Familia y Comunitaria, aunque ambas entidades estipulan que el tratamiento de elección es la vitamina B6, sola o con doxilamina. Sea como fuere, soy partidario de la prudencia que mostraron la doctora Mingshuang Ding y su equipo en marzo de 2013 en la revista *Women and Birth*. Señalaron que aunque posiblemente los extractos de esta planta sean útiles para las náuseas y los vómitos, no disponemos de suficientes datos para evaluar aspectos como:

- ¿Cuál es la dosis a partir de la que estos extractos dejan de ser seguros?
- ¿Cuánto tiempo debe durar el tratamiento?
- ¿Qué consecuencias tiene la sobredosificación?

- ¿Cuáles son las posibles interacciones entre los extractos de jengibre y otros medicamentos o plantas?

Yo añadiría que los complementos alimenticios a veces no contienen lo que pone la etiqueta y que tampoco está bien evaluada (ni consensuada) la dosis que debe pautarse (las dosis usadas[4] en distintos estudios oscilan entre 600 miligramos/día y 2.500 miligramos/día). El caso es que las investigaciones que han evaluado el jengibre son prometedoras pero no concluyentes. Habrá que esperar a tener estudios mejor diseñados. Así las cosas, pese a que el consumo de los extractos de esta raíz podría ayudar a controlar náuseas y vómitos, hay pocas evidencias científicas sólidas que lo apoyen, lo que no permite establecer una recomendación formal al respecto. Esto quedó patente en una admirable revisión coordinada por la doctora Anne Matthews y publicada en marzo de 2014 en *Cochrane Database of Systematic Reviews*. Su investigación revisó también la acupuntura, por cierto, que «no mostró un beneficio significativo».

Las anteriores consideraciones son aplicables a los extractos de jengibre. Sí podemos tomar con tranquilidad el jengibre en nuestras recetas ya que la concentración de sustancias activas es mucho menor en el alimento que en el complemento alimentario.

Estreñimiento

En el embarazo aumenta el riesgo de estreñimiento por la presión que ejerce el útero (que aumenta de volumen a lo largo de la gestación) sobre el intestino grueso, junto a la disminución de los movimientos intestinales (para absorber más nutrientes de los alimentos y por efecto de la progesterona, hormona

---

4. Esto no significa que estas dosis sean recomendadas por alguna entidad sanitaria (no es el caso).

clave en esta etapa). El estreñimiento, además de ser molesto, puede derivar en hemorroides. Más aún si la mujer realiza mucho esfuerzo en la defecación. El uso de suplementos de hierro, en su caso, puede contribuir a agravar el cuadro. La verdad es que las embarazadas no son una excepción: muchísima gente padece estreñimiento. No es extraño, a la vista de la cantidad de alimentos superfluos que tomamos (expuse unos cuantos ejemplos de alimentos superfluos en la Tabla 1, página 31).

Para diagnosticar el estreñimiento, el profesional tendrá en cuenta que este trastorno se define como la presencia de, por lo menos, dos de los siguientes síntomas, durante al menos una cuarta parte de las defecaciones:

- Heces grumosas, duras o que requieren un alto esfuerzo para ser evacuadas.
- Sensación de evacuación incompleta.
- Sensación de obstrucción en el ano o en el recto.
- Necesidad de maniobras manuales para facilitar la defecación.
- Menos de tres defecaciones a la semana.

Aunque no hay pruebas claras sobre la efectividad de la fibra para tratar el estreñimiento, en enero de 2013, una revisión de la Asociación Americana de Gastroenterología indicó que «los potenciales beneficios terapéuticos de la fibra dietética, su bajo coste, su perfil de seguridad y otros potenciales beneficios para la salud justifican valorar la fibra (un suplemento estándar de fibra o a través de la dieta) como el primer paso que cabe considerar en pacientes con estreñimiento crónico, particularmente en Atención Primaria». Esta «primera línea terapéutica» significa:

1. Sustituir los cereales «refinados» (pan blanco, pasta blanca, harinas refinadas, arroz blanco) por sus homólogos integrales.

2. Aumentar el número de veces a la semana que tomamos legumbres (lentejas, garbanzos, judías).
3. Incluir frutos secos o fruta desecada como tentempiés.
4. Tomar un mínimo de cinco raciones de frutas y hortalizas cada día.
5. Disminuir la ingesta de alimentos superfluos.

Todo lo anterior debe acompañarse de un aumento del ejercicio físico y un incremento en el consumo de agua, según apuntó el doctor Juan C. Vázquez en *Clinical Evidence* en agosto de 2010. Si nada de esto funciona, la segunda opción son los fármacos, tras sopesar riesgos y beneficios.

Pirosis

Conocida como «reflujo gastroesofágico» o «ardor», la pirosis aparece cuando el esfínter inferior del esófago no es capaz de mantener los jugos del estómago en su sitio, que suben hacia el esófago, con una inconfundible sensación de quemazón en la zona del esternón. Suele ocurrir durante la última parte del embarazo y a menudo sobreviene por la noche. Se cree que no solo es efecto de la presión del feto en el estómago de la madre, sino que la hormona progesterona influye en la relajación del esfínter esofágico inferior. Los suplementos de hierro pueden agravar esta condición, así que el médico debe valorar la dosis adecuada en cada caso.

Está bien saber que, pese a la gran cantidad de embarazadas con pirosis, es raro que este síntoma derive en complicaciones serias, y además suele desaparecer tras el parto. Sorprendentemente, no hay muchos estudios sobre esta cuestión. En cualquier caso, los documentos de consenso proponen, como primer consejo, modificar el estilo de vida y la alimentación de la embarazada, por lo que enumero a continuación algunas consideraciones higiénico-dietéticas:

- Evitar alimentos que puedan agravar los síntomas como picantes, productos ácidos, cítricos, bebidas carbonatadas, chocolate, alimentos o bebidas con cafeína, alcohol (totalmente desaconsejado en gestantes) y alimentos ricos en grasa, particularmente las frituras.
- Comer a menudo, evitando comidas abundantes (un consejo aplicable a toda la familia).
- No fumar (otro motivo más...).
- No llevar prendas ajustadas, que pueden ejercer todavía más presión sobre el ya debilitado esfínter que controla la parte superior del estómago.
- No comer a altas horas de la noche.
- No acostarse justo después de comer (esperar unas tres horas para hacerlo).
- Elevar la cabecera de la cama unos 15 centímetros. La posición horizontal favorece el contacto de los fluidos estomacales con el esfínter esofágico, lo que puede comprometer todavía más su funcionalidad.
- No hacer ejercicio durante al menos dos horas después de comer.

El uso de fármacos (la «segunda línea de tratamiento») a veces es imprescindible.

ANEMIA

A lo que ya he comentado sobre el hierro en la página 99, es importante añadir tres observaciones. Por una parte, conviene saber que cuando la anemia ya está instaurada, una dieta no la va a revertir, por más saludable que sea (ningún alimento contiene tanto hierro como para poder constituir un remedio práctico en un estado carencial del mineral). En tales casos, el médico recurrirá a la suplementación farmacológica. Por otra parte, hay ciertas cuestiones dietéticas que es importante saber con respecto al hierro:

- Tomar mucho café o té (además de suponer un riesgo potencial para el feto) puede dificultar que nuestro cuerpo absorba el hierro de las comidas.
- Los suplementos de fibra o los alimentos ricos en salvado (como algunos cereales de desayuno tipo «All Bran» —no hablo del arroz integral, ni del pan integral—) pueden interferir en el metabolismo del hierro.
- Además de la cocción, hay estrategias dietéticas que pueden aumentar la disponibilidad del hierro de los alimentos vegetales, tales como remojar las legumbres antes de su cocción o germinarlas (ej.: soja germinada).
- En caso de tomar suplementos de calcio (de utilidad bastante dudosa, dicho sea de paso), deben alejarse de las comidas principales ya que impiden que el hierro se absorba correctamente.
- Si tomamos demasiados lácteos puede que ingiramos poco hierro, porque su contenido en dicho mineral es bajo y, además, el calcio contenido en los lácteos podría dificultar la absorción del hierro.
- También es bajo el contenido en hierro en los alimentos superfluos (véase Tabla 1, en la página 31).
- Conviene seguir una dieta rica en vitamina C ya que incrementa la absorción del hierro del resto de los alimentos. Para ello basta con tomar a diario frutas y hortalizas.

Los suplementos de vitamina C no son necesarios según *MedlinePlus*, el servicio de información online de la Biblioteca Nacional de Medicina de Estados Unidos. No solo eso, hay motivos para pensar que pueden resultar perjudiciales. El moderado beneficio que ejercen sobre la absorción del hierro se contrarresta por un marcado incremento en los síntomas gástricos tanto leves (ej.: estreñimiento o pirosis), como no tan leves, como daños en el tejido intestinal, tal y como apuntaron Fisher y Naughton en enero de 2004 en la revista *Nutrition Journal*.

Y, por último, si de verdad tienes anemia, no te fíes de los suplementos «100 % naturales». Las guías clínicas para el tratamiento de esta afección no incluyen las «plantas medicinales» por la simple razón de que no disponen de ensayos clínicos que hayan evaluado su actividad farmacológica, su capacidad curativa y (más trascendental) los posibles efectos adversos derivados de su utilización. En España hay un complemento muy de moda, llamado Floradix, elaborado con extractos de diferentes plantas. No solo no he hallado ningún estudio fiable que sustente su supuesta capacidad para revertir una anemia tanto en embarazadas como en el resto de la población (¿en qué invierte la empresa sus ganancias?), sino que resulta que uno de sus ingredientes es un concentrado de manzanilla, una sustancia que puede producir abortos involuntarios. No lo digo yo, lo afirma *MedlinePlus*, que advierte a las gestantes lo siguiente: «Si usted está embarazada evite el uso de manzanilla». Nada que añadir.

Hipertensión inducida por el embarazo

La hipertensión inducida por el embarazo comprende la hipertensión gestacional, la preeclampsia y la eclampsia. La hipertensión gestacional aparece —en su caso— después de la mitad del embarazo y se manifiesta con cifras elevadas de presión arterial. Predispone a sufrir preeclampsia, una condición en la que, además de hipertensión, existe retención de líquidos, aumento repentino de peso y presencia de proteínas en la orina. La sufre entre el 2 y el 7 % de las embarazadas sanas. Aunque se origina como respuesta a los cambios fisiológicos que se producen en el embarazo, eso no evidencia que no sea peligrosa, porque sí lo es: su presencia incrementa el riesgo de desprendimiento de la placenta, de hemorragia materna, de daños a diferentes órganos de la madre y del feto, de parto prematuro o de que el bebé nazca con bajo peso.

El riesgo de preeclampsia es mayor en el primer embarazo, en mujeres muy jóvenes (adolescentes) o muy mayores, en aquellas que ya han padecido preeclampsia anteriormente, en los embarazos múltiples, y en mujeres con:

- Obesidad.
- Diabetes.
- Hipertensión crónica.
- Enfermedad renal.
- Enfermedades autoinmunes.

Quedan muchas incertidumbres por resolver, pero sí está claro que el reposo no está indicado ni para prevenir ni para tratar la preeclampsia. En realidad, tenemos razones de peso para pensar que a más actividad física, menos posibilidades hay de padecer esta dolencia. Se ha postulado que la vitamina D, la vitamina C o los antioxidantes pueden estar implicados en su prevención, pero no hay evidencias rigurosas que lo sustenten. Sí está muy estudiado el calcio. Pese a que las mujeres españolas toman, en general, suficiente calcio como para cumplir con las demandas del embarazo, cuando se toma poca cantidad de este nutriente (algo que ha de valorar por un dietista-nutricionista) y además existe un alto riesgo de presentar preeclampsia hay pruebas que justifican su suplementación para prevenir de forma significativa esta dolencia[5]. No está justificado, sin embargo, restringir la ingesta de sal para *prevenir* esta condición.

En cuanto al tratamiento, si bien es cierto que hay pocos estudios que hayan evaluado el efecto de disminuir la ingesta de sal a la hora de tratar la preeclampsia, vale la pena que toda embarazada que presente esta dolencia tome menos alimentos salados (véase página 113). No hace falta seguir una dieta muy restringida en sal. Los suplementos de sulfato de magnesio han mostrado cierta eficacia a la hora de tratar la preeclampsia (también para aliviar los calambres en las piernas que padecen algu-

---

5. Hay otras posibles intervenciones para prevenir la dolencia (como el uso de bajas dosis de ácido acetilsalicílico) que debe valorar un médico.

nas gestantes), aunque no todos los estudios lo sustentan. Tanto el uso de estos suplementos como el de fármacos debe realizarse bajo prescripción facultativa.

El agravamiento de la preeclampsia se conoce como eclampsia. La palabra «eclampsia» proviene del término griego «relámpago», lo que nos da una pista de su carácter fulminante. Viene a ser como una tempestad que emerge de forma inesperada en un cielo tranquilo (muchas mujeres con preeclampsia no perciben síntomas que las alerten). De hecho, para los profesionales sanitarios la «pre-eclampsia» es precisamente un aviso «previo» que permite prevenir la «tormenta eléctrica» que es la eclampsia. Esta enfermedad origina convulsiones y puede ser mortal para la madre y el feto si no se trata con rapidez.

DIABETES GESTACIONAL: ¿QUITO LOS CARBOHIDRATOS? NO TAN DEPRISA

No debemos confundir la diabetes gestacional con la diabetes tipo 1, que suele aparecer en la niñez o en la juventud y que supone aproximadamente 1 de cada 20 casos de diabetes. Si la mujer padece diabetes tipo 1 es esencial que reciba asesoramiento individualizado en el embarazo para adaptar el plan de alimentos, vigilar con frecuencia la glucosa sanguínea y ajustar correctamente la insulina (los requerimientos de insulina variarán).

Muy prevenible

También es importante que una mujer con diabetes gestacional reciba asesoramiento experto. La diabetes gestacional es prima hermana de un tipo de diabetes tan frecuente como prevenible: la diabetes tipo 2. Hay pocas enfermedades que puedan prevenirse tanto como la diabetes tipo 2 (llamada «diabetes del adulto»), algo que no ocurre con la diabetes tipo 1. Nada menos que el 90 % de las diabetes tipo 2 pueden prevenirse con un buen estilo de vida, según datos recogidos en la edición de febrero de 2006 de la revista *Public Health Nutrition*. Una investigación más reciente, publicada en septiembre de 2014 en el *British Medical Journal*, ha observado que casi la mitad (49,2 %) de los casos de diabetes gestacional podrían prevenirse si la mujer deja de fumar, abandona el sedentarismo, evita el exceso de peso y se aleja de un mal patrón de alimentación.

La diabetes gestacional es una intolerancia a la glucosa o una elevación de la glucosa en sangre (hiperglucemia) asociada con una larga lista de riesgos tanto para la madre (preeclampsia, cesárea, heridas perineales y, sobre todo, diabetes tipo 2), como para el bebé (peso superior al normal, roturas óseas e incluso problemas cardíacos). Suele detectarse al inicio del embarazo, aunque puede desarrollarse entre el segundo y el tercer trimestre. Actualmente se diagnostica mediante un test en el que se valoran los niveles de glucosa en sangre de la madre tras ingerir 50 gramos de glucosa. Si el test sale alterado, se realiza un nuevo test de tolerancia que dura unas tres horas. Existe discusión sobre si sería mejor aplicar nuevos criterios, y si es o no recomendable cribar a todas las mujeres o solo a las que presentan factores de riesgo (obesidad, edad superior a 35 años, haber dado a luz a un hijo de más de 4 kilos o antecedentes familiares o personales de diabetes).

Entre un 1 y un 14 % de las mujeres, aproximadamente, padecen esta patología, pero es muy probable que el porcentaje se incremente próximamente por culpa de las elevadas y preocupantes cifras de obesidad infantil que padecemos en España (según el estudio ALADINO, un 44,5 % de niños españoles de 6 a 9 años presenta exceso de peso, lo que supone una auténtica barbaridad). Es por ello que la prevención es el primer ítem que debemos tener en cuenta todos los sanitarios, y también cualquier mujer que desee quedarse embarazada en un futuro próximo. La prevención, como ya he indicado, pasa por seguir un buen estilo de vida de lunes a domingo evitando el sedentarismo, siguiendo una dieta sana, no fumando ni bebiendo y procurando no ganar demasiado peso en el embarazo (hablo de ello en el siguiente capítulo). De hecho, antes de la concepción, tanto el sobrepeso como la obesidad son los dos condicionantes más habituales. Debido a que la prevalencia de obesidad va en aumento en todo el mundo, es previsible que también lo haga el número de mujeres con diabetes gestacional. Diversos estudios indican que tomar menos alimentos superfluos y menos carnes rojas y procesadas será beneficioso para prevenir la diabetes gestacional.

El consumo de *fast food* aumenta notablemente las posibilidades de padecer diabetes gestacional. Lo reveló un estudio aparecido en septiembre de 2014 en *PLoS One* que siguió a 3.048 mujeres españolas durante doce años, para concluir que su relación con la diabetes gestacional es clara y se mantiene tras ajustar posibles factores de confusión como tabaquismo, ingesta de alcohol y consumo de «refrescos». Hablando de bebidas azucaradas, otra investigación publicada en *Diabetes Care* (diciembre de 2009) evidenció que estos «brebajes» predisponen a sufrir diabetes durante el embarazo. El estudio, coordinado por el doctor Liwei Chen, de la Universidad de Harvard, constató que las mujeres que toman cinco o más raciones de bebidas azucaradas de cola por semana presentan un 22 % más de riesgo de sufrir diabetes gestacional que las que toman menos de una ración mensual. Como es lógico, Chen, al ser entrevistado, aconsejó reducir el consumo de bebidas azucaradas en mujeres en edad fértil, no solo por las consecuencias en el embarazo, sino también por el bien de la salud de sus bebés. Los periodistas, además de al doctor Chen, entrevistaron a Maureen Storey, responsable de la Asociación Americana de Bebidas, quien, como era de esperar, negó una relación entre sus bebidas y la diabetes. El papel de las bebidas azucaradas en la ganancia de peso y patologías asociadas es indiscutible, te lo aseguro.

Hay algo más que previene de forma clara la diabetes tipo 2:

dar el pecho. Un estudio sólido como una roca, que puedes consultar en la edición de febrero de 2014 de la revista *Nutrition, Metabolism and Cardiovascular Diseases*, mostró una fuerte relación entre el tiempo que una mujer ha dado el pecho y esta dolencia. Así, a más tiempo, menos riesgo. Dar el pecho a un bebé, estando embarazada de otro, no tiene riesgo para la lactancia, el lactante o el feto. La única cuestión que debe considerarse, según la muy recomendable página web www.elactancia.org, es que en caso de amenaza de aborto o de parto prematuro «conviene observar si los picos de oxitocina debidos a la lactancia provocan contracciones uterinas que hagan prudente la suspensión temporal de la lactancia».

¿Quito el pan? Según Cochrane, *no está justificado*

Seguro que has escuchado o leído que el enfoque dietético de la diabetes gestacional consiste en no tomar ni un trocito de pan. Si es así, te interesa seguir leyendo. Cuando una mujer embarazada es diagnosticada de diabetes gestacional, o se le aconseja una dieta para prevenirla, el primer consejo que suele recibir es que debe limitar su ingesta de carbohidratos simples (azúcares), lo cual es correcto, pero también de los complejos. Esto último significa que se invita a la gestante a eliminar el pan (sea o no integral), la pasta, las patatas, la fruta, etc. Es muy posible que esta recomendación se deba a la falta de dietistas-nutricionistas en las instituciones sanitarias.

Un análisis capitaneado por la doctora Shanshan Han y publicado nada menos que en *Cochrane Database of Systematic Reviews* (una de las revistas con más prestigio en el ámbito científico) realizó una evaluación rigurosa y sistemática de las diferentes intervenciones dietéticas pautadas en la diabetes gestacional. La investigación, publicada en marzo de 2013, comparó distintos planes de alimentación: dietas con diferente índice glucémico, con más fibra dietética, con menos calorías, con más grasa monoinsaturada (es la característica del aceite de oliva, pero podemos hallarla en otros aceites y alimentos) y, por último, dietas con diferentes contenidos en carbohidratos. Su conclusión relaja al más pintado: ninguna dieta resultó ser más beneficiosa para la salud infantil o materna. El estudio, en resumen, nos facilitó la respuesta sobre qué dieta aconsejar a las mujeres que presentan diabetes gestacional: una alimentación saludable, ni más ni menos.

Así, no está justificado restringir los carbohidratos presentes en alimentos saludables como pan integral, frutas, legumbres, hortalizas, etc. Sí lo tiene recomendar una dieta sana y un seguimiento personalizado por dietistas-nutricionistas, por el bien de la madre y del hijo a largo plazo. En la mayoría de los casos, unos buenos hábitos dietéticos y un cambio en el estilo de vida de la madre consiguen regular la glucosa en sangre de la gestante, pero, en algunos puede ser necesario establecer un tratamiento farmacológico con insulina o con hipoglucemiantes orales. Casi la mitad de las mujeres que han padecido diabetes gestacional terminan por desarrollar una diabetes años después, por lo que es esencial que sigan unos buenos hábitos de por vida, además de chequear sus niveles de azúcar en sangre cada uno-tres años.

EN RESUMEN

- Ante cualquier duda sobre un síntoma en tu embarazo lo mejor es acudir a un médico hecho y derecho, y no a un «fitoterapeuta». Tampoco a un chamán, santón, curandero, hechicero o cualquiera de los cientos de embaucadores que nos rodean.
- Las náuseas y los vómitos (muy frecuentes) se relacionan con un mayor éxito en el embarazo y con un menor riesgo de aborto, a no ser que sean severos. Suelen desaparecer antes de la semana 20 de la gestación sin necesidad de ha-

cer nada, aunque existen consejos y tratamientos que podrían ayudar. Toda embarazada que lleve unas doce horas sin conseguir retener ningún líquido por vómitos persistentes debe visitar un centro de salud. En unos pocos casos la situación deriva en una condición denominada «hiperémesis gravídica», que se considera una emergencia obstétrica.

- Seguir una alimentación con pocos alimentos ricos en fibra predispone al estreñimiento, habitual en gestantes. Tomar más alimentos de origen vegetal poco procesados, limitar los superfluos y hacer más ejercicio puede ayudar. El médico puede prescribir ciertos fármacos tras valorar riesgos y beneficios.
- Pese a que la pirosis resulta muy molesta, es raro (pero no imposible) que genere complicaciones serias. Existen consideraciones higiénico-dietéticas que pueden mejorar el cuadro, si bien en ocasiones será necesaria la utilización de medidas farmacológicas.
- Cuando una anemia ya está instaurada, una dieta saludable no la revertirá, por lo que será preciso utilizar fármacos. Los tratamientos «alternativos» no han demostrado ser eficaces y seguros. Hay ciertas recomendaciones dietéticas que cabe tener en cuenta.
- Existen pocos estudios que hayan evaluado el efecto de disminuir la ingesta de sal a la hora de tratar la preeclampsia, pero tiene sentido tomar menos alimentos salados, dado que consumimos casi el doble de sal de lo recomendado por las autoridades sanitarias. Los suplementos de sulfato de magnesio han mostrado cierta eficacia para tratar esta dolencia, aunque no todos los estudios lo sustentan. Tanto el uso de dichos suplementos como el de fármacos debe realizarse bajo prescripción facultativa.
- Si la gestante padece diabetes tipo 1 es esencial que reciba asesoramiento sanitario, idealmente por parte de dietistas-nutricionistas.

- También debe recibirlo una mujer que padezca diabetes gestacional, que puede prevenirse si se sigue un buen estilo de vida, se da el pecho y se dejan de lado alimentos superfluos como *fast food* o «refrescos». Las dietas bajas en carbohidratos no están justificadas en mujeres con diabetes gestacional.

6

Peso antes, durante y después del embarazo

> Mantener el peso corporal, como el amor, es una mezcla delicada de compromiso, renuncias, placeres y esfuerzos. Las relaciones de pareja reales implican una construcción constante, convicción y un papel activo de ambas partes. Mantener un peso saludable requiere constancia y un estilo de vida también saludable y activo, donde la dieta sea fuente de placer, en lugar de sufrimiento.
>
> Laura Caorsi

Durante el embarazo no hay que ponerse a dieta o seguir un régimen para perder peso, porque el feto puede resultar dañado. En ninguna circunstancia. ¿Y si la embarazada presenta obesidad? Nones. ¿Y si está ganando mucho peso? Va a ser que no. ¿Y si además de tener obesidad y de ganar mucho peso tiene diabetes gestacional? Pues tampoco. Empiezo con esta rotundidad el capítulo porque es lo más importante de todo lo que explicaré a continuación y porque, por desgracia, muchas mujeres reciben desacertados consejos sobre esta cuestión.

Antes, durante y después del embarazo, sin embargo, sí son momentos ideales para empezar a instaurar unos buenos hábitos de vida, digan lo que digan quienes te rodean. ¿Cuántos de nosotros no tomamos el buen camino sencillamente por «el qué dirán»? Antes del embarazo puedes decirles que estás preparando tu cuerpo para tener más posibilidades de quedarte embarazada con éxito (no es mentira). Durante la gestación... bueno, en este momento no hace falta que te sugiera una excusa, es obvio que lo que tú comas o bebas llegará a tu bebé. Y después del embarazo diles que «las evidencias científicas muestran de manera consistente que si la madre y el padre se alimentan bien, las posibilidades de que su hijo también lo haga son muy altas». Tampoco es mentira.

Dicho lo cual, voy a intentar poner un poco de orden en todo lo relacionado con el peso en estos tres bonitos momentos de la vida. La información que nos rodea es, en palabras del NICE del Reino Unido, «vaga, confusa y contradictoria», según recoge su excelente guía «Control del peso antes, durante y después del embarazo».

Peso antes del embarazo. ¿Qué es «normopeso»?

Este apartado es fundamental porque el peso de una mujer antes de concebir un hijo «es más importante para determinar el éxito del embarazo y la salud del futuro bebé que cualquier incremento de peso durante la gestación», según la guía NICE recién citada. Sabemos que la delgadez severa (que defino más adelante) dificulta la ovulación. Pero esto no se aplica a la mayoría de las mujeres delgadas. Suele interpretarse que un bajo peso supone un factor de riesgo de padecer enfermedades, cuando esto solo se observa en mujeres fumadoras (en cuyo caso lo prioritario es pedir ayuda para dejar de fumar) o en aquellas que ya tienen una enfermedad de base (anorexia nerviosa, cáncer, sida, patologías cardiovasculares, etc.). Hablé sobre ello en un texto titulado «¿Estoy demasiado delgado?», que puedes consultar en este enlace: <http://goo.gl/cvgA8o>.

Sin embargo, así como la delgadez previa al embarazo no indica necesariamente que algo vaya mal (aunque los sanitarios queremos asegurarnos de que las mujeres delgadas ganan peso durante su embarazo), sí está bien documentado que el exceso de peso puede afectar a la fertilidad (tanto masculina como femenina) y representa un riesgo para la salud de la mujer y la del feto, cuando esta esté embarazada. Entonces ¿deben lucir las mujeres un «peso perfecto» antes de la gestación? En absoluto.

Conviene que tengan un «peso normal», que no es lo mismo. Un peso normal (o «normopeso») no se enmarca en un estrecho rango de valores. Me explico.

Para valorar el peso, usamos el llamado «Índice de Masa Corporal», conocido pos sus siglas: IMC[1]. El cálculo para averiguarlo es el siguiente: dividimos los kilos que pesamos entre nuestra altura, expresada en metros y elevada al cuadrado (es decir, multiplicada por sí misma). Si el resultado está entre 18,5 kilos/metros cuadrados y 24,9 kilos/metros cuadrados, nuestro peso es normal. Yo peso 65 kilos y mido 1,73 metros, así que el cálculo de mi IMC es: 65 kilos/(1,73 metros × 1,73 metros) = 21,7 kilos/metros cuadrados. Tengo «normopeso», pero lo interesante es que también lo tendría si pesara 55,4 kilos o 74,5 kilos, dos cifras separadas entre sí por nada menos que 19 kilos. Como ves, el rango de lo que se considera «normopeso» no se parece al minúsculo hoyo de un campo de golf, sino más bien a la portería de un campo de fútbol... sin portero; un buen motivo para sacar la tarjeta roja a quien te hable de «peso ideal», «peso perfecto», «peso divino de la muerte» o entelequias por el estilo. Como dice el escritor uruguayo Eduardo Galeano, la perfección no es más que «el aburrido privilegio de los dioses».

Si nuestro IMC es inferior a 16 kilos/metros cuadrados, presentamos delgadez severa, que deben valorar de forma individualizada tanto un médico como un dietista-nutricionista, por lo que no hablaré de ella. Si el IMC es igual o superior a 25 kilos/metros cuadrados, pero menor de 30 kilos/metros cuadrados, presentamos «sobrepeso». Conviene solicitar una visita médica para evaluar el estado de salud. La pérdida de peso (que debe oscilar entre un 5 y un 10 % del peso actual en un plazo de unos seis meses) solo está justificada si se cumple alguno de los seis puntos siguientes:

1. No es válido para personas con una altura inferior a 1,47 metros o superior a 1,98 metros, para menores de 18 años (hay tablas específicas para este grupo de edad) o para atletas de élite (que tienen mucha masa muscular).

- Se ha tenido exceso de peso anteriormente.
- Se es hijo de padres con obesidad (porque nuestro riesgo de presentar obesidad es mayor).
- Se ha aumentado más de 5 kilos a lo largo del último año.
- Se es muy sedentario.
- El perímetro de la cintura es superior a 102 centímetros (varones) o a 88 centímetros (mujeres).
- Se padece diabetes, elevación de los lípidos sanguíneos (como hipercolesterolemia) o hipertensión arterial.

Cuando el IMC es igual o superior a 30 kilos/metros cuadrados, tenemos «obesidad» y hemos de acudir obligatoriamente al médico, para que valore si el exceso de peso nos ha causado alguna alteración metabólica. También conviene que perdamos entre un 5 y un 10 % del peso actual en seis meses, aproximadamente.

Ya sabemos qué es un peso normal. Y tal vez ahora te estés preguntando qué hacer para perder peso. Pues bien, como las estrategias para la pérdida de peso, en su caso, se aplican tanto a mujeres no embarazadas como a aquellas que ya han dado a luz, las incluyo en el apartado «Perder peso, antes o después del embarazo». Antes, veamos cuánto peso conviene que gane una embarazada.

Peso durante el embarazo

Incremento de peso

En el embarazo se gana peso. Y es bueno hacerlo. ¿Cuánto? Eso es más complicado. Por suerte, tenemos pistas que nos orientan, de ahí que haya incluido la Tabla 6, que no debes tomar como una ley emanada del más allá, porque no lo es.

Pero antes de hablar de dicha tabla quiero comentar dos asuntos relacionados con este tema que no me hacen ninguna gracia. Uno es que muchos manuales incluyen frases como: «Las gestantes *deben* ganar # kilos en las # primeras semanas y *no deben superar* los # kilos/semana a partir del mes #». ¿Te has fijado en las imperativas palabras en cursiva? El símbolo # no es una errata, lo he puesto adrede para que no haya malos entendidos. Vamos a ver, ¿qué gestante tiene el poder sobrenatural de decidir cuánto peso ganará cada semana de su embarazo? Una mujer puede controlar (más o menos) lo que come o el ejercicio que hace, y ello influirá en su peso, pero no puede disponer cuánto peso ganará cada semana de su gestación. Cuando las embarazadas me explican que un sanitario les ha dicho barbaridades como «*No quiero* que me ganes más de # kilos hasta la próxima visita», recuerdo inevitablemente esta frase de David Hume: «Los hombres más arrogantes son los que generalmente están equivocados, otorgan toda la pasión a sus puntos de vista sin una apropiada reflexión».

Otra cosa que me choca es leer una y otra vez (hoy mismo, en un periódico) que las mujeres (todas) «tienen que ganar 1 kilo por mes», una afirmación absolutamente errónea. Tanto como la que mantiene que las gestantes tienen que «comer por dos». Ya expliqué en el capítulo 3 que durante el embarazo el apetito y la sed de la mujer permiten, en general, que todo fluya sin contratiempos si la alimentación es mínimamente saludable. Ni todas las futuras madres deben ganar 1 kilo por mes ni tampoco pueden ser indulgentes con la comida y darse atracones con la excusa de que las calorías nutrirán al niño (alimentarán sobre todo las células grasas de madre e hijo). Leemos en la guía NICE que «el embarazo y alrededor de un año después del parto son momentos clave en la vida de una mujer en los que puede ganar demasiado peso».

Ello nos lleva directamente a la Tabla 6, elaborada a partir de unas directrices establecidas por el Institute of Medicine de Estados Unidos en 2009. Se confeccionó tras observar la evolución del peso de las mujeres que tuvieron menos problemas en el embarazo y que dieron a luz a niños sanos. En ella constatamos que las gestantes que tenían un peso normal antes del embarazo no ganaron 9 kilos (eso significaría ganar 1 kilo por mes), sino un rango que oscila entre un mínimo de 11,5 kilos y un máximo de 16 kilos. También observamos que las mujeres que tenían bajo peso antes del embarazo ganaron entre 12,5 y 18 kilos (más que las mujeres con «normopeso»), y que las que tenían exceso de peso aumentaron menos kilos (entre 7 y 11,5 si tenían sobrepeso y entre 6 y 9 kilos si presentaban obesidad). Las que más peso ganaron, lógicamente, fueron las embarazadas de gemelos o trillizos. Sin embargo, como los datos provienen de estudios observacionales, no podemos estar seguros de si existen otros factores, distintos al peso, que han influido en el éxito del embarazo.

IMPORTANTE: estos datos son simplemente orientativos y en absoluto hay que tomarlos al pie de la letra		
Peso que se tenía antes del embarazo	Incremento de peso (aproximado) en todo el embarazo	Incremento de peso semanal (aproximado) entre el 2.º y 3.er trimestre*
Bajo peso (IMC <18,5)	12,5 a 18 kg	0,5 kg/semana
Peso normal (IMC de 18,5 a 24,9)	11,5 a 16 kg	0,4 kg/semana
Sobrepeso (IMC ≥ 25)	7 a 11,5 kg	0,3 kg/semana
Obesidad (IMC ≥ 30)	5 a 9 kg	0,2 kg/semana
Peso normal embarazo múltiple	17-25 kg	Sin datos
Sobrepeso y embarazo múltiple	14-23 kg	Sin datos
Obesidad y embarazo múltiple	11-19 kg	Sin datos

Tabla 6. Evolución del peso de las mujeres que tuvieron menos problemas en el embarazo y que dieron lugar a niños sanos, según el peso inicial de la mujer.

Fuente: Institute of Medicine, 2009.

*Se asume que en el primer trimestre se ganan entre 0,5 y 2 kg.

Insisto: lo que recoge la Tabla 6 no es «ciencia exacta», hasta el punto de que la guía «Control del peso antes, durante y después del embarazo», del NICE, prefiere no emitir recomendación alguna sobre la ganancia de peso en el embarazo a las mujeres de su país, porque no está claro si adherirse a estos rangos «disminuye el riesgo de problemas para la madre y sus hijos» ni si estos datos son extrapolables a adolescentes[2], a poblaciones distintas a la estadounidense o pertenecientes a diferentes etnias. No solo eso, aconseja «no pesar a las mujeres de forma repetida durante el embarazo de modo rutinario, salvo si está justificado clínicamente o si existen problemas nutricionales», e insiste en que es inaceptable pesar a mujeres que muestran ansiedad por lo que marque o deje de marcar la báscula, a no ser que acepten, tras explicarles bien el porqué de esta práctica y escuchar atentamente sus motivos para rechazarla. Qué razón tienen estos británicos, ¿no te parece?

Y es que existen estudios que muestran que hay mujeres que solo ganan 7 kilos y otras 18, y las dos han dado a luz a un niño sano, no han presentado problemas asociados y han recuperado su peso previo. Uno de los más interesantes es el coordinado por la doctora Jodie M. Dodd en octubre de 2014 (*BMC Med*), que constató que mientras que el aumento de peso durante el embarazo no fue muy relevante para predecir los riesgos para bebés y mujeres, los cambios en los hábitos de vida de las gestantes sí predijeron dichos riesgos. Puedes consultar el estudio en este enlace: <http://www.pubmed.gov/25315325>. No he hallado guías sobre el aumento de peso en embarazadas españolas basadas en evidencias científicas sólidas.

No tenía nada claro si incluir la tabla anterior en este libro, para evitar que alguien se lo tomara como un dogma de fe. Me he decidido porque a muchas gestantes se les insiste en que engorden menos de lo que en realidad es normal engordar. Muchísimas mujeres cuyo incremento de peso es normal reciben consejos sanitarios erróneos («Tú no tienes que ganar nada de peso» o «A ti te toca ganar 27 kilos»), debido a la falta de actualización de los profesionales que las atienden. Otro motivo que me ha llevado a transcribir la tabla es contrarrestar erróneos

---

2. El embarazo plantea demandas fisiológicas adicionales a las adolescentes, porque ellas mismas todavía están creciendo, por lo que puede existir un mayor riesgo de deficiencias nutricionales.

consejos como este: «Ya has engordado los X kilos que te tocaban, así que de aquí al parto no puedes engordar más». En su tabla, el IoM deja claro que conviene ganar peso (cada semana) en el segundo y tercer trimestre, aunque ya se haya ganado mucho peso (no es recomendable «parar»). Algunos sanitarios creen que ganar mucho peso «causa» la preeclampsia, cuando está mucho más relacionada con el peso de la mujer antes del embarazo. No soy el único que ha observado que los consejos no siempre van por buen camino: una investigación aparecida en octubre de 2011 en la revista *American Journal of Obstetrics and Gynecology* recibió el siguiente título «Pocas mujeres son bien aconsejadas sobre el incremento de peso en el embarazo». En el estudio, solo el 12 % de las mujeres recibieron un buen consejo sobre esta cuestión. Efectivamente, son «pocas». Otros estudios también han constatado esta situación.

En todo caso, ganar demasiado peso durante el embarazo supone asumir diversos riesgos tanto para la madre como para el feto. Puesto que menos de una tercera parte de las gestantes cumplen con las pautas anteriores (la mayoría aumenta de peso por encima de los niveles que aparecen en la tabla) y además se trata de algo cada vez más frecuente, a continuación dedico unas líneas a cómo abordar los «kilos de más» en esta etapa.

¿Ganas demasiado peso? No «hacer dieta» es importante

Está totalmente contraindicado que una embarazada restrinja mucho las calorías que toma, aunque tenga obesidad o esté ganando demasiado peso. Restringir las calorías, en momentos críticos del crecimiento fetal, puede dañar sus órganos. Al hacer dietas bajas en calorías[3] nuestro cuerpo genera unas sustan-

---

3. El Royal College of Obstetricians & Gynaecologists estima que por debajo de 1.600 kilocalorías/día existe un compromiso significativo en el crecimiento y desarrollo del feto (http://goo.gl/JnkxXp).

cias denominadas «cuerpos cetónicos» que llegan al feto a través de la placenta y que pueden perjudicar su frágil sistema nervioso.

Kramer y Kakuma mostraron en 2003, (en la revista *Cochrane Database of Systematic Reviews*), que la restricción de calorías en embarazadas que padecen sobrepeso o que ganan más peso de lo recomendable, además de no ser beneficiosa, puede ser perjudicial para el bebé (podría limitar el crecimiento del feto). Eso en cuanto a las dietas hipocalóricas estándares, porque si nos adentramos en el terreno de las dietas «de moda» desaparecen los «puede» o los «podría»: están cien por cien desaconsejadas.

Si un profesional sanitario te dice que estás aumentando demasiado de peso en el embarazo, ten en cuenta las cifras que aparecen en la Tabla 6, pero recuerda que tales cifras son especulativas y, sobre todo, que no debes limitar severamente la energía que tomas. Como mucho, preocúpate de seleccionar correctamente alimentos y bebidas, además de hacer ejercicio. Así, conviene que los profesionales sanitarios (mejor si son dietistas-nutricionistas) emitan consejos relacionados con la importancia de realizar ejercicio físico a diario y recomienden seguir una dieta saludable durante todo el embarazo. Esto es particularmente importante en mujeres que ya padecían exceso de peso antes del embarazo, a las que, insisto, no «pondremos a dieta» porque no tenemos pruebas de que ello sea eficaz, pero sí de que no es inocuo. Ya he detallado extensamente qué características tiene una alimentación saludable (véase capítulo 1), así que ahora hablaré sobre el ejercicio en el embarazo.

¿Puedo hacer ejercicio?

Puedes, y de hecho te conviene. Tres siglos antes de Cristo, Aristóteles afirmó que el sedentarismo de la embarazada genera dificultades. Si hubiese levantado la cabeza en 1985, le habrían entrado ganas de volver a su tumba. En ese año, el Colegio

Americano de Obstetras y Ginecólogos (CAOG) propuso limitaciones concretas y estrictas sobre la frecuencia cardíaca y la duración del ejercicio (no más de quince minutos seguidos) por miedo a dañar al feto, dar lugar a partos prematuros o provocar bajo crecimiento fetal. Las madres que eran sedentarias antes del embarazo no debían hacer ejercicio durante la gestación. Por suerte, entre 1994 y 2002 el CAOG fue eliminando tales restricciones. Hoy por hoy, aconseja un mínimo (sin máximo) de treinta minutos de ejercicio moderado todos los días a todas las gestantes, para descanso del alma de Aristóteles.

En su guía, el NICE considera que si las mujeres eran sedentarias antes del embarazo es mejor que comiencen por sesiones de ejercicio continuado que no duren más de quince minutos, tres veces por semana, aumentando gradualmente hasta llegar a los treinta minutos diarios... además de usar más a menudo escaleras (en vez de ascensores) y las piernas (en vez del coche o un transporte público) para ir a lugares cercanos. En cuanto a las actividades vigorosas, no hay pruebas de que sean arriesgadas, siempre que se practiquen con sentido común (hidratarse en función de la sed, no hacer ejercicio durante horas bajo un implacable sol de verano, no levantar pesas con más kilos de los que la gestante está acostumbrada a levantar, etc.) y si no existen determinadas patologías en el embarazo (nefropatía, neuropatía periférica, o retinopatía, entre otras), algo que debe valorar un médico. En lo que todos estamos de acuerdo es en que se deben evitar las actividades con alto riesgo de trauma abdominal (deportes «de contacto»), aquellas en las que la embarazada pueda caerse (ej.: bajar una montaña esquiando, o montar a caballo) y, probablemente, el buceo. Y también coincidimos en el papel crucial que desempeña la actividad física materna en la prevención de la diabetes gestacional, en el éxito del parto y en la salud de la mamá y del futuro bebé.

La doctora Zoe Weir y su equipo descubrieron en 2010 que numerosas gestantes con exceso de peso se hacen la firme promesa, durante el embarazo, de comenzar un programa de ejercicios tras el parto. El problema es que si en los nueve meses del embarazo no encuentran tiempo para la actividad física, cuando nazca su hijo tendrán muchísimo menos (y esto no lo digo como profesional sanitario, sino como padre).

Peso después del embarazo

Nuestra Real Academia define «puerperio» como «período que transcurre desde el parto hasta que la mujer vuelve al estado ordinario anterior a la gestación». Otras definiciones, como la del departamento de Salud estadounidense, son igual de inconcretas. Por tanto, es mejor que nos quedemos con la definición coloquial: «la *cuarentena* que sigue al parto». Muchas mujeres mejoran sus hábitos de alimentación, así como su estilo de vida, en el embarazo. El posparto es, así pues, una oportunidad de oro para continuar con esos buenos hábitos, y es algo que deben tener presente tanto los profesionales sanitarios (para dar consejos adecuados en dicho momento) como los padres del recién nacido. La clave reside en no fumar, evitar el sedentarismo, no tomar bebidas alcohólicas (o hacerlo con mucha moderación, de forma esporádica y nunca antes de conducir) y priorizar los alimentos vegetales, como los cereales integrales (pan integral, pasta integral, arroz integral), las legumbres, las frutas, las hortalizas y los frutos secos.

Sea como fuere, en esta etapa, la sociedad en pleno presiona a las mujeres para que en unas pocas semanas luzcan esbeltas, como ciertas «famosas» que aparecen de vez en cuando en las revistas del corazón (que no de cardiología) con un bebé de un mes en brazos y afirmando que tienen la mismita talla que antes de quedarse embarazadas. Dejando de lado la veracidad de esos ilusorios y disparatados datos, y no digamos de las fotos (¿ya conoces los milagros que hace el Photoshop?), la pura verdad es que después del parto no es saludable para el cuerpo perder peso de forma brusca; de hecho, nunca lo es. Tampoco lo es para la mente ni para el bolsillo: seguir determinadas «dietas» supone aflojar montantes mensuales que pueden tener tres ceros.

Normalmente, seis meses después del parto casi todas las mujeres recuperan el peso anterior, y pasado un año su cintura vuelve al perímetro inicial... sin realizar «régimen» que valga. Pero la cuestión es que el «casi todas» es probable que cambie en unos años. Esto es así porque uno de los mayores factores de riesgo que impiden perder los «kilos de más» ganados en el embarazo es el sobrepeso de la madre. Y cada vez hay más adultos con sobrepeso. Por suerte, los factores que pueden ayudar a una mujer a recuperar la figura no se esconden en ningún baúl secreto ni los atesora un sanador holístico o un «experto en dietas», los tenemos tan a mano como una sonrisa. Los detallo en el siguiente apartado.

Perder peso antes o después del embarazo

Enumero algunos consejos para enfocar con éxito una pérdida de peso antes o después del embarazo (repito: el embarazo no es momento de «adelgazar»). La pérdida de peso, en su caso, no debería ser superior a 1 kilo semanal y debe tener como objetivo inicial perder entre el 5 y el 10 % del peso que marca hoy la báscula, tal y como recoge la guía NICE antes citada. Una vez conseguida esa pérdida de peso, y si la mujer sigue presentando un exceso de peso (IMC superior a 24,9 kilos/metros cuadrados), nos plantearemos intentar alcanzar el «normopeso», pero teniendo en cuenta que es algo difícil de conseguir sin mucha motivación y mucho apoyo.

Dar el pecho

Algunos de los kilos ganados en el embarazo no son más que un «depósito» para que la madre tenga energía suficiente para producir leche materna, por lo que no extraña que las madres que amamantan a sus hijos suelan perder durante los primeros seis meses entre medio kilo y 1 kilo cada mes. Es una media, claro, por lo que habrá mujeres que no pierdan nada, otras que empiecen a hacerlo a partir de los tres meses y algunas que incluso ganen peso.

No cabe duda de que es un asunto controvertido, pero lo cierto es que hay muchos estudios que sugieren que a mayor tiempo dando el pecho, menos riesgo tendrá la mamá de presentar exceso de peso. Uno de ellos, aparecido en la revista *Obesity* en noviembre de 2011, observó que las cinturas de las mujeres que amamantan acaban siendo unos 7 centímetros más pequeñas que las de las mamás que no dan el pecho. Poco después (agosto de 2012), una revisión de *Cochrane*, la *crème de la crème* de los estudios científicos, detalló que existen indicios para pensar que la lactancia materna exclusiva hasta los seis meses genera una mayor recuperación del peso en las madres. Algo similar indica la guía NICE.

¿Por qué sucede esto? Es posible que tenga que ver con el hecho de que la lactancia genera un gasto calórico adicional para la madre, aunque quizá las madres que dan el pecho llevan más rato a sus hijos en brazos (que también «quema calorías») o concurren otras circunstancias que se escapan al control de los investigadores. En cualquier caso, aunque no todas las mujeres perderán peso gracias a la lactancia, sí sabemos que los riesgos de no dar el pecho, tanto para la madre como para su bebé, están bien documentados, razón suficiente para alentar y apoyar a toda mujer que quiera amamantar.

Si no das el pecho porque te han dicho que «tu leche es de mala calidad» o cualquier otra tontería por el estilo, te aconsejo encarecidamente que contactes con un grupo de apoyo a la lactancia (www.fedalma.org). Ah, y ten en cuenta que la «relactación» (dar el pecho a un niño que ya está tomando biberón) es perfectamente posible, además de recomendable. La OMS tiene en internet todo un libro dedicado al tema, titulado *Relac-*

tación. Revisión de la experiencia y recomendaciones para la práctica.

Seguimiento frecuente por un especialista

En concreto, un dietista-nutricionista, para que el patrón de alimentación tenga en cuenta nuestras características y preferencias y para que los objetivos sean saludables, realistas, sencillos y accesibles. Lamentablemente, la figura del dietista-nutricionista es ninguneada hoy por nuestro Sistema Nacional de Salud, lo que significa que en muchos casos el paciente debe pagar las visitas, y no debería ser así. El recién publicado *Libro blanco de la nutrición en España* ha justificado que «la falta de dietistas-nutricionistas en las instituciones sanitarias, tanto de Atención Primaria como hospitalaria, o en la salud pública, tiene consecuencias muy perjudiciales para la salud de la población y aumenta los costes sanitarios».

Tampoco debemos descartar la posibilidad de acudir a un profesional de la salud experto en el abordaje de la conducta alimentaria: cambiar dicha conducta puede ser algo complejo, ya que se mezclan múltiples factores psicológicos, algo que aborda magistralmente el libro *Coaching nutricional: haz que tu dieta funcione*, firmado por Yolanda Fleta y Jaime Giménez. Nuestra pareja o nuestros amigos o compañeros de trabajo también pueden ayudarnos a afrontar con éxito la pérdida de peso (pueden apuntarse a nuestro patrón de alimentación o a hacer ejercicio con nosotros, entre otras cosas).

Minimizar el sedentarismo

Para controlar el peso es importantísimo incrementar las horas que dedicamos a mover nuestro cuerpo. Si ya ha nacido tu bebé, se me ocurren varias propuestas para que lo logres: llevarlo en un portabebés mientras hablas por teléfono, no usar el cochecito sino los brazos para pasearlo por la calle, acunarlo para que se duerma o relaje, y así un largo etcétera de movimientos que van sumando «gasto calórico». También puedes pedir ayuda a tu pareja, a familiares o a amigos para que cuiden de tu hijo (o de tus hijos) para que dispongas de un ratito para caminar, ir en bicicleta o practicar tu deporte favorito.

Por cierto, ¿sabías que los ejercicios que menos afectan a la sensación de apetito son aquellos que se realizan de manera habitual y como parte de la vida cotidiana? Así, desde el punto de vista del control del apetito, un pequeño aumento en el número de calorías gastadas, pero realizado de forma habitual, puede ser más útil que unas pocas sesiones de ejercicio extenuante. Cualquier estrategia que sirva para revertir el sedentarismo que nos invade será bienvenida. Conozco a un taxista que sugiere a sus clientes que vayan caminando cuando estos le piden ir a un destino cercano, porque tardarán casi lo mismo, harán ejercicio y además se ahorrarán dinero. Debería haber más personas como él en este mundo.

Persistencia y autocontrol

Relee la cita que encabeza este capítulo, de Laura Caorsi, y entenderás a qué me refiero con «persistencia». Perder peso es un objetivo a largo plazo, que no alcanzaremos con prisas, sino caminando, pasito a pasito, con un tesón que no se traduzca en malestar. ¿Podemos permitirnos ser indulgentes de vez en cuando? Por supuesto, siempre que sepamos distinguir qué es excepción y qué es regla. Complementa la cita de Laura esta otra, del psicólogo John Weakland:

> Una cosa lleva a la otra, que a su vez conduce a otra... Si te concentras en hacer la más pequeña, luego la siguiente y así sucesivamente, te encontrarás haciendo grandes cosas habiendo hecho únicamente pequeñas cosas.

En cuanto al autocontrol (registrar la evolución de los aspectos relacionados con nuestro peso), es mucho más barato y eficaz que los «test genéticos» u otras modernidades dietéticas, como puedes ampliar en este hipervínculo <http://goo.gl/y2isqi>. Anotar lo que comemos (aunque sea de forma desordenada o informal) nos ayuda a ser más conscientes de si nuestra alimentación es o no saludable, e incluso a controlar nuestro peso. Apunta asimismo el ejercicio que realizas a diario y también, de modo regular, tu propio peso. Hasta hace unos años nos mostrábamos reticentes con respecto a que nuestros pacientes se pesasen a menudo, pero nuevos datos confirman que esta estrategia, en adultos, es útil y no se acompaña de efectos adversos (ej: obsesión con lo que marca la báscula). La guía NICE que he comentado más arriba apunta que «los profesionales sanitarios deben alentar a las mujeres para que revisen periódicamente su peso y el perímetro de su cintura o que, como una alternativa simple, comprueben cómo ajusta su ropa».

Alimentación saludable

Ojo, que el apartado se titula «alimentación saludable», no «régimen estricto y a base de carne magra a la plancha y trocitos de lechuga sin aderezar». Es verdad que, en el posparto, no existe (ni para la madre, ni para la producción o calidad de la leche[4]) el peligro que generan las dietas bajas en calorías durante el embarazo, si bien las dietas con una restricción estricta de la energía nunca son recomendables. Pero en el ámbito de la pérdida de peso lo ideal es combinar el ejercicio físico y el seguimiento por un especialista con una dieta saludable en la que la presencia de alimentos superfluos sea testimonial.

---

4. Existe la creencia de que la leche de las mujeres que lactan y pierden peso contiene contaminantes organoclorados, algo que desmintió en diciembre de 1999 un estudio publicado en *Journal of Human Lactation*.

No está prohibido picar entre horas

Pero, eso sí, los alimentos que hay que escoger deben ser alimentos y no sucedáneos. Un puñado de frutos secos (mejor si no son fritos ni salados), o de fruta desecada, una pieza de fruta fresca, bastoncitos de zanahoria o palomitas caseras (sin pasarnos con la sal) son ejemplos de alimentos ideales para picar entre horas. En casa nos hemos aficionado últimamente al guacamole, que acompañamos de pan integral: *bocatto di cardinale*.

Disminuir un poco la ración

Vigilar el tamaño de la ración del plato o alimento que tenemos delante es importante si queremos controlar la evolución de la aguja de la báscula. Un documento firmado por tres importantes sociedades de nutrición en 2009 afirmó que «pequeñas reducciones en las raciones [de los alimentos consumidos] pueden disminuir la ingesta de energía sin estimular al apetito». Es decir, reducir las raciones no supondrá un esfuerzo significativo y, a cambio, puede reportar resultados exitosos a medio-largo plazo. Tanto en los restaurantes como en los supermercados (a los que conviene acudir con una lista cerrada para no caer en tentaciones ultracalóricas), las raciones de los alimentos son cada vez mayores, algo peligroso, porque cuando tenemos más comida delante, sin darnos cuenta comemos más.

Hace unos meses, Olga, quien, además de mi mujer, mamá y dietista-nutricionista, también es persona, se tomó un helado. Yo (que también soy persona) me pedí una horchata. A todo esto, caían 30 grados y habíamos caminado durante más de dos horas. Olga pidió un cucurucho con una bola de helado. La dependienta rellenó el cucurucho con la bola y se dispuso a poner una segunda bola. Olga le dijo amablemente «Gracias, pero solo quiero una bola», a lo que la dependienta contestó: «Ya, pero aquí ponemos la segunda bola gratis». «Gracias, pero solo quiero una», insistió Olga, mientras pensaba algo así como «Si las matemáticas no me fallan, el doble de bolas es el doble de calorías». «¿Cómo? —respondió la mujer, con cara de estar escuchando a un extraterrestre—. Te estoy diciendo que por el mismo precio te puedes tomar dos.» «Lo he entendido, gracias, pero insisto: solo quiero una.» La dependienta levantó las cejas, con expresión de «Esta tía es tonta», y le puso la bola. Se quedó sin propina, y no volvimos nunca, faltaría más...

Opino que en cualquier local, sea una heladería, un bar o un restaurante, deberían dejar la opción de pedir cuánto quieres que te sirvan. La reducción de las calorías ingeridas, ya lo he dicho, tiene que ser algo poco drástico. Muy distinto a lo que proponen determinadas «dietas milagro» (de las que hay que huir a la carrera —ideal para gastar calorías—). Tomar muy poca energía (o, peor aún, hacer ayunos) genera el llamado «efecto rebote» o «efecto yoyó», que significa que a largo plazo se pesa más que antes. No soy nada, pero nada partidario de los regímenes adelgazantes, como puedes comprobar en el libro *No más dieta*, que escribí junto a la periodista María José Mateo, o, más recientemente, en el texto «Hacer dieta puede engordar», que tienes disponible en este enlace: <http://goo.gl/UYt3H8>. Aunque nada mejor, para cerrar este apartado, que una reflexión que Olga comparte a menudo con sus pacientes: de igual manera que nos solemos levantar de la cama con algo de sueño, deberíamos levantarnos de la mesa con algo de apetito.

Para beber, agua

Un consejo obvio, pero necesario, para toda mujer en el posparto, es que calme su sed con agua. Tomamos demasiado alcohol, demasiadas bebidas azucaradas y demasiados zumos. ¿Sabías que el consumo de zumos y néctares en España se ha triplicado en los últimos veinte años? Las bebidas azucaradas, como su nombre indica, contienen azúcar (mucho), que aumenta tu riesgo de caries y de obesidad. Esto también ocurre con los zumos, aunque sean caseros: los azúcares de las frutas se clasifican como *hidratos de carbono*, mientras que los de los zumos se definen como *azúcares libres*. En cuanto al alcohol, recuerda el mensaje de la OMS: cuanto menos, mejor. Si no estás utilizando métodos anticonceptivos, es muy conveniente que no tomes nada de alcohol.

Para comer, comida

A estas alturas ya sabrás qué viene ahora: debemos sustituir los cereales refinados por sus variedades integrales (pan integral —mejor sin sal—, pasta integral, arroz integral, etc.), sustituir unos cuantos segundos platos por legumbres y tomar más frutas, frutos secos (almendras, avellanas, nueces), verduras y hortalizas. También podemos enfocarlo al revés: no pensar en añadir alimentos sanos, sino en quitar los «malsanos» (así los denomina la OMS). Suelen acompañarse del sufijo «ito/a»: patatitas de bolsa, chocolatitos, refresquitos, pastelitos, galletitas, horchatitas, heladitos, zumitos, cervecitas, vinitos, etc. ¿Sabías que los españoles cubrimos el 5 % de la energía que tomamos a diario a partir de bebidas alcohólicas? Las calorías que nos aportan las sanísimas legumbres solo ascienden al 1,4 %.

También conviene disminuir nuestro consumo de quesos (tienen mucha grasa y mucha sal) y de cárnicos y derivados (sobre todo embutidos), como ya he explicado en el capítulo 1. Dejar de ingerir de forma habitual los alimentos detallados hasta ahora puede traducirse en que aportemos a nuestro cuerpo unas 500-600 kilocalorías menos cada día. Súmale un aumento en la actividad física que realizas a diario y tendrás suficiente como para perder entre medio kilo y 1 kilo cada semana, que es lo que recomendó un consenso de once sociedades científicas españolas, refrendado por el Ministerio de Sanidad, y titulado «Recomendaciones nutricionales basadas en la evidencia para la prevención y el tratamiento del sobrepeso y la obesidad en adultos». Dicho documento, en el que tuve el gusto de participar como redactor, indica que «limitar el elevado consumo de carne y productos cárnicos puede evitar la ganancia de peso debida a este factor», y es por eso por lo que he incluido los cárnicos y sus derivados en el grupo de productos cuyo consumo debemos moderar. En el caso de los derivados cárnicos (ej.: embutidos) también he justificado anteriormente que existen serios motivos para alejarlos de nuestros menús cotidianos.

Pese a todo, soy muy partidario de centrarnos más en procurar no ganar peso que en intentar perderlo, y siempre con esta frase en mente: «El peso saludable no es una dieta, es un estilo de vida». La publicaron en diciembre de 2013 los Centros para el Control y Prevención de Enfermedades, una agencia del Departamento de Salud y Servicios Humanos de Estados Unidos.

Un pequeño resumen y una cita más

- Tanto antes, como durante o después del embarazo son momentos ideales para empezar a instaurar unos buenos hábitos de vida.
- El peso que tiene una mujer antes de concebir un hijo es más importante para predecir el éxito del embarazo y la salud del futuro bebé que el aumento de peso durante la gestación.
- No está claro cuánto peso debe ganar una embarazada, aunque existen datos que pueden orientarnos, recogidos en la Tabla 6. No hay que tomarlos al pie de la letra.
- Adelgazar en el embarazo a partir de una dieta baja en calorías es peligroso para el bebé.
- El ejercicio es recomendable en el embarazo, aunque hay unas pocas consideraciones que tener en cuenta (página 189).

- No es saludable recuperar rápidamente la figura justo después del parto.
- Algunas estrategias útiles para perder peso tras el parto son dar el pecho, evitar el sedentarismo, acudir a un dietista-nutricionista (que no debería «ponernos a dieta»), que la mujer controle por sí misma la evolución de su peso y de sus hábitos, y seguir una alimentación saludable.

Como ya he comentado, he encabezado este capítulo con una extraordinaria frase de la magnífica periodista Laura Caorsi. La incluyó en un artículo que escribió conmigo, y que titulamos «Dietas milagro y cuentos de hadas: parecidos razonables». En él explicamos, entre otras cosas, que de igual manera que rasurarse con una maquinilla de afeitar no supone quitarse los pelos para siempre, perder peso en poco tiempo no significa que la pérdida se vaya a mantener en el tiempo. Laura, además de la frase antes citada, añadió más genialidades que transcribo a continuación (con su permiso), porque resultan ideales para cerrar este capítulo:

> Cuando alguien nos dice que ha perdido peso, como cuando leemos que «comieron perdices», debemos preguntarnos si estamos ante el «final feliz» o si pasa algo más después. ¿Seguro que Bella vivirá feliz con Bestia, ahora que se ha convertido en un príncipe? ¿Cómo organizan la casa Cenicienta y su amado, ahora que viven bajo el mismo techo? ¿La ex Bella Durmiente podría tener problemas de insomnio? ¿No será poco nutritivo comer perdices a diario?
>
> [...] Los «para siempre y sin esfuerzos» pertenecen al terreno de la magia y de la fantasía, no de la realidad. Los cuentos de hadas competen a la imaginación y están bien para soñar, pero no están indicados para tomar decisiones serias sobre la salud. Por eso los encontramos en la estantería de «ficción infantil», y no en las bibliotecas especializadas en literatura científica.

7

La alimentación de la mujer que amamanta no es un jeroglífico

> No debemos convertir la alimentación
> en un nuevo obstáculo para la lactancia.
>
> Carlos González

Consideraciones preliminares

Si sigues una dieta insana, aunque sea una infame dieta «de moda», puedes dar el pecho con éxito. Si eres muy delgada o presentas obesidad, puedes dar el pecho con éxito. Si fumas o bebes alcohol, puedes dar el pecho con éxito. Si eres una atleta o una mujer sedentaria, puedes dar el pecho con éxito. Si eres una adolescente o pasas de los 50, puedes dar el pecho con éxito. Si estás enferma o tomas fármacos o «plantas medicinales» a diario, salvo en unas pocas excepciones, puedes dar el pecho con éxito. Si no te duchas jamás o lo haces cuatro veces al día, puedes dar el pecho con éxito. Si tus pechos son grandes, o si son pequeños, puedes dar el pecho con éxito. Que nadie te haga creer que la leche de una vaca desconocida (que vete tú a saber qué come, qué bebe, qué fármacos le hacen tomar, cuántas veces «se ducha», cómo tiene los pechos o qué aire respira) es mejor que la tuya, porque no es así.

He conocido a decenas de mujeres que abandonaron la lactancia materna, uno de los momentos más mágicos que nos concede la vida (si no el que más), porque pensaron erróneamente que su leche no alimentaba, no era suficiente o no era de buena calidad. Es como si alguien creyera que sus manos no sirven para acariciar, sus brazos para abrazar o sus labios para besar. Iba a decir que es inexplicable... pero sí tiene explicación. El poder de los lobbies que venden leches artificiales es tan grande que eclipsa con creces cualquier conato de promocionar la lactancia materna. Un buen ejemplo lo encontramos en una «revista de pediatría» llamada *FerrerKids* (dirigida por el laboratorio farmacéutico Grupo Ferrer Internacional, S. A.), que recibí en un centro sanitario, y en la que encontré una lista de desventajas de la lactancia materna. Puedes comprobarlo en un texto que le dediqué a este tema, titulado «¿Desventajas de la lactancia materna? ¡Hasta ahí podíamos llegar!», y que tienes disponible en: <http://goo.gl/1jAiUx>. No es un caso aislado: gran parte de la información sobre lactancia materna proviene de fabricantes de leche artificial... con claros sesgos informativos a favor de sus intereses.

No sorprende pues que, en enero de 2007, una investigación recogida en la revista *Journal of the American Dietetic Association* constatara que el porcentaje de personas que está de acuerdo con la afirmación «la fórmula infantil es tan buena como la leche materna» pasó de un 14,3 % en 1999 a un 25,7 % en 2003. Desgarrador. La leche artificial se parece a la materna como el «cara o cruz» al cubo de Rubik. Lo expusieron la mar de bien Ballard y Morroz en febrero de 2013 en *Pediatric Clinics of North America*:

> La composición de la leche humana es la norma biológica para la nutrición infantil. La leche humana también contiene muchos cientos de miles de moléculas bioactivas diferentes que protegen contra la infección y la inflamación y que contribuyen a la maduración del sistema inmunitario, al desarrollo de los órganos y a la colonización microbiana saludable. [...] La leche humana cambia su composición desde el calostro hasta el final de la lactancia, dentro de las distintas tomas, en función de la edad gestacional, durante el día, y entre diferentes madres.

Es mi obligación deontológica comenzar este capítulo explicando a todo ser humano que no amamantar es arriesgado para la salud materna e infantil. El 13 % de la mortalidad infantil mundial (más de un millón de muertes anuales) podría prevenirse cada año gracias a una lactancia exclusiva durante seis meses, y sostenida (con la incorporación de otros alimentos) más allá del año de edad, según detalló la Academia Americana de Pediatría en marzo de 2012 en la revista *Pediatrics*. Opino (y no soy el único) que no hacen falta evidencias científicas para demostrar que la lactancia materna es recomendable, como tampoco son precisas para acreditar que reírse a carcajadas es saludable. Funciona al revés: la lactancia artificial debería disponer de pruebas científicas sólidas que demuestren que es inocua antes de que la recomendemos alegremente al más mínimo problema (que no enfermedad). Por desgracia, sí se recomienda alegremente, y, también por desgracia, no es inocua: su utilización incrementa el riesgo de que tanto la madre como el bebé padezcan numerosos trastornos a corto, medio o largo plazo, tal y como amplié en el libro *Se me hace bola*.

Llegados a este punto, puede que te estés preguntando por qué he dedicado cuatro capítulos a la alimentación de la embarazada y solo uno a la de la mujer lactante. Tengo también cuatro motivos que lo justifican. Por una parte, el embarazo es una etapa mucho más delicada que la lactancia. El paso de sustancias a través de la placenta es muchísimo mayor que a través de la leche materna y, por eso, mientras que solo unos pocos medicamentos, complementos alimenticios o productos a base de hierbas son seguros en el embarazo, muchos lo son en la lactancia. Prueba de ello es el título que puso el Comité de Lactancia de la Asociación Española de Pediatría a un tríptico sobre este tema: «Lactancia y medicamentos: una compatibilidad casi siempre posible». En el documento leemos que «más del 90 % de mujeres toman medicamentos o productos de fitoterapia durante el período de lactancia, y es frecuente que dejen de dar el pecho por este motivo pese a no estar fundamentado su peligro real más que en un pequeñísimo porcentaje de productos». Una pena.

Por otra parte, las bases de una dieta saludable, que he explicado en el capítulo 1, son válidas en esta etapa, con unas pocas consideraciones adicionales. También he mostrado anteriormente los aspectos relacionados con el peso corporal. Además, no quiero dedicar muchas líneas a este tema, no sea que pienses que la alimentación en la lactancia es algo complicado y te disuada involuntariamente de dar el pecho a tu hijo. Por último (pero no menos importante) ya existe un libro divulgativo que responde a prácticamente todas las dudas que pueda tener una mujer que da el pecho, titulado *Un regalo para toda la vida*, y escrito por el pediatra que me ha regalado el impagable prólogo: Carlos González. Como seguro que retomaré reflexiones que él ya expuso en dicho libro, transcribo unas palabras de Charlotte Brontë, tomadas de su novela *Jane Eyre*, a modo de excusa:

> Antes de empezar, considero correcto advertirle que la historia le va a sonar a algo de sobra conocido; pero los detalles muy trillados a veces ganan frescura cuando son emitidos por labios nuevos.

Hechos básicos de la lactancia materna

En febrero de 2011, investigadores de las universidades de Nuevo México y Boston, coordinados por el doctor Tony Ogburn, se leyeron de cabo a rabo varios libros de referencia de obstetricia y ginecología publicados desde el año 2003. Lo hicieron para evaluar si la información que incluían sobre lactancia materna era completa, actualizada y basada en las evidencias científicas disponibles hoy en día. En su exquisito trabajo, publicado en la revista *Journal of Human Lactation* tomaron como referencia veintidós «hechos básicos de la lactancia materna». Para los autores, tales «hechos» eran (y siguen siéndolo) afirmaciones incuestionables. Enumero algunos de dichos «hechos», que en teoría deberían aparecer en los libros de referencia antes citados:

- La lactancia materna, que debe comenzar antes de que finalice la primera hora de vida del bebé, es la opción más recomendable para alimentar a un bebé y debe ofrecerse «a demanda» (es decir, cuando el bebé quiera, y no «cada tres horas y diez minutos»).
- La lactancia materna exclusiva (el bebé solo toma leche materna) conviene que se extienda hasta los primeros seis meses de vida del bebé.
- La suplementación temprana con leches artificiales supone exponer al bebé y a la madre a diversos peligros.
- La lactancia materna debería extenderse más allá del año de vida del bebé, y sin límite de edad.
- Los beneficios de la lactancia materna para la madre son, entre otros: menos pérdida de sangre después del parto, disminuye el riesgo de padecer cáncer de mama, aporta beneficios psicosociales, es menos costosa, etc.

Si te los has saltado, te ruego que vuelvas atrás y te los leas, porque vivimos en una sociedad que, gracias al «poderoso caballero don dinero», ensalza el uso del biberón como algo moderno, científico, higiénico, nutritivo, inmunoestimulante y, por supuesto, saludable. La conclusión del estudio, como era de esperar, fue:

> La información sobre la lactancia materna en los libros de obstetricia y ginecología es variable y a menudo existen omisiones y/o inexactitudes importantes.

Y ese es el motivo por el que he dedicado este pequeño apartado antes de empezar con la nutrición de la mujer que lacta.

Alimentos y nutrientes en mujeres que amamantan

No tienes que hacer malabares

Para que la subida de leche en el puerperio sea exitosa, ¿las mamás tienen que equilibrar sus menús cual malabarista del circo de Moscú? Pues no. ¿Y para que, una vez instaurada la lactancia, la madre produzca una leche nutritiva y maravillosa? Pues tampoco. Para que suba la leche o para que mantenga la lactancia solo hay que permitir que el bebé mame a menudo, día y noche, es decir, «a demanda». En cuanto al papel de la alimentación, veamos qué opina el Comité de Lactancia Materna de la Asociación Española de Pediatría (AEPED):

> El estado nutricional de la madre, salvo en casos de desnutrición extrema, no interfiere en la capacidad de producción láctea ni en la calidad de la leche materna.

En casos de desnutrición extrema, no contraindicaremos la lactancia materna, para dar una leche artificial al bebé. Es mejor nutrir a la madre con la leche artificial (o, mejor, con una dieta saludable) para mantener la lactancia.

Muchas mujeres me preguntan si hay alimentos que perjudiquen el sabor de la leche materna. La respuesta es bien simple: no. Ni las alcachofas, los espárragos, las alubias, el ajo, las coles, ni ningún otro alimento alteran el sabor de la leche materna, de tal manera que el bebé tome menos leche. Ni tampoco hay alimentos o sustancias que «den más leche», y eso incluye las almendras, las sardinas, la leche de vaca, la cerveza, la levadura de cerveza, el germen de trigo, el cardo mariano o cualquier otro producto que se te ocurra. Puedes comprobar que no exagero en la edición de febrero de 2011 de la revista *Breastfeeding Medicine*.

Agua

Si crees que la mujer que da el pecho debe beberse hasta el agua de los floreros, te conviene leer este apartado. A continuación expongo dos premisas verdaderas y una conclusión, que te pido que valores si es o no cierta:

- Premisa 1: la mujer que da el pecho produce mucha leche cada día (verdad).
- Premisa 2: la leche materna está compuesta en un 90 % de agua (verdad).
- Conclusión: cuanta más agua beba la madre, más leche producirá (¿verdad?).

¿Qué opinas? La conclusión es falsa. Es lo que se conoce como «trampa lógica», una consideración que a simple vista parece cierta, porque es la mar de razonable, pero que en realidad esconde una falacia. Y es que para saber si es o no cierta la frase «Cuanta más agua beba la madre, más leche producirá», deberíamos obligar a unas cuantas mamás lactantes a que beban agua por encima de su sensación de sed y comparar la cantidad de leche que produzcan con la de otras mamás lactantes que deberían beber simplemente en función de su sed. Para saber la leche que extraen las madres deberemos pesarlas antes y después de mamar con una buena báscula. ¿Habrá hecho alguien semejante experimento? ¡Desde luego! El primero en hacerlo fue el doctor Alex Olsen, en 1940, que publicó su estudio en la revista científica *Acta Obstetricia et Gynecologica Scandinavica*. Su conclusión fue: «La bebida forzada y excesiva no es necesaria ni beneficiosa en lo que se refiere a la lactancia, e incluso podría ser perjudicial».

Pero la confirmación definitiva apareció en junio de 2014, cuando la «revista insignia» en la medicina basada en la evidencia, *Cochrane Database of Systematic Reviews,* publicó un estudio cuya conclusión fue la siguiente:

No hay pruebas suficientes que justifiquen una ingesta de líquidos más allá de lo que es probable que necesiten las madres lactantes para cubrir sus necesidades fisiológicas.

En resumidas cuentas: si das el pecho, bebe (agua) en función de la sed que tengas en cada momento porque ni te vas a deshidratar por no beber litros y litros de agua, ni vas a producir más leche por tomarte esos «litros y litros».

Energía, proteínas, grasas y carbohidratos

Con respecto a la energía, como en el caso del agua, no debemos caer en trampas lógicas. Si bien el cuerpo de las mujeres que amamantan necesita más calorías, eso no significa ni que tengan que ingerirlas todas (algunas de ellas provendrán de las reservas grasas de la mujer) ni que tengan que esforzarse en comer mucho. El apetito es un buen indicador de cuántas calorías debe tomar una mujer lactante. En cuanto a las proteínas, las grasas o los carbohidratos, las recomendaciones de ingesta no son diferentes en mujeres lactantes. La suplementación con un tipo de grasas muy de moda, los omega-3, no ha pasado la criba de *Cochrane*. La edición de diciembre de 2010 de su revista incluyó un extenso estudio llevado a cabo por el doctor Mario F. Delgado-Noguera y sus colaboradores, que concluyó que no hay suficientes evidencias que apoyen la suplementación con omega-3 de cadena larga en mujeres que dan el pecho, para mejorar el crecimiento o el desarrollo de sus hijos.

Fibra

El estreñimiento, que padece casi el 25 % de las gestantes no desaparece en muchas de ellas tras el parto, por lo que tiene sentido incrementar el consumo habitual de alimentos ricos en fibra, como fruta fresca o desecada, frutos secos (mejor que no estén fritos, y sin sal), legumbres y cereales integrales (pan integral, arroz integral, pasta integral, etc.). En todo caso, las recomendaciones de ingesta de fibra son iguales en mujeres lactantes que en no lactantes.

Calcio y vitamina D

Incluyo a estos dos nutrientes en un mismo apartado porque los dos están implicados en la salud ósea, como expliqué en el capítulo 3. Sobre el calcio habría poco que decir, porque los requerimientos de este mineral no aumentan en la lactancia (como tampoco lo hacen en el embarazo), debido a que el cuerpo absorbe más el calcio de los alimentos y elimina menos calcio a través de las heces y la orina. Sin embargo, como muchas personas creen que dar el pecho «desgasta los huesos», quiero dejar claro que amamantar no produce osteoporosis ni pone en peligro la salud ósea, tal y como constató el Departamento de Salud de Estados Unidos en 2009, a través de su Agencia de Investigación en Salud. En realidad, tenemos pruebas de que a más tiempo de amamantamiento, menores posibilidades tiene la madre de padecer fracturas osteoporóticas de cadera, vértebras y extremidades superiores. También disminuye, por cierto, su riesgo de padecer cáncer de ovario o de mama, según los metaanálisis de Luan y Anothaisintawee que tienes en la bibliografía.

Tampoco aumentan en esta etapa los requerimientos de vitamina D. En muchos casos, se suplementa a los bebés amamantados con vitamina D, pero ello no justifica que la madre tome esos mismos suplementos (salvo si presenta una deficiencia), porque, según la Autoridad Europea de Seguridad Alimentaria, «tenemos pocos datos para estimar de forma precisa el incremento que se produce de vitamina D en la leche materna como respuesta a la suplementación con esta vitamina por parte de la madre», y existen pruebas de que la transferencia de vitamina D a la leche materna es limitada.

Hierro

Las recomendaciones de ingesta de hierro en la lactancia son mucho menores que durante el embarazo, e incluso menores que las de antes del embarazo. En la lactancia no solo se gasta menos hierro por el hecho de que el cuerpo deja de engendrar una nueva vida, sino también porque suele producirse una amenorrea (la mujer deja de tener la regla), sobre todo si la lactancia es «exclusiva». Es decir, las recomendaciones de hierro para la madre en la lactancia pueden cubrirse perfectamente mediante una alimentación saludable, a no ser que padezca una anemia ferropénica (que no supone una contraindicación para dar el pecho). Los suplementos de hierro no aumentan la cantidad de hierro presente en la leche materna.

Vitamina K

La suplementación con vitamina K solo está justificada para aumentar la cantidad de esta vitamina en la leche materna de aquellas madres tratadas con fenobarbital, carbamazepina o fenitoína, o en las que se han negado a que se administre al bebé recién nacido vitamina K (la inyección intramuscular de esta vitamina en el muslo previene la enfermedad hemorrágica en neonatos —el dolor asociado se atenúa si el bebé mama durante el procedimiento—).

Yodo

Es importante que la leche materna contenga una cantidad suficiente de este mineral, ya que así el lactante podrá fabricar correctamente sus hormonas tiroideas, esenciales para el correcto desarrollo de su cerebro. Es probable que el profesional sanitario te aconseje consumir diariamente 200 microgramos de yoduro potásico (suplemento farmacológico) si no tomas cada día tres raciones de lácteos no ecológicos (los ecológicos parecen tener mucho menos yodo), además de unos 2 gramos de sal yodada. Es un tema algo controvertido, como he ampliado en la página 93. Sin embargo, no existe controversia alguna con respecto a la importancia de consumir a diario una pizca de sal yodada, que no debe confundirse con sal marina. Es preciso evitar un consumo habitual de algas, cuyo contenido en yodo puede exceder con creces los límites de seguridad de este mineral. Tienes más información en el capítulo 4.

Multivitamínicos

Si los multivitamínicos (que no solo llevan vitaminas, sino también minerales) no están justificados en el embarazo (véase página 115), menos aún lo están en la lactancia. No existen pruebas suficientes que justifiquen su utilidad, y sí tenemos indicios de que el uso continuado de estos preparados puede suponer un riesgo para la salud a largo plazo en determinadas personas.

RIESGOS NUTRICIONALES DURANTE LA LACTANCIA

Tabaco y alcohol

Como el tabaco afecta negativamente al metabolismo de diferentes nutrientes, me permito catalogarlo como un «riesgo nutricional». Leo en la web del Centers for Disease Control de Estados Unidos que algunas mujeres piensan que no hay problema en volver a fumar una vez que el bebé ha nacido. La verdad es que si alguien fuma cerca del bebé o dentro de casa, sí hay un problema: aumentan las posibilidades de que se produzca la llamada «muerte súbita del lactante», y se incrementa notablemente el riesgo de que el bebé padezca problemas pulmonares. No obstante, si la madre fumadora deja de dar el pecho, comete un grave error, porque la lactancia materna protege en parte de las enfermedades que ocasiona el tabaquismo pasivo, mientras que el biberón no lo hace. Las ventajas de la lactancia materna compensan, con creces, los riesgos de que la mamá siga fumando. Aunque la leche materna contenga algo de nicotina, no contiene el alquitrán o los ciertos componentes del humo, muy cancerígenos. Y si la mujer lactante se pone un parche de nicotina para dejar de fumar, también conviene que siga dando el pecho al bebé. Insisto: la leche materna de una mamá fumadora es mucho mejor para la salud de su hijo que cualquier biberón.

Y con el alcohol sucede algo parecido. No cabe duda de que el alcohol siempre es peligroso (mucho más en el embarazo que en cualquier otra etapa), pero mientras que los efectos adversos de la exposición moderada al alcohol durante la lactancia no están bien establecidos, sí lo están los riesgos de la lactancia artificial. Aunque el alcohol, sea del tipo que sea, no es saludable (véase Anexo), la leche materna con algo de alcohol es mejor para la salud infantil que la leche artificial. No es el caso si se produce un consumo agudo de alcohol y justo después se da el pecho, ya que ello puede provocar coma y convulsiones en el lactante si mama. Tras una ingesta aguda de alcohol, se debe esperar a que la madre esté serena, sobre todo si el bebé tiene pocas semanas, antes de dar el pecho. Ningún adulto que haya bebido mucho alcohol debería practicar el colecho (dormir en la misma cama) con un bebé, porque existe el riesgo de aplastarlo inconscientemente.

Carlos González amplió este tema en: www.lactapp.es/blog/alcohol-y-lactancia-materna. Aunque vale la pena leer todo su razonamiento, destaco su conclusión:

> A cualquier persona hay que recomendarle que no beba alcohol, y a una madre (y a un padre) hay que recordarle ade-

más que tiene que dar ejemplo a su hijo, y que podrían suceder desafortunados accidentes si el alcohol disminuye su capacidad para cuidar al bebé, y que por todo ello, que por favor no se pasen. Pero, si se han pasado... pues a lo hecho, pecho [...] sería muy desafortunado que nuestra insistencia en que no beba lleve a alguna madre a optar por destetar a su hijo, «y así puedo beber tranquila». El pecho sigue siendo mejor, incluso con alcohol.

Te recuerdo que la cerveza no aumenta la producción de leche. Si tu consumo de alcohol es elevado, conviene que pidas ayuda para afrontar este problema. El consumo de cerveza sin alcohol o 0,0 % es seguro en la lactancia.

Café

El café apenas llega a la leche materna... aunque algo llega. En algunos niños (pero no en todos) se produce irritabilidad, insomnio, temblores o una tensión muscular anormalmente alta (hipertonía) si la madre consume dosis superiores a 300 miligramos diarios de cafeína (ver Tabla 5, página 148). Hay niños más sensibles que otros a la cafeína, por lo que vale la pena que cada mujer valore la respuesta de su hijo.

Fármacos o fitoterapia

Incluyo los fármacos porque, pese a que no es mi especialidad, quiero que conozcas y tengas a mano la página web que he citado anteriormente, porque es utilísima para consultar la compatibilidad de la lactancia materna con respecto a más de 1.600 productos: www.e-lactancia.org. La ofrece, con tesón, la asociación sin ánimo de lucro APILAM (Asociación para la Promoción e Investigación Científica y Cultural de la Lactancia Materna) en una impagable y diaria labor de años y años. Aunque es de acceso gratuito, podemos hacer una subvención o donación por el importe que deseemos en <http://e-lactancia.org/donativos>.

Otra base de datos muy recomendable, aunque en inglés, es LactMed: <http://toxnet.nlm.nih.gov/newtoxnet/lactmed.htm>.

Ya he hablado extensamente de mi opinión sobre la muy popular fitoterapia (véanse páginas 63 y 160). Aquí solo añadiré dos consideraciones. En primer lugar, que, pese a que los riesgos que conlleva en la lactancia son notablemente menores que los que existen durante el embarazo, estos siguen existiendo tanto para la madre como para el bebé. Enumero las hierbas clasificadas como de «riesgo alto» o «riesgo muy alto» por e-lactancia (encontramos resultados similares en LactMed):

Riesgo alto		Riesgo muy alto
Albahaca	Goji	Agracejo
Alfalfa	Hinojo	Anís estrellado
Amapola	Hisopo	Caulófilo
Artemisa	Licopodio	Coloquíntida
Boj	Lúpulo	Cornezuelo centeno
Boldo	Nuez moscada	Jin Bu Huan
Cálamo aromático	Pino Albar-Blanquillo	Kava
Cimífuga	Poleo menta	Nuez vómica
Cola de caballo	Regaliz	ciruelo africano
Comino	Ruda cabruna	
Efedra	Salvia	
Eucalipto	Sauzgatillo	
Fucus	Té de hierbas	
Gayuba	Zarzaparrilla	

Tabla 7. Plantas cuya ingesta en la lactancia supone un riesgo alto o muy alto para el bebé amamantado.

Fuente: <http://e-lactancia.org/buscar?q=Fitoterapia+Sist %C3 %A9mica>.

En segundo lugar, su capacidad de aumentar la producción de leche materna (por eso las toman muchas mujeres) no está comprobada en absoluto. No pasará nada si pones en tu ensalada una pizca de algunas de las hierbas citadas en la Tabla 7, o si te comes una baya de goji, pero sí puede pasar si consumes extractos de esas plantas (que tienen mayores concentraciones de sustancias activas) o si tomas a menudo infusiones elaboradas con ellas.

Higiene alimentaria

Las medidas higiénicas que enumeré en la página 134 son válidas en cualquier etapa de la vida. En todo caso, así como determinadas infecciones pueden suponer un grave riesgo para el feto, no ocurre lo mismo en la lactancia: en general, si la madre contrae una infección transmitida por los alimentos, ello no afectará a la producción o a la composición de su leche, ni transmitirá la infección al bebé.

Pescado y mercurio

Aunque el Ministerio de Sanidad español recomendó en 2011 a las mujeres lactantes (también a las embarazadas) evitar comer las especies más contaminadas con mercurio (pez espada, tiburón, atún rojo y lucio)[1], un informe más reciente de la Autoridad Europea de Seguridad Alimentaria (EFSA) no considera justificado que las mujeres «eviten» ningún pescado. La EFSA sí ha indicado que tomar más de tres-cuatro raciones de pescado a la semana puede suponer ingerir demasiado mercurio, pero esto se aplica a toda la población adulta, sean o no mujeres embarazadas o lactantes.

1. También aconsejó limitar el consumo de carne oscura de los crustáceos (gambas, cangrejos, etc.), localizada en la cabeza, con el objetivo de reducir la exposición al cadmio.

Alergia alimentaria

Hasta hace unos años, se aconsejaba a las mamás de niños con alto riesgo de alergia alimentaria (ej.: si ya tenían un hermano con alergia) que no tomaran (las madres) alimentos potencialmente alergénicos, como leche, huevos, pescados o frutos secos. No obstante, en diciembre 2010, una extensa y rigurosa revisión publicada en la revista *The Journal of Allergy and Clinical Immunology* desaconsejó esta medida, por innecesaria. Sí es cierto que si el bebé ya padece una alergia alimentaria (correctamente diagnosticada) la madre no debería ingerir los alimentos a los que el niño es alérgico. Dicho esto, es importante insistir en que la lactancia materna protege a esos niños de innumerables problemas.

¿POR QUÉ CONVIENE QUE UNA MUJER LACTANTE COMA SALUDABLEMENTE?

Es conveniente porque la alimentación desempeña un papel fundamental en la salud. Lo hace en todos los momentos de la vida, pero en este caso hay tres motivos de peso para agarrar con firmeza las riendas de una dieta sana:

1. Ayudará a recuperar lentamente el peso previo y a mantenerlo estable

En España estamos, sin duda, aumentando de peso. Prácticamente 6 de cada 10 españoles tenemos sobrepeso u obesidad, así que no estamos hablando de una enfermedad rara, sino de una epidemia. El caso es que después de los embarazos suele producirse un punto de inflexión en el peso corporal: tras varios años de estabilidad, en muchas mujeres comienza a aumentar de forma inexorable. Es el momento ideal, por tanto, para adquirir unos buenos hábitos de alimentación que permitan volver, sin prisas, al peso previo al embarazo y mantenerlo de por vida. He detallado ampliamente diferentes estrategias para abordar esta cuestión en el capítulo 6. El ejercicio, aunque sea de alta intensidad, no hace que la leche materna sea menos abundante, nutritiva o saludable. La pérdida de peso no es una contraindicación para dar el pecho.

2. Influirá sobre la alimentación de nuestros hijos (amamantados, o no)

La dieta de la madre influye un poco —no demasiado— en la calidad de la leche materna. Encontramos un ejemplo en el yodo. Si la madre toma sal yodada, su bebé podrá fabricar sin problemas sus propias hormonas tiroideas. También sabemos que los alimentos que consume la madre dejan un sabor en su leche, que actúa como un «puente de sabor» que facilita la transición de su bebé a los alimentos que la madre consume de forma habitual. Pero la alimentación de la madre influirá muchísimo en algo más: en cómo se alimentará su hijo con el paso de los años. Uno de los factores que más influye en la alimentación de nuestros hijos es el ejemplo que les damos con nuestra manera de alimentarnos.

3. Preparará el cuerpo para el siguiente embarazo

Una mala alimentación disminuye tus posibilidades de éxito si quieres quedarte embarazada de nuevo. Aunque esto es algo que se aplica también al papá: tanto la calidad como la cantidad de espermatozoides de los varones que se alimentan mal es peor que la de aquellos que siguen una dieta saludable. Explico esto porque muchas mujeres, que durante el embarazo han mejorado sus hábitos de alimentación, tras el parto retoman los anteriores, que no eran precisamente sanos. De hecho, esto se aplica también al tabaquismo y a la ingesta de bebidas alcohólicas. Hay decenas de razones para evitar los malos hábitos y una de ellas es, como digo, aumentar las posibilidades de éxito de un nuevo embarazo.

En resumen: relájate y disfruta

Resumo lo más destacable de todo lo explicado hasta aquí, para terminar con una cita del libro *Un regalo para toda la vida*, del pediatra Carlos González, a ver si así te convenzo de que lo leas.

- Quienes nos sugieren que la lactancia es insegura o complicada en realidad pretenden disuadirnos, soterradamente, de dar el pecho.
- Excepto si la madre sufre desnutrición extrema, la alimentación no interfiere en su capacidad de producción de leche o en la calidad de la misma.
- No hay alimentos que alteren el sabor de la leche hasta el punto de afectar a cuánta toma el niño.
- Tampoco hay alimentos, bebidas (ej.: cerveza), complementos dietéticos o hierbas que aumenten la producción de leche.
- En esta etapa hay que beber y comer en función de dos sabios mecanismos llamados «sed» y «apetito».
- La suplementación con ácidos grasos omega-3 o con multivitamínicos no está justificada en mujeres lactantes.
- Salvo en casos de deficiencia, los suplementos de calcio y vitamina D no están justificados.
- Si la madre no padece anemia, no conviene que tome suplementos de hierro. La anemia no contraindica la lactancia.
- La suplementación con vitamina K está justificada en unos pocos casos (véase página 212).
- Todos deberíamos tomar una pizca sal yodada a diario. Si no tomas cada día tres raciones de lácteos, además de unos 2 gramos de sal yodada, es probable que el profesio-

nal sanitario te aconseje consumir 200 microgramos de yoduro potásico (suplemento farmacológico) cada día.
- Aunque no conviene ni fumar ni beber alcohol, la leche materna de una mamá fumadora (que debería fumar fuera de casa) o bebedora es mucho mejor para la salud de su hijo que cualquier biberón. Existen algunas consideraciones a tener en cuenta con respecto al consumo de alcohol (véase páginas 214 y 215).
- En general, el consumo de dosis moderadas de café no produce efectos adversos en los bebés amamantados, aunque conviene vigilar la tolerancia individual.
- La fitoterapia no siempre es inocua. Existen plantas que suponen un riesgo muy elevado en la lactancia (Tabla 7).
- Los bebés alérgicos pueden reaccionar contra alérgenos transferidos desde la dieta de la madre a su leche materna. Las madres de niños con alto riesgo de alergia (pero sin alergia) no deben seguir una dieta especial.
- Conviene seguir una dieta sana para preparar el cuerpo para siguientes embarazos, proteger la salud de la mujer y dar ejemplo a nuestros hijos.
- La pérdida de peso o la práctica de ejercicio no contraindican la lactancia materna.

Y aquí va la cita prometida. Que la disfrutes:

> Varias cuestiones preocupan a las madres: qué y cuánto tienen que comer, qué alimentos hay que evitar y cuáles son especialmente beneficiosos porque dan mucha y buena leche, cuánto tienen que beber... Por fortuna, la respuesta a todas estas preguntas es una y la misma: lo que quiera.

8
Dieta vegetariana en el embarazo o en la lactancia

> Alimenta tus valores, porque eso es quien tú eres.
>
> Profesor JOAN SABATÉ

El vegetarianismo está aumentando en Occidente desde hace años, por numerosos motivos. El efecto «famoso» ha contribuido a que esta práctica esté de moda, qué duda cabe, pero también existen otras razones, como la mejora de la salud, el interés por el bienestar de los animales, la protección del medio ambiente, consideraciones económicas o planteamientos religiosos. Por ello, he creído necesario incluir un pequeño capítulo sobre este tipo de alimentación. No abordaré todas las características de una dieta vegetariana (da para un libro), sino solo las más importantes.

¿SE PUEDE SEGUIR UNA DIETA VEGETARIANA EN EL EMBARAZO O EN LA LACTANCIA?

En realidad la pregunta es la siguiente: ¿una dieta vegetariana es compatible con la salud durante el embarazo y la lactancia? Numerosas entidades internacionales de referencia, como la Academia de Nutrición y Dietética de Estados Unidos, creen que sí. Reconocen que el hecho de seguir una dieta vegetariana (que excluye la carne y el pescado —o sus derivados—) o vegana (excluye también cualquier otro derivado animal, como los lácteos y los huevos) es compatible con un buen estado de salud en todas las etapas del ciclo vital, siempre que esté bien planteada.

Como la típica dieta omnívora seguida por la población general no es que esté muy bien planteada, no resulta extraño que los estudios observen que las personas vegetarianas (que suelen seguir un patrón de alimentación más saludable) tienen menos riesgo de hipertensión, hipercolesterolemia, hipertrigliceridemia, cáncer, diabetes, obesidad y enfermedad cardiovascular. Quizá los beneficios, que alcanzan a un menor riesgo de mortalidad prematura, no son solo atribuibles a la alimentación, sino también a que el sedentarismo, el alcoholismo o el tabaquismo son mucho menos frecuentes en ellos. En todo caso, la doctora Margaret Chan, directora general de la Organización Mundial de la Salud, considera que «reducir el consumo de alimentos de origen animal puede aportar beneficios para la salud en los países desarrollados».

La dieta vegetariana no debe confundirse con dieta macrobiótica o con otras variedades como la frugívora (solo se comen frutos) o la crudívora (solo incluye alimentos crudos), que son desaconsejables en adultos, pero sobre todo en niños o en mujeres embarazadas o lactantes, porque pueden conducir a carencias de energía, de proteínas, o de otros nutrientes vitales como determinadas vitaminas o minerales. Dichas dietas también pueden contener «excesos», como es el caso del yodo en la dieta macrobiótica, conocida por su manga ancha con las algas marinas. Esto último resulta muy preocupante en el embarazo, ya que podría verse alterada la correcta formación del feto, según he señalado anteriormente.

Las dietas ovolactovegetarianas y veganas bien planificadas, sin embargo, sí pueden cubrir las necesidades de nutrientes y de energía de las mujeres embarazadas o lactantes. Los bebés de las madres vegetarianas tienen, al nacer, pesos similares a los de los bebés de las madres no vegetarianas, y ajustados a las normas de peso. El consumo de proteínas en estas mujeres cubre o excede los estándares de ingesta de este nutriente, simplemente siguiendo una dieta saludable a lo largo del día. La cantidad de mujeres vegetarianas o veganas con anemia ferropénica es similar a la del resto de las mujeres, quizá porque se produce un incremento en la absorción del hierro dietético. Sucede algo parecido con el calcio. La incidencia de fracturas óseas no es mayor, según muestran las investigaciones de Sambol y colaboradores y Ho-Pham y colaboradores, que puedes consultar en la bibliografía. Por su parte, el Comité de Nutrición de la Asociación Americana del Corazón indica en su página web que «los estudios muestran que los vegetarianos absorben y retienen más calcio de los alimentos que los no vegetarianos».

Nada de ello quita para que las personas vegetarianas o veganas deban esforzarse en consumir alimentos saludables que aporten calcio, proteínas y hierro. Es el caso de la soja o sus derivados, otras legumbres (como lentejas, alubias o garbanzos), las crucíferas (coles de Bruselas, brócoli, nabo, coliflor, etc.), los frutos secos (almendras, avellanas, nueces) o los cereales integrales (pan integral, pasta integral, arroz integral, quinua, etc.).

En cualquier caso, las recomendaciones nutricionales dirigidas a mujeres embarazadas o lactantes vegetarianas occidentales (como exponerse al sol a menudo —aunque con moderación— para sintetizar vitamina D, o tomar sal yodada —que no marina— para cubrir los requerimientos de yodo) no son muy diferentes a las que he citado en anteriores capítulos, salvo en el caso de la vitamina B12 y del yodo, que comento a continuación. Aunque antes me gustaría que leyeras esta reflexión que incluyeron en 2014 el doctor Wiesław Pilis y sus colaboradores en la revista polaca *Roczniki Państwowego Zakładu Higieny* (Anales del Instituto Nacional de Higiene): «En conjunto, se puede concluir razonablemente que los efectos beneficiosos de una dieta vegetariana superan de manera significativa a los negativos».

Vitamina B12 en embarazadas y lactantes vegetarianas

Si sigues una dieta vegetariana y no has tomado vitamina B12 de forma regular, pide una analítica a tu médico lo antes posible[1]. Aunque puede pasar bastante tiempo para que se consuman las reservas de B12 en adultos, una vez agotadas, los síntomas de su deficiencia pueden sobrevenir rápidamente. Es más: en bebés nacidos de madres veganas que no toman suplementos de B12, las secuelas (ej.: daños neurológicos) pueden presentarse mucho más pronto y ser severas y permanentes.

Dejando de lado suplementos o alimentos enriquecidos, las únicas fuentes fiables de vitamina B12 son los productos de origen animal, así que siempre se ha creído que la deficiencia de esta vitamina solo era habitual en veganos. No obstante, una muy fiable investigación coordinada por el doctor Roman Pawlak y publicada en febrero de 2013 en la revista científica *Nutrition Reviews* constató que los vegetarianos que presentan deficiencia de vitamina B12 lo hacen independientemente de las características demográficas, del lugar de residencia, de la edad o, también, del tipo de dieta vegetariana que siguen. Pawlak y colaboradores (del Departamento de Ciencias de la Nutrición de la Universidad de Carolina del Este en Greenville, Estados Unidos), indicaron que:

> Aunque en un principio se creía que la deficiencia de B12 era extremadamente rara, excepto entre los vegetarianos estrictos [veganos], ahora se sabe que la deficiencia de B12 es relativamente común entre las personas que se adhieren a todos los tipos de dietas vegetarianas, incluyendo las ovolactovegetarianas, además de otros subgrupos de población, como las personas mayores.

---

1. Si tus niveles son bajos, las dosis que tu médico indicará para tratar la deficiencia de B12 son más altas que las pautadas para prevenirla.

Así, pese a que la cantidad de personas veganas con deficiencia de B12 es más alta que en personas vegetarianas, existen investigaciones que han observado deficiencias de B12 en dos terceras partes de los vegetarianos estudiados, tal y como constatan en su estudio Pawlak y colaboradores.

¿Por qué sucede esto? Un posible motivo es que su consumo de lácteos y huevos no sea suficiente para cubrir los requerimientos, pero hay más explicaciones, como problemas de absorción, interacciones, etc. Sea como fuere, nada menos que el 22 % de las vegetarianas (ovolactovegetarianas) embarazadas presentaron deficiencia de B12 en un estudio llevado a cabo en Alemania por Koebnick y colaboradores. Es algo muy preocupante. La vitamina B12 atraviesa la placenta, cubre los requerimientos del feto y está presente en la leche materna, por lo que también contribuye a las necesidades del bebé amamantado. Si las reservas de la madre son bajas, el bebé no solo nacerá con bajos niveles de B12 en su cuerpo, sino que no recibirá la B12 a partir de la leche de su madre, y podría desarrollar los síntomas de deficiencia de B12 a los pocos meses de nacer. Los síntomas son tan poco deseables como el retraso mental, y por ello se aconseja que madre e hijo tomen vitamina B12 de forma regular.

Es probable que la madre no padezca a corto-medio plazo ningún síntoma «visible» de deficiencia de B12, dado que las personas vegetarianas suelen consumir mucho ácido fólico (una vitamina muy presente en alimentos vegetales) y ello puede enmascarar el principal (pero no único) síntoma que se produce cuando falta esta vitamina, un tipo de anemia conocida como anemia megaloblástica[2]. El ácido fólico, sin embargo, no protege del daño neurológico asociado a la falta de B12, cuyos sínto-

---

2. La vitamina B12 participa, junto al ácido fólico, en la producción de glóbulos rojos. Si falta B12, pero existe una suficiente cantidad de ácido fólico, los glóbulos rojos se crean bien, pero no se evitan otras patologías específicas de la deficiencia de B12.

mas en bebés se observan al poco tiempo de existir la deficiencia de B12, pero que en adultos pueden tardar en manifestarse (suelen ser problemas de equilibrio, entumecimiento y hormigueo de manos y pies, confusión mental, entre otros).

La buena noticia es que los suplementos de B12, tomados en dosis adecuadas, son muy efectivos previniendo y tratando la deficiencia de B12, y además son baratos y no presentan efectos secundarios preocupantes. Muchos vegetarianos creen que la B12 de los suplementos o de los alimentos enriquecidos proviene de animales, cuando no es así: procede de cultivos de microorganismos.

Hay poca información basada en estudios de calidad sobre cuánta B12 conviene que tomen las embarazadas vegetarianas, así que no es fácil hacer frente a este tema. Es incluso necesario empezar hablando del ácido fólico, porque, en ocasiones, los suplementos de ácido fólico pautados a las gestantes también tienen vitamina B12. Uno de los motivos es que la B12 es inocua, con un amplísimo margen de seguridad, y que su suplementación puede prevenir daños graves, como hemos visto. No he hallado ningún estudio que haya observado toxicidad de los suplementos de B12 en la población general ni en embarazadas, algo que ya indicaron Simpson y colaboradores en 2010 (*J Matern Fetal Neonatal Med*).

Pero el ácido fólico no es tan inocuo cuando superamos ciertas dosis. En individuos vegetarianos, los suplementos con mucho ácido fólico pueden enmascarar los síntomas de la deficiencia de vitamina B12, sin corregir el daño neurológico que genera. Estudios preliminares muestran que las altas dosis de ácido fólico en vegetarianos podrían incluso empeorar los síntomas cognitivos asociados con la deficiencia de vitamina B12. Así pues, te recuerdo que la suplementación con ácido fólico en el embarazo no debe ser superior a 400 microgramos/día, salvo por expresa recomendación médica.

Volvamos a la B12 y a la dificultad que entraña dar una recomendación concreta sobre su suplementación. Resulta que cuanto mayor es la dosis que tomemos de B12, mucho menor será su absorción, es decir, deberemos subir cada vez más la cifra de B12 que tomemos para conseguir aumentar un poco la retención de esta vitamina en nuestro organismo. Lo puntualizo para que no te extrañe que las recomendaciones de ingesta de B12 en las mujeres embarazadas o lactantes asciendan a 2,6 y 2,8 microgramos respectivamente, pero que los suplementos pautados para prevenir la deficiencia de esta vitamina lleguen a tener hasta 1.000 microgramos en su interior.

Existen diferentes consideraciones sobre cuánta B12 conviene que tomen las embarazadas vegetarianas, pero la información que me parece más fiable sobre esta cuestión es la aportada por tres dietistas-nutricionistas: Reed Mangels, Jack Norris y Virginia Messina. He traducido y adaptado los datos que ellos aportan para crear la Tabla 8, en la que aparecen las recomendaciones de ingesta de vitamina B12 en diversas etapas de la vida. En ella verás que tales recomendaciones pueden cubrirse con lácteos y huevos, con alimentos enriquecidos (ej.: batido de soja enriquecido con vitamina B12), o bien con suplementos. Estos últimos pueden tomarse una vez al día, o dos veces por semana. Para saber la cantidad de B12 que hay en los alimentos enriquecidos deberás revisar su etiqueta. En cuanto a lácteos y huevos, describo tres ejemplos para que te hagas una idea de cuánta vitamina B12 contienen:

- Un vaso grande de leche[3] (unos 225 gramos): 0,78 microgramos de B12.
- Una loncha de queso semicurado (50 gramos): 0,75 microgramos de B12.
- Una tortilla de un huevo, o un huevo frito (45-55 gramos): 0,54-0,71 microgramos de B12.

---

3. Si se calienta mucho la leche esta cifra disminuirá.

Edad	Seguir una de estas tres opciones:		
	Tomar una cantidad de lácteos y huevos (o bien alimentos enriquecidos) que permita cubrir las recomendaciones de ingesta diaria descritas en esta columna (en microgramos)	Tomar un suplemento dietético de vitamina B12 (cianocobalamina) cada día que contenga la cifra descrita en esta columna (en microgramos)	Tomar dos veces por semana un suplemento dietético de vitamina B12 (cianocobalamina) que contenga la cifra descrita en esta columna (en microgramos)
0-5 meses	–	1.5*	–
6-11 meses	1.5**	5 - 20	200
1-3 años	1.5	10 - 40	375
4-6 años	1.5	13 - 50	500
7-10 años	2.5	20 - 75	750
11-14 años	3.5	25 - 100	1000
15-64 años	4	25 - 100	1000
≥ 65 años	4	500 - 1000	Sin información
Embarazo	4.5	25 - 100	1000
Lactancia	5	30 - 100	1000

Tabla 8. Recomendaciones de ingesta de B12 en personas vegetarianas o veganas.

Adaptado de: Norris J., 2014, Mangels y Messina, 2001, y European Food Safety Authority, 2015.

* No aplicable a bebés que toman leche de fórmula (que ya lleva vitamina B12) o a lactantes cuyas madres se suplementan con B12.

** Se desaconseja que los bebés menores de 1 año reciban una leche distinta a la de su madre o, en su defecto, a la leche de fórmula.

YODO EN EMBARAZADAS Y LACTANTES VEGETARIANAS

Como recordarás, en el capítulo 3 comenté que nuestro Ministerio de Sanidad considera justificado que toda mujer que no toma un mínimo de tres raciones diarias de lácteos, además de unos 2 gramos de sal yodada, reciba un suplemento diario que contenga 200 microgramos de yodo (en forma de yoduro potásico). Así pues, si la mujer lactante ovolatovegetariana no toma la citada cantidad de lácteos, o los toma «ecológicos» (que parecen tener muy poco yodo) resulta conveniente que reciba el suplemento. También será recomendable, sin duda, que lo reciba toda mujer lactante vegana (que no toma lácteos).

Es importante, por último, que todas las mujeres vegetarianas tengan presente que en una dieta vegetariana existe menos espacio para las transgresiones dietéticas (revisa la Tabla 1 de la página 31, «Productos que "tiñen" la alimentación occidental de grasa, sal, azúcar o las tres cosas a la vez») y que no descarten pedir consejo dietético-nutricional... a un profesional acreditado. Si tanto el desconocimiento como la charlatanería son frondosos en la dietética en general, lo son más todavía en el sombrío bosque de las dietas alternativas.

Para concluir

> Es bueno vivir como se piensa. De lo contrario, pensarás como vives.
>
> José Mujica

Espero, querida lectora, haberme explicado bien y que hayas entendido que la clave no es «hacer dieta», sino integrar en nuestro día a día unos buenos hábitos de salud, y eso incluye los relacionados con la alimentación.

Dicho esto, me gustaría terminar con una última reflexión: en mi opinión, existe un truco para mejorar la salud, llamado «dar ejemplo». Si soy un buen modelo, es muy posible que quienes me rodean (mi pareja, mis hijos, mis familiares, mis amigos, mis compañeros de trabajo, etc.) se «contagien» y mejoren su esperanza de vida, su calidad de vida y, sobre todo, su amor por la vida. Pero el beneficio de dar ejemplo va más allá, porque no solo alcanza a quien lo recibe, sino también a quien lo da. Por eso he empezado este libro con la cita «Todo tiene quien todo da», tomada de la preciosa canción «En mi pecho», de El Último de la Fila. Estoy convencido de que los favores que hacemos a los demás (y eso incluye a nuestros hijos cuando cuidamos nuestra salud en el embarazo, en la lactancia o cuando crecen) nos vuelven como un bumerán.

Decía Madeleine de Scudéry que «las acciones son mucho más sinceras que las palabras», así que, con tu permiso, me voy a pasear un rato por las preciosas montañas de Osona con mi familia.

Epílogo

En la introducción el autor preguntaba «¿Crees que te alimentas de forma saludable?».

Después de que hayas leído el libro, si el tobogán de hormonas en el que estás inmersa (estés preñada o recién parida) te ha dejado asimilar su sabio contenido, yo te pregunto: ¿quieres alimentarte de forma saludable?

Si la respuesta es «sí», ya sabes cómo hacerlo. Felicidades.

Si la respuesta es «no», «no sé», «es complicado» o «ya veré», te diría que puedes reconsiderar tu respuesta y elegir entre hacerlo por ti o por tu hijo.

Al fin y al cabo lo único claro que tenemos todos los padres del mundo es que deseamos lo mejor para nuestros hijos y que queremos vivir a su lado el mayor tiempo posible. Y también sabemos que lo más importante es tener salud.

Ser padre o madre consiste básicamente en tomar decisiones, desde el principio: cómo parir, cómo criar, cómo amamantar, cómo alimentar... y luego en ser coherente hasta para cambiar de idea. Yo he aprendido que ponerse en disposición de aprender es mucho más fácil y placentero que empeñarse en enseñar, por eso intento aprender y compartir con mi hijo todo lo que nos vamos encontrando.

La alimentación es solo una parte más de nuestra convivencia. Le damos importancia pero no nos obsesionamos con ello. No buscamos la excelencia ni la perfección sino el placer.

Disfrutar de comer bien es un lujo en sí mismo y no es caro. Por eso (aunque sea curioso que lo diga yo), apaga la tele y ¡que aproveche!

EVA HACHE

Agradecimientos

La pura verdad es que escribir este libro ha sido como un largo y agotador parto. Por suerte, he contado en todo momento con el impagable apoyo de mi pareja, Olga Ayllón, que durante los muchos meses en los que se gestaba el bebé (no en mi barriga, claro, sino en un ruidoso ordenador), me cuidaba más que a sí misma. Por eso y por tu deslumbrante amor, toneladas de gracias, Olga; te amo. Mis tres preciosas niñitas, María, Ana y Clara (cada vez menos «niñitas», ahora que lo pienso) no solo me han ayudado mientras mis movimientos se volvían más pesados, sino que además han sido uno de los motivos para no «abortar» cuando estaba muy agotado. Así que gracias también a vosotras, guapísimas. Mis padres y mis suegros, como siempre, han estado en todo momento preocupándose de nutrirme a mí y al «feto» con una dieta saludable formada por sonrisas y complicidad, así que, de nuevo, muchísimas gracias. Gracias también a Cristina Armiñana que es, por méritos propios, la madrina del «neonato», así como a todas las personas que han hecho posible la edición de este libro.

Han monitorizado mi estado de salud, y sobre todo el del «bebé», con extraordinario cariño, la larga lista de familiares y amigos que detallo a continuación. Sin ellos, el alumbramiento habría sido dolorosísimo y habrían oído mis gritos hasta en los confines de la galaxia. Les envío a todos miles de gracias, eternas como el infinito. Los listo en orden alfabético (... y espero no dejarme a nadie): Alba Padró, Alexis Rodríguez, Andrés Roca, Andreu Prados, Anna Vivó, Antonia Fleque, Antonio Ortí, Ariadna Torres, Asociación Amagintza, Carlos Casabona, Carlos Ferrando, Carlos González (¡genial prólogo!), Carol Pino, David Torres, Edu Baladía, Elisa Medina, Esther Iglesias, Eva Hache (¡maravilloso epílogo!), Fernando Roca, Iria Quintans, Iván Picazo, Jaime Basulto, Joan Artigal, Joan Ayllón, Jon Badiola, Juan Carlos Montero, Juan Revenga, Juanjo Cáceres, Julián González, Laura Caorsi, Lis Marcé, Luis Pérez, Luis Ruiz, Mapi Abedaño, Mar Alegre, Maria Blanquer, María Hoyos, Maria Manera, Marta Pérez, Mercè Amat, Merche Basulto, Miren Rodríguez, Mónica Albelda, Neus Terán, Pablo Andreu, Paloma Blanca Ciscares, Patricia Tey, Pilar Amigó, Pilar Serrano, Rosa Basulto, Rosa Sánchez, Roser Jordà, Rubén A. Arribas, Susana Roca, Toni Cañadas y Vanessa Diz.

Y con esto acabo. Me voy a dar el pecho al bebé.

Anexo

«Cuanto menos alcohol, mejor. Cuanto más, peor. Y no hablo del orujo»

Publicado con autorización.

Basulto J. «Cuanto menos alcohol, mejor. Cuanto más, peor. Y no hablo del orujo», Comer o no comer, 21 de julio de 2014 (última actualización). En línea: <http://comeronocomer.es/la-carta/cuanto-menos-alcohol-mejor-cuanto-mas-peor-y-no-hablo-del-orujo >.

Nota: el documento online contiene hipervínculos que permiten ampliar la información detallada.

Tengo la sensación de que a muchísima gente no le va a gustar nada de nada leer este texto. De hecho, intuyo que, solo con el título, ya habrán decidido cambiar de página. Bueno, en realidad no es tanto intuición como mera lógica: el 90 % de adultos españoles incluye las bebidas alcohólicas como parte de su alimentación (OCU-*Salud* nº 93), así que para evitar disonancias cognitivas, muchos lectores o bien cerrarán la página web, o bien pondrán verde al autor, que es gratis. Sea como sea, allá voy.

Más alcohol es peor para la salud, menos alcohol es mejor. Y no, no me refiero solo al whisky, al coñac o al orujo. Hablo de todas las bebidas alcohólicas, y eso incluye la «cervecita» y el «vinito». No sé si saben que, en 2007, el Fondo Mundial para la Investigación del Cáncer, en el monográfico que dedicó a la prevención de esta enfermedad, declaró que «las evidencias científicas relacionadas con el cáncer justifican la recomendación de no ingerir bebidas alcohólicas». Son palabras mayores.

Pero ¿se estaría refiriendo dicho Fondo Mundial a la cazalla? Sigamos leyendo: «[...] Esto significa que, teniendo en cuenta las evidencias relacionadas con el cáncer, deben evitarse incluso pequeñas cantidades de bebidas alcohólicas». Ya, ya, pero a lo mejor hablaban de chupitos de tequila. Pues va a ser que no: «[...] Las evidencias muestran que todas las bebidas alcohólicas tienen el mismo efecto. Los datos no sugieren diferencias significativas en función del tipo de bebida. Por lo tanto, esta recomendación cubre a todas las bebidas alcohólicas, sean cervezas, vinos, licores u otras bebidas alcohólicas».

Cinco años después, en 2012, la Sociedad Americana del Cáncer publicaba una imprescindible guía para la prevención del cáncer en la que leemos: «El consumo total de alcohol es el factor importante, no el tipo de bebida alcohólica consumida». ¡Qué copiones!

¿Cree, amable lector, que en estos dos años que han pasado desde la aparición de la guía de la Sociedad Americana del Cáncer se han publicado suficientes estudios científicos como para dar la razón al coreado mantra «los médicos recomiendan una copita diaria»? Veamos. En febrero de este mismo año (2014), la Agencia Internacional para la Investigación del Cáncer (más conocida por sus siglas IARC) ha publicado su «World Cancer Report» (Informe Mundial sobre el Cáncer). Por si alguien no está al caso, la IARC es una agencia intergubernamental que forma parte de la Organización Mundial de la Salud de las Naciones Unidas. ¿Qué ha dicho tan prestigiosa agencia? La doctora Laura A. Stokowski sintetizó la opinión de la IARC (en un artículo para enmarcar), en seis palabras «*No amount of alcohol is safe*» (no hay una cantidad segura de alcohol). Lo mismo que dijeron en 2007 el Fondo Mundial para la Investigación del Cáncer o, en 2012, la American Cancer Society.

Ah, usted está pensando no en el cáncer, sino en los «probados» beneficios cardiovasculares de la «copita de vino». Seguro que ha oído hablar de la «paradoja francesa», según la cual (por hacer un resumen...) los franceses, pese a que toman muchas grasas saturadas, tienen pocos eventos cardiovasculares... gracias al vino. Perdón, gracias al polifenólico vino. Quiero decir, gracias al antioxidante vino. Que diga, antiinflamatorio vino. Mejor: antiagregante vino. Bueno, ese vino que todos sabemos (porque los medios de comunicación no paran de repetirlo), que es tan antimutagénico, tan antiaterogénico y tan antiinvasión de zombies que no sé usted por qué no se ha metido ya dos buenos vasos (que no copas) mientras lee estas líneas. Siga, siga leyendo, pero no empine el codo todavía.

La «paradoja francesa» no tardó en ser desacreditada por numerosas investigaciones. El doctor Timothy S. Naimi y colaboradores citan algunas de ellas en este interesantísimo artículo. Aunque no era difícil desacreditarla, porque ya nació con falta de crédito científico. Los estudios en los que se basaba no eran ensayos controlados (¿han leído ya el texto «Señalar al melón como causa de su pudrimiento»? —<http://goo.gl/lsncz6>)— sino estudios observacionales. Tan observacionales como el que pueden ver en la siguiente gráfica:

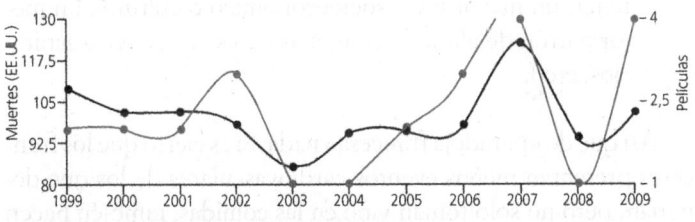

• número de personas que se han ahogado al caer en una piscina
• número de películas en las que aparece Nicolas Cage

Gráfico 3.
Fuente: <http://www.tylervigen.com/view_correlation?id=359>.

En esta gráfica podemos constatar que el número de películas en las que ha aparecido Nicolas Cage desde 1999 hasta 2009 se relaciona de forma clara con el número de personas ahogadas en una piscina. Es lo que se conoce como «correlación espuria».

¿Verdad que no cree usted que Nicolas Cage es el culpable de esos ahogamientos? Pues no crea tampoco que «correlación» (los que toman más vino tienen menos infartos) implica «causalidad» (tomar vino protege del infarto). El caso es que el informe «Alcohol en la Unión Europea: consumo, daño y políticas de abordaje», publicado por la OMS en 2012, llegó a las siguientes conclusiones con respecto al supuesto efecto protector del consumo «moderado» (que debería llamarse «de bajo riesgo») de alcohol:

- Solo se «observa» para la enfermedad isquémica, que es una enfermedad cardiovascular de las muchas existentes.
- No es aplicable a jóvenes.
- En personas mayores, el supuesto efecto protector es despreciable si se compara con los beneficios del ejercicio y de una dieta sana.
- Es probable que ese supuesto efecto protector se observe en los estudios sin haber tenido en cuenta factores de confusión (quienes toman alcohol con moderación suelen tener: un mayor nivel socioeconómico o cultural, un mejor patrón de alimentación, más acceso a servicios sanitarios, etc.).

Así que de «paradoja francesa» nada. Sí es cierto que los franceses presentan menos eventos cardiovasculares de los que deberían, pero no solo toman vino en las comidas, también hacen muchas otras cosas... sobre todo si los comparamos con los estadounidenses. Hay quien ha ido más allá, afirmando que el vino «protege» de la depresión. Si lo han escuchado alguna vez, no tarden en leer lo que escribí al respecto en septiembre de 2013: «¿Vino para la depresión? Madre mía» (http://goo.gl/LjgAfi).

Pues bien, la OMS resumió la relación alcohol-salud de la siguiente manera: el alcohol es teratogénico, neurotóxico, adictivo, inmunosupresor, perjudicial para el sistema cardiovascular, carcinogénico y aumenta el riesgo de muerte. Y es que aunque hay evidencias que muestran un menor riesgo de ciertas dolencias ante un consumo bajo de alcohol, debemos contrastarlas con los daños asociados con dicho consumo, como el riesgo de cáncer, antes citado. Incluso en el caso de que un consumo bajo de vino tuviera algún beneficio cardiovascular, es importante subrayar que «más alcohol» no significa «mejor». Es posible, además, que promocionar el consumo «moderado» de alcohol se traduzca en un mayor número de bebedores. Así lo sugerimos en el año 2009 mis colegas y yo en un documento denominado «Alcohol con moderación y salud».

Lo cierto es que «más alcohol» es (en palabras de la doctora Laura A. Stokowski) «dramáticamente peor» para dolencias como la hipertensión, la fibrilación auricular, el accidente cerebrovascular isquémico y hemorrágico y la miocardiopatía dilatada no isquémica. Stokowski añade algo más: «La evidencia de los efectos nocivos del alcohol es más fuerte que la evidencia de sus efectos beneficiosos». Importante constatación, sobre todo si tenemos en cuenta que el alcohol es uno de los principales factores de riesgo de muerte prematura en europeos.

Para uno de los autores del informe «World Cancer Report», el muy reputado doctor Jürgen Rehm, un menor consumo de alcohol se traduce en una mayor y mejor longevidad. Por ello, le resulta inexplicable que la prensa publicite mucho más los efectos beneficiosos que los perjudiciales. El informe computó cuántos estudios científicos relacionados con el alcohol aparecían en la prensa, para descubrir con horror que «hay muchos más informes sobre el vínculo beneficioso [entre alcohol y salud] que sobre el perjudicial». El doctor Rehm se pregunta: «Yo no sé por qué un vínculo beneficioso sería más importante que un simple enlace perjudicial, cuando el vínculo beneficioso es aproximadamente una décima parte de la relación perjudicial». Y yo me pregunto: ¿estará la industria del alcohol detrás de dicho desequilibrio? Y yo me respondo: apostaría a que sí (lo haría con la mano derecha encima de este texto).

El alcohol es, ya lo han visto, un factor de riesgo de cáncer «modificable», es decir, que podemos modificar. Tanto es así que el doctor Rehm considera que las bebidas alcohólicas deberían advertirnos en su etiqueta de que el alcohol incrementa el riesgo de cáncer. Me parece divino. Más divinas aún me parecen las siguientes reflexiones de Jürgen Rehm: dado que entre el 80 y el 90 % de las muertes por cáncer las causa el tabaco, si un vecino muere de cáncer es probable que alguien preguntará «¿era fumador?». Pero nadie pregunte «¿Era bebedor?», cuando la relación del alcohol con el cáncer oscila entre el 5 y el 40 %.

En mayo de 2014, la OMS publicó su más reciente informe sobre alcohol y salud, denominado «Informe Mundial de Situación sobre Alcohol y Salud». Publiqué un tuit en el que traduje lo más destacable, en mi opinión, sobre la relación entre alcohol, cáncer y enfermedades cardiovasculares. Se lo abrevio en dos líneas: «Un consumo tan bajo como una bebida diaria causa un aumento significativo del riesgo de algunos tipos de cáncer». Pero ojo: los peligros del alcohol no se limitan al cáncer, tal y como indica la OMS en este nuevo informe «El alcohol causa más de 200 enfermedades». Por eso las políticas para controlar el alcohol son como una vacuna.

En el libro *Secretos de la gente sana* (en el que amplío toda esta trama) incluí una cita que les ruego que lean con detenimiento: «Los efectos adversos directos o indirectos asociados al alcohol son amplios y costosos, y no están confinados a una minoría de bebedores asiduos, ni a un tipo de bebida en particular, sino que son extensibles a toda la población y a las bebidas alcohólicas en su conjunto». La tomé del Plan Europeo de Actuación sobre Alcohol 2000-2005 (Ministerio de Sanidad y Consumo, 2000). Así que ya ven: hace años que las autoridades sanitarias nos advierten que «cuanto menos alcohol, mejor», frase acuñada por la OMS en 1996. Quizá sería el momento de añadir algo a ese conocido lema, algo así como: «Y eso incluye las cervecitas y la copita de vino».

Bibliografía

> Los estudios superiores y los títulos detrás del nombre no garantizan un nuevo nivel de sabiduría. [...] Al fin y al cabo, no existe sustituto para el anticuado vicio de una lectura atenta.
>
> STEPHEN JAY GOULD, *Ocho cerditos,*
> *reflexiones sobre historia natural*

1. LA ALIMENTACIÓN SALUDABLE LA FORMAN ALIMENTOS SALUDABLES, NO «NUTRIENTES SALUDABLES»

Agencia Española de Seguridad Alimentaria y Nutrición, «Evaluación nutricional de la dieta española I. Energía y macronutrientes. Sobre datos de la Encuesta Nacional de Ingesta Dietética (ENIDE)», 2012. En: <http://aesan.msssi.gob.es/AESAN/docs/docs/evaluacion_riesgos/estudios_evaluacion nutricional/valoracion_nutricional_enide_macronutrientes.pdf>. [Consulta: 5 de noviembre de 2014.]

—, «Evaluación nutricional de la dieta española II. Micronutrientes. Sobre datos de la Encuesta Nacional de Ingesta Dietética (ENIDE)», 2012. En: <http://aesan.msssi.gob.es/AESAN/docs/docs/evaluacion_riesgos/estudios_evaluacion_nutricional/Valoracion_nutricional_ENIDE_micronutrientes.pdf>. [Consulta: 5 de noviembre de 2014.]

—, «Resultados de la primera Encuesta Nacional de Ingesta Dietética Española», 3 de marzo de 2011. En: <http://aesan.msssi.gob.es/AESAN/web/notas_prensa/presentacion_enide.shtml>. [Consulta: 5 de noviembre de 2014.]

American Heart Association, «Treating Obesity as a Disease», 14 de abril de 2014. En: <https://www.heart.org/HEARTORG/GettingHealthy/WeightManagement/Obesity/Treating-Obesity-as-a-Disease_UCM_459557_Article.jsp>. [Consulta: 5 de noviembre de 2014].

American Institute for Cancer Research, «Red and Processed Meats: The Cancer Connection», 23 de junio de 2011. En: <http://www.aicr.org/reduce-your-cancer-risk/diet/elements_red_processed_meat.html>. [Consulta: 5 de noviembre de 2014].

—, «Switch it up for Lunch», 2 de enero de 2008. En: <http://preventcancer.aicr.org/site/News2?abbr=pr_ypage=NewsArticleyid=13039yprinter_friendly=1>. [Consulta: 5 de noviembre de 2014].

—, «What is Processed Meat, Anyway?», 23 de febrero de 2012. En: <http://blog.aicr.org/2012/02/23/what-is-processed-meat-anyway/>. [Consulta: 5 de noviembre de 2014].

ANSES, Agence Nationale de Sécurité Sanitaire de l'Alimentation, de l'Environnement et du Travail, Working Group Expert Committee on «Human Nutrition», «Evaluation of the Risks Related to Dietary Weight-Loss Practices», 2009. En: <www.afssa.fr/Documents/NUT2009sa0099EN.pdf>. [Consulta: 5 de noviembre de 2014].

Arraut, L., «Hasta con buenas intenciones se puede matar a escala bíblica», *El País*, 8 de mayo de 2011. En: <http://elpais.com/diario/2011/05/08/eps/1304836011_850215.html>. [Consulta: 5 de noviembre de 2014].

Asociación Española contra el Cáncer, «Incidencia del cáncer de colon», 2014. En: <https://www.aecc.es/SobreElCancer/CancerPorLocalizacion/cancerdecolon/Paginas/incidencia.aspx>. [Consulta: 5 de noviembre de 2014].

Astrup, A., «The Role of Reducing Intakes of Saturated Fat in the Prevention of Cardiovascular Disease: Where Does the Evidence Stand in 2010?», *Am J Clin Nutr*, abril de 2011; 93(4): pp. 684-688.

Avena, N. M. y Gold, M. S., «Variety and Hyperpalatability: are they Promoting Addictive Overeating?», *Am J Clin Nutr*, agosto de 2011; 94(2): pp. 367-368.

Basulto, J., «A más frutos secos, menos mortalidad», Eroski Consumer, 8 de diciembre de 2013. En: <http://www.consumer.es/web/es/alimentacion/aprender_a_comer_bien/enfermedad/2013/09/03/217782.php>. [Consulta: 5 de noviembre de 2014].

—, «Artimañas del marketing del Fast Food. Verlas venir para dejarlas pasar», *Espacio Abierto*, 19 de septiembre de 2014. En: <http://psicologiaynutricion.es/?p=869>. [Consulta: 5 de noviembre de 2014].

—, «Expulsan a Dukan del Colegio de Médicos de Francia. ¿Oyen cómo se ríe?», *Materia*, 28 de enero de 2014. En: <http://esmateria.com/2014/01/28/expulsan-a-dukan-del-colegio-de-medicos-de-francia-oyen-como-se-rie/>. [Consulta: 5 de noviembre de 2014].

—, «La dieta más saludable no tiene apellido», *Comer o no comer*, 30 de enero de 2014. En: <http://comeronocomer.es/muy-real/la-dieta-mas-saludable-no-tiene-apellido>. [Consulta: 5 de noviembre de 2014].

—, «Legumbres: perlas deliciosas y beneficiosas», *El rincón de Julio Basulto*, blog de La Sirena, 7 de agosto de 2013. En: <http://blog.lasirena.es/lang/es/2013/08/07/llegums-perles-delicioses-i-beneficioseslegumbres-perlas-deliciosas-y-beneficiosas/>. [Consulta: 5 de noviembre de 2014].

—, «No beba Coca-Cola», *Comer o no comer*, 6 de junio de 2014. En: <http://comeronocomer.es/la-carta/no-beba-coca-cola>. [Consulta: 5 de noviembre de 2014].

Basulto, J., Mateo, M. J., *No más dieta*, 3ª edición, Barcelona, Penguin Random House (DeBolsillo), 2013.

Basulto, J., Ortí, A., «Mito: Los frutos secos engordan», *Comer o no comer*, 5 de abril de 2013. En: <http://comeronocomer.es/mitos-de-los-alimentos/mito-los-frutos-secos-engordan>. [Consulta: 5 de noviembre de 2014].

Bharucha, A. E., Pemberton, J. H. y Locke, G. R., «American Gastroenterological Association Technical Review on Constipation», *Gastroenterology*, enero de 2013; 144(1): pp. 218-238.

Cuervo, M., Sayon-Orea, C., Santiago, S. y Martínez, J. A., «Dietary and Health Profiles of Spanish Women in Preconception, Pregnancy and Lactation», *Nutrients*, octubre de 2014; 6(10): pp. 4434-4451.

Elwood, P., «Healthy Lifestyles Reduce the Incidence of Chronic Diseases and Dementia: Evidence from the Caerphilly Cohort Study», *PLoS ONE*, diciembre de 2013; 8(12): e81877.

European Commission, «Health and Food, Special Eurobarometer, 246/Wave 64.3», noviembre de 2006. En: <http://ec.europa.eu/health/ph_publication/eb_food_en.pdf>. [Consulta: 5 de noviembre de 2014].

Farran, A., *Tabla de composición de los alimentos*, Barcelona, Universidad de Barcelona-CESNID, 2004.

Federal Trade Commission, «Marketing Food to Children and Adolescents», julio de 2008. En: <http://www.ftc.gov/sites/default/files/documents/reports/marketing-food-children-and-adolescents-review-industry-expenditures-activities-and-self-regulation/p064504foodmktingreport.pdf>. [Consulta: 5 de noviembre de 2014].

Flores-Mateo, G., Rojas-Rueda, D., Basora, J., Ros, E. y Salas-Salvadó, J., «Nut Intake and Adiposity: Meta-analysis of Clinical Trials», *Am J Clin Nutr*, junio de 2013; 97(6): pp. 1346-13.

Fundación Salud 2000, Asociación de Usuarios de la Comunicación, «El 55 % de la población retrasaría un tratamiento estándar para someterse a un test de medicina personalizada», 14 de julio de 2014. En: <http://www.fundacionsalud2000.com/system/document_es/3901/original/NotadePrensa_Estudio_Laparticipaci%C3%B3ndelosciudadanosenelcuidadodelasalud_Definitiva.docx?2014-07-14%2012:02:30%20+0200>. [Consulta: 5 de noviembre de 2014].

GREP-AEDN, «Newsletter del GREP-AEDN de marzo de 2011», *Newsletter del GREP-AEDN*, marzo de 2011; 3(3). En: <http://www.grep-aedn.es/newsletter/marzo2011.htm>. [Consulta: 5 de noviembre de 2014].

Gutiérrez-Fisac, J. L., Suárez, M., Neira, M., Regidor, E., «Tendencia de los principales factores de riesgo de enfermedades crónicas», España, 2001-2011/12, Ministerio de Sanidad, Servicios Sociales e Igualdad, Madrid, 2013. En: <http://www.msssi.gob.es/estadEstudios/estadisticas/inforRecopilaciones/FactoresRiesgoEspana__2001_2011_12.pdf>. [Consulta: 5 de noviembre de 2014].

Institute of Medicine, *Dietary Reference Intakes for Energy, Carbohydrate, Fiber, Fat, Fatty Acids, Cholesterol, Protein, and Amino Acids (MacroNutrients)*, Washington, IOM, 2005.

Jensen, M. D., «2013 AHA/ACC/TOS Guideline for the Management of Overweight and Obesity in Adults: : a Report of the American College of Cardiology/American Heart Association Task Force on Practice Guidelines and The Obesity Society», *Circulation*, junio de 2014; 129(25 Suppl 2): S102-138.

Kakoschke, N., Kemps, E. y Tiggemann, M., «Attentional Bias Modification Encourages Healthy Eating», *Eat Behav*, 2014; 15(1): pp. 120-124.

Kushi, L. H., «American Cancer Society Guidelines on Nutrition and Physical Activity for Cancer Prevention: Reducing the Risk of Cancer with Healthy Food Choices and Physical Activity», *CA Cancer J Clin*, enero-febrero de 2012; 62(1): pp. 30-67.

Larsson, S. C. y Orsini, N., «Red Meat and Processed Meat Consumption and All-Cause Mortality: a Meta-Analysis», *Am J Epidemiol*, febrero de 2014; 179(3): pp. 282-289.

Levinson, W., Cohen, M. S., Brady, D. y Duffy, F. D., «To Change or Not to Change: 'Sounds Like you have a Dilemma'», *Ann Intern Med*, septiembre de 2001; 135(5): pp. 386-391.

Luo, C., Zhang Y., Ding Y., Shan Z., Chen S., Yu M., Hu F.B., y Lin L. «Nut Consumption and Risk of Type 2 Diabetes, Cardio-vascular Disease, and All-Cause Mortality: a Systematic Review and Meta-Analysis», *Am J Clin Nutr*, mayo de 2014; 100(1): pp. 256-269.

Lyles III, T. E., «Diet Variety Based on Macronutrient Intake and Its Relationship with Body Mass Index», *MedGenMed*, agosto de 2006; 8(3): p. 39.

Manera, M., Baladia, E., Basulto, J., «Newsletter del GREP-AEDN de julio-agosto de 2012», *Newsletter del GREP-AEDN*, julio-agosto de 2012; 4(7-8). En: <http://www.grep-aedn.es/newsletter/julio_agosto_2012.html>. [Consulta: 5 de noviembre de 2014].

Mokdad, A. H., Marks, J. S., Stroup, D. F. y Gerberding, J. L., «Actual Causes of Death in the United States, 2000», *JAMA*, marzo de 2004; 291(10): pp. 1238-1245.

Mozaffarian, D., Hao, T., Rimm, E. B., Willett, W. C. y Hu, F. B., «Changes in Diet and Lifestyle and Long-Term Weight Gain in Women and Men», *N Engl J Med*, junio de 2011; 364(25): pp. 2392-2404.

Organización Mundial de la Salud, «Fomento del consumo mundial de frutas y verduras», 2014. En: <http://www.who.int/dietphysicalactivity/fruit/es/index1.html>. [Consulta: 5 de noviembre de 2014].

Qcom.es, «Las ventas del sector del dulce crecen un 2,6 %», 2014. En: <http://www.qcom.es/v_portal/informacion/informacionver.asp?cod=26618yte=yidage=yvap=0ycodrel=87844yusm=$|$idusuencrip$|$>. [Consulta: 5 de noviembre de 2014].

Raynor, H. A. y Epstein, L. H., «Dietary Variety, Energy Regulation, and Obesity», *Psychol Bull*, mayo de 2001; 127(3): pp. 325-341.

Reiss, R., Johnston, J., Tucker, K., DeSesso, J. M. y Keen, C. L., «Estimation of Cancer Risks and Benefits Associated with a Potential

Increased Consumption of Fruits and Vegetables», *Food Chem Toxicol*, diciembre de 2012; 50(12): pp. 4421-4427.

Revenga, J., «La apetencia y elección de mejores alimentos parecen ser educables», *El nutricionista de la general*, 10 de septiembre de 2014. En: <http://blogs.20minutos.es/el-nutricionista-de-la-general/2014/09/10/la-apetencia-y-eleccion-de-mejores-alimentos-parecen-ser-educables/>. [Consulta: 5 de noviembre de 2014].

Revenga, J., «Millares de millones de euros: coste anual de la obesidad para el erario público», *El nutricionista de la general*, 21 de octubre de 2014. En: <http://blogs.20minutos.es/el-nutricionista-de-la-general/2014/10/21/millares-de-millones-de-euros-coste-anual-de-la-obesidad-para-el-erario-publico/>. [Consulta: 5 de noviembre de 2014].

Rohrmann, S., «Meat Consumption and Mortality-Results from the European Prospective Investigation into Cancer and Nutrition», *BMC Med*, marzo de 2013; 11: p. 63.

Royo Bordonada, M. A., *Nutrición en salud pública*, Madrid, Instituto de Salud Carlos III, 2007. En: <http://gesdoc.isciii.es/gesdoccontroller?action=downloadyid=14/09/2012-13aaad4943>. [Consulta: 5 de noviembre de 2014].

Smedley, B. D., Syme, S. L, y Committee on Capitalizing on Social Science and Behavioral Research to Improve the Public's Health, Division of Health Promotion and Disease Prevention, «Promoting Health: Intervention Strategies from Social and Behavioral Research», 2000. En: <http://www.nap.edu/catalog.php?record_id=9939>. [Consulta: 5 de noviembre de 2014].

Sørensen, L. B., Møller, P., Flint, A., Martens, M. y Raben, A., «Effect of Sensory Perception of Foods on Appetite and Food Intake: a Review of Studies on Humans», *Int J Obes Relat Metabl Disord*, octubre de 2003; 27(10): pp. 1152-1166.

Te Morenga, L., Mallard, S. y Mann, J., «Dietary Sugars and Body Weight: Systematic Review and Meta-Analyses of Randomised Controlled Trials and Cohort Studies», *BMJ*, enero de 2013; 346: e7492.

The Telegraph, «It Takes 66 Days to Form a Habit», 18 de julio de 2009. En: <http://www.telegraph.co.uk/health/healthnews/5857845/It-takes-66-days-to-form-a-habit.html?fb#mm_hash>. [Consulta: 5 de noviembre de 2014].

Threapleton, D. E., «Dietary Fiber Intake and Risk of First *Stroke*: a Systematic Review and Meta-Analysis», *Stroke*, mayo de 2013; 44(5): pp. 1360-1368.

University of Houston, «UH Research Focuses on How Food Marketing Creates a False Sense of Health», 13 de junio de 2014. En: <http://www.uh.edu/news-events/stories/2014/June/061314 foodmarketingstudy>. [Consulta: 5 de noviembre de 2014].

Varela-Moreiras, G., Ruiz, E., Valero, T., Avila, J. M. y del Pozo, S., «The Spanish diet: an update», *Nutr Hosp*, septiembre de 2013; 28 Suppl 5: pp. 13-20.

Wang, X., «Fruit and Vegetable Consumption and Mortality from all Causes, Cardiovascular Disease, and Cancer: Systematic Review and Dose-Response Meta-Analysis of Prospective Cohort Studies», *BMJ*, julio de 2014; 349: g4490.

Willett, W. C., «The Mediterranean Diet: Science and Practice», *Public Health Nutr*, febrero de 2006; 9(1A): pp. 105-110.

Wirfält, E., Drake, I. y Wallström, P., «What do Review Papers Conclude About Food and Dietary Patterns?», *Food Nutr Res*, 2013; 57.

World Cancer Research Fund, «Animal Foods», 2014. En: <http://www.dietandcancerreport.org/cancer_prevention_recommendations/recommendation_animal_foods.php>. [Consulta: 5 de noviembre de 2014].

World Health Organization, «Dr Chan: Health is Being Shaped by, Among Others, Rapid Urbanization, Globalization of Unhealthy Lifestyles #NCDs», 21 de septiembre de 2012. En: <https://twitter.com/WHO/status/249211027365982209>. [Consulta: 5 de noviembre de 2014].

—, «Dr Chan: Keep in Mind: The #Food Industry has no Motivation to tell you the Truth. #NCDs #Obesity», 21 de septiembre de 2012. En: <https://twitter.com/WHO/status/249248750210527232>. [Consulta: 5 de noviembre de 2014].

—, «Food and Health in Europe: a New Basis for Action», 2004. En: <www.euro.who.int/__data/assets/pdf_file/0005/74417/E82161.pdf>. [Consulta: 5 de noviembre de 2014].

World Health Organization, Foundation for the Automobile and Society, «Cinturones de seguridad y sistemas de retención infantil: un manual de seguridad vial para decisores y profesionales», 2009,

En: <http: //whqlibdoc.who.int/road_safety/2009/97809561403 33_spa.pdf>. [Consulta: 5 de noviembre de 2014].

World Health Organization, *Global Status Report on Noncommunicable Diseases*, WHO Library Cataloguing-in-Publication Data, WHO, Geneva, 2011. En: <http: //whqlibdoc.who.int/publica tions/2011/9789240686458_eng.pdf>. [Consulta: 5 de noviembre de 2014].

5 al día, «¿Qué es una ración de frutas y hortalizas?», 2014. En: <http: //www.5aldia.org/v_5aldia/informacion/informacionver.asp?cod =503yte=248yidage=1513yvap=0>. [Consulta: 5 de noviembre de 2014].

2. Alimentación y fertilidad

Afeiche, M. C., «Processed Meat Intake is Unfavorably and Fish Intake Favorably Associated with Semen Quality Indicators Among Men Attending a Fertility Clinic», *J Nutr*, julio de 2014; 144(7): pp. 1091-1098.

Agencia Española de Protección de la Salud en el Deporte, «Sustancias y métodos prohibidos (efectos nocivos para la salud)», 2014. En: <http: //www.aepsad.gob.es/aepsad/control-dopaje/sustan cias-y-metodos-prohibidos.html>. [Consulta: 5 de noviembre de 2014].

Agencia Española de Seguridad Alimentaria y Nutrición, «Evaluación nutricional de la dieta española I. Energía y macronutrientes. Sobre datos de la Encuesta Nacional de Ingesta Dietética (ENIDE)», 2012. En: <http: //aesan.msssi.gob.es/AESAN/docs/docs/evalua cion_riesgos/estudios_evaluacion_nutricional/valoracion_nutri cional_enide_macronutrientes.pdf>. [Consulta: 5 de noviembre de 2014].

—, «Evaluación nutricional de la dieta española II. Micronutrientes. Sobre datos de la Encuesta Nacional de Ingesta Dietética (ENIDE)», 2012. En: <http: //aesan.msssi.gob.es/AESAN/docs/docs/evalua cion_riesgos/estudios_evaluacion_nutricional/Valoracion_nutri cional_ENIDE_micronutrientes.pdf>. [Consulta: 5 de noviembre de 2014].

Barnes, H., «The 300-Year-Old Fertility Statistics Still in Use Today»,

BBC News, 18 de septiembre de 2013. En: <http://www.bbc.com/news/magazine-24128176>. [Consulta: 5 de noviembre de 2014].

Basulto, J., «Complementos dietéticos para perder peso: peor que inútiles», *Espacio Abierto*, 15 de julio de 2015. En: <http://psicologiaynutricion.es/?p=757>. [Consulta: 5 de noviembre de 2014].

BBC News, «"No evidence" Acupuncture Boosts Chances of IVF Baby», 10 de marzo de 2010. En: <http://news.bbc.co.uk/2/hi/health/8558527.stm>. [Consulta: 5 de noviembre de 2014].

Bennett, M., «Vitamin B12 Deficiency, Infertility and Recurrent Fetal Loss», *J Reprod Med*, marzo de 2001; 46(3): pp. 209-212.

Centers for Disease Control and Prevention, «Folic Acid Helps Prevent Neural Tube Defects», 28 de agosto de 2014. En: <http://www.cdc.gov/Features/FolicAcid/>. [Consulta: 5 de noviembre de 2014].

Chavarro, J. E., «Trans Fatty Acid Intake is Inversely Related to Total Sperm Count in Young Healthy Men», *Hum Reprod*, marzo de 2014; 29(3): pp. 429-440.

Cheong, Y., Nardo, L. G., Rutherford, T. y Ledger, W, «Acupuncture and Herbal Medicine in Vitro Fertilisation: a Review of the Evidence for Clinical Practice», *Hum Fertil (Camb)*, marzo de 2010; 13(1): pp. 3-12.

Consejo Superior de Deportes, «Plan antidopaje», 2010. En: <http://www.csd.gob.es/csd/salud/lucha-contra-el-dopaje/control-de-dopaje/2Dopaje/05PlanAntidop>. [Consulta: 5 de noviembre de 2014].

Dominguez, L. J., Martínez-González, M. A., Basterra-Gortari, F. J., Gea, A., Barbagallo, M., Bes-Rastrollo, M., «Fast Food Consumption and Gestational Diabetes Incidence in the SUN Project», *PLoS ONE*, 12 de septiembre de 2012; 9(9): e106627.

Ernst., E., «New Evidence on the Risks of Acupuncture», 13 de octubre de 2014. En: <http://edzardernst.com/2014/10/new-evidence-on-the-risks-of-acupuncture>. [Consulta: 5 de noviembre de 2014].

European Food Safety Authority, «Docosahexaenoic Acid (DHA) Related Health Claims», *EFSA Journal*, 2010; 8(10): p. 1734.

—, «Increasing Maternal Folate Status by Supplemental Folate Intake and Reduced Risk of Neural Tube Defects», *EFSA Journal* 2013; 11(7): p. 3328.

—, «Zinc Related Health Claims», *EFSA Journal*, 2009; 7(9): p. 1229.

Gaskins, A. J., «Maternal Prepregnancy Folate Intake and Risk of Spontaneous Abortion and Stillbirth», *Obstet Gynecol*, julio de 2014; 124(1): pp. 23-31.

—, «Paternal Physical and Sedentary Activities in Relation to Semen Quality and Reproductive Outcomes Among Couples from a Fertility Center», *Hum Reprod*, noviembre de 2014; 29(11): pp. 2575-2582.

Geyer, H., «Analysis of Non-Hormonal Nutritional Supplements for Anabolic-Androgenic Steroids - Results of an International Study», *Int J Sports Med*, febrero de 2004; 25(2): pp. 124-129.

Gutiérrez-Fisac, J. L., Suárez, M., Neira, M., Regidor, E., *Tendencia de los principales factores de riesgo de enfermedades crónicas, España, 2001-2011/12*, Madrid, Ministerio de Sanidad, Servicios Sociales e Igualdad, 2013. En: <http://www.msssi.gob.es/estadEstudios/estadisticas/inforRecopilaciones/FactoresRiesgoEspana_2001_2011_12.pdf>. [Consulta: 5 de noviembre de 2014].

Hackett, D. A., Johnson, N. A. y Chow, C. M., «Training Practices and Ergogenic Aids Used by Male Bodybuilders» *J Strength Cond Res*, junio de 2013; 27(6): pp. 1609-1617.

Harvard Health Publications, «The Link Between Stress and Heart Disease, from the December 2013 Harvard Women's Health Watch». En: <http://www.health.harvard.edu/press_releases/the-link-between-stress-and-heart-disease>. [Consulta: 5 de noviembre de 2014].

JANO.es, «Los cigarrillos actuales contienen la mitad de tabaco que los de hace 40 años», 3 de agosto de 2010. En: <http://www.JANO.es/jano/actualidad/ultimas/noticias/janoes/agencias/cigarrillos/actuales/contienen/mitad/tabaco/hace/40/anos/_f-11+iditem-11029+idtabla-1>. [Consulta: 5 de noviembre de 2014].

Lassi, Z. S., Salam, R. A., Haider, B. A. y Bhutta, Z. A., «Folic Acid Supplementation During Pregnancy for Maternal Health and Pregnancy Outcomes», *Cochrane Database Syst Rev*, marzo de 2013; 3: CD006896.

Lee, I. M., «Effect of Physical Inactivity on Major Non-Communicable Diseases Worldwide: an Analysis of Burden of Disease and Life Expectancy», *Lancet*, julio de 2012; 380(9838): pp. 219-229.

Liddle, D. G. y Connor, D. J., «Nutritional Supplements and Ergogenic AIDS», *Prim. Care*, junio de 2013; 40(2): pp. 487-505.

Mahan, L. K., Escott-Stump, S., *Krause dietoterapia*, 12ª edición, Barcelona, Elsevier Masson, 2009.

Mahan, L. K., Escott-Stump, S., Raymond, J. L., *Krause dietoterapia*, 13ª edición, Barcelona, Elsevier Masson, 2012.

MedlinePlus, «Ñame silvestre (Dioscorea villosa)», 26 de agosto de 2009. En: <http://wwwqa.nlm.nih.gov/*MedlinePlus*/250/spanish/druginfo/natural/patient-wildyam.html>. [Consulta: 5 de noviembre de 2014].

—, «Ñame silvestre», 7 de febrero de 2013. En: <http://www.nlm.nih.gov/*MedlinePlus*/spanish/druginfo/natural/970.html>. [Consulta: 5 de noviembre de 2014].

—, «Yohimbe», 4 de marzo de 2014. En: <http://www.nlm.nih.gov/*MedlinePlus*/spanish/druginfo/natural/759.html>. [Consulta: 5 de noviembre de 2014].

Mínguez-Alarcón, L., Chavarro, J. E., Mendiola, J., Gaskins, A. J. y Torres-Cantero, A. M., «Physical Activity is not Related to Semen Quality in Young Healthy Men», *Fertil Steril*, octubre de 2014; 102(4): pp. 1103-1109.

Ministerio de Sanidad y Consumo, *Prevención de los problemas derivados del alcohol*, Madrid, MSC, 2008. En: <https://www.msssi.gob.es/profesionales/saludPublica/prevPromocion/docs/prevencionProblemasAlcohol.pdf>. [Consulta: 5 de noviembre de 2014].

Moran, L. J., «Dietary Composition in the Treatment of Polycystic Ovary Syndrome: a Systematic Review to Inform Evidence-Based Guidelines», *J Acad Nutr Diet*, abril de 2013; 113(4): pp. 520-545.

National Institute for Health and Care Excellence, NICE., «Fertility: Assessment and Treatment for People with Fertility Problems», febrero de 2013. En: <http://www.nice.org.uk/guidance/CG156>. [Consulta: 5 de noviembre de 2014].

Nelen, W. L., Blom, H. J., Steegers, E. A., Den Heijer, M. y Eskes, T. K., «Hyperhomocysteinemia and Recurrent Early Pregnancy Loss: a Meta-Analysis» *Fertil Steril*, diciembre de 2000; 74(6): pp. 1196-1199.

NHS Choices, «Exercise and Infertility», 9 de noviembre de 2009. En: <http://www.nhs.uk/news/2009/11November/Pages/get-fit-exercise-infertility-problems.aspx>. [Consulta: 5 de noviembre de 2014].

—, «Fertility and Conception», 2014. En: <http://www.nhs.uk/livewell/fertility/Pages/Fertilityhome.aspx>. [Consulta: 5 de noviembre de 2014].

—, «Homeopathy», 15 de febrero de 2013. En: <http://www.nhs.uk/Conditions/homeopathy/Pages/Introduction.aspx>. [Consulta: 5 de noviembre de 2014].

—, «How can I get pregnant?», 8 de diciembre de 2013. En: <http://www.nhs.uk/chq/pages/2319.aspx?categoryid=54y>. [Consulta: 5 de noviembre de 2014].

—, «Infertility», 15 de julio de 2014. En: <http://www.nhs.uk/conditions/infertility/Pages/Introduction.aspx>. [Consulta: 5 de noviembre de 2014].

—, «Protect your Fertility», 4 de octubre de 2014. En: <http://www.nhs.uk/Livewell/Fertility/Pages/Protectyourfertility.aspx>. [Consulta: 5 de noviembre de 2014].

Nicolau, P., Miralpeix, E., Solà, I., Carreras, R. y Checa, M. A., «Alcohol Consumption and in Vitro Fertilization: a Review of the Literature», *Gynecol Endocrinol*, noviembre de 2014; 30(11): pp. 759-763.

Organización de Consumidores y Usuarios, OCU, «Retiran otro complemento contra la disfunción eréctil», 7 de noviembre de 2013. En: <http://www.ocu.org/salud/medicamentos/noticias/disfuncion-erectil-1>. [Consulta: 5 de noviembre de 2014].

Organización Mundial de la Salud, «Medicina tradicional. Nota descriptiva n°134», 2008. En: <http://www.who.int/mediacentre/factsheets/fs134/es/index.html>. [Consulta: 5 de noviembre de 2014].

Perry, P. J., Lund, B. C., Deninger, M. J., Kutscher, E. C. y Schneider, J., «Anabolic Steroid use in Weightlifters and Bodybuilders: an Internet Survey of Drug Utilization», *Clin J Sport Med*, septiembre de 2005; 15(5): pp. 326-330.

Prasad, A., «Sexual Activity, Endogenous Reproductive Hormones and Ovulation in Premenopausal Women», *Horm Behav*, julio de 2014; 66(2): pp. 330-338.

Schisterman, E. F., «Lipid Concentrations and Couple Fecundity: the LIFE Study», *J Clin Endocrinol Metab*, agosto de 2014; 99(8): pp. 2786-2794.

Sharpe, R. M. y Franks, S., «Environment, Lifestyle and Infertility-an Inter-Generational Issue», *Nat Cell Biol*, octubre de 2002; 4 Suppl: s33-40.

Sharpe, R. M., «Environment, Lifestyle and Male Infertility», *Baillie-

res Best Pract Res Clin Endocrinol Metab, septiembre de 2000; 14(3): pp. 489-503.

Stefankiewicz, J., Kurzawa, R. y Drozdzik, M., «Environmental Factors Disturbing Fertility of Men», *Ginekol Pol*, febrero de 2006; 77(2): pp. 163-169.

The Scottish Government, «Improving Maternal and Infant Nutrition: A Framework for Action. Chapter 2: Why is Maternal and Infant Nutrition Important?», enero de 2011. En: <http://scotland.gov.uk/Publications/2011/01/13095228/5>. [Consulta: 5 de noviembre de 2014].

U.S. Department of Health and Human Services, National Institutes of Health, «Herbs at a Glance», NIH, 2008. En: <chrome://epubreader/content/reader.xul?id=2>. [Consulta: 5 de noviembre de 2014].

—, «Time to Talk about Dietary Supplements: 5 Things Consumers Need to Know», 17 de septiembre de 2012. En: <http://nccam.nih.gov/health/tips/supplements>. [Consulta: 5 de noviembre de 2014].

—, «Using Dietary Supplements Wisely», junio de 2014. En: <http://nccam.nih.gov/health/supplements/wiseuse.htm>. [Consulta: 5 de noviembre de 2014].

World Health Organization, «Alcohol in the European Union. Consumption, Harm and Policy Approaches», 2012. En: <http://www.alcoholconference.dk/documentation/Conference%20Report>. [Consulta: 5 de noviembre de 2014].

—, *Global Status Report on Noncommunicable Diseases*, WHO Library Cataloguing-in-Publication Data, WHO, Geneva, 2011. En: <http://whqlibdoc.who.int/publications/2011/9789240686458_eng.pdf>. [Consulta: 5 de noviembre de 2014].

Zhang, C., «Adherence to Healthy Lifestyle and Risk of Gestational Diabetes Mellitus: Prospective Cohort Study», *BMJ*, septiembre de 2014; 349: g5450.

3. Nutrientes y embarazo

Agencia Española de Seguridad Alimentaria y Nutrición, «Evaluación nutricional de la dieta española I. Energía y macronutrientes. Sobre datos de la Encuesta Nacional de Ingesta Dietética (ENIDE)», 2012. En: <http://aesan.msssi.gob.es/AESAN/docs/docs/evaluacion_riesgos/estudios_evaluacion_nutricional/valoracion_nutricional_enide_macronutrientes.pdf>. [Consulta: 5 de noviembre de 2014].

Agencia Española de Seguridad Alimentaria y Nutrición, «Evaluación nutricional de la dieta española II. Micronutrientes. Sobre datos de la Encuesta Nacional de Ingesta Dietética (ENIDE)», 2012. En: <http://aesan.msssi.gob.es/AESAN/docs/docs/evaluacion_riesgos/estudios_evaluacion_nutricional/Valoracion_nutricional_ENIDE_micronutrientes.pdf>. [Consulta: 5 de noviembre de 2014].

American Pregnancy Association, «Pregnancy and Saunas», enero de 2014. En: <http://americanpregnancy.org/pregnancyhealth/saunas.htm>. [Consulta: 5 de noviembre de 2014].

Arrizabalaga, J, J., Jalón, M., Espada, M., Cañas, M. y Latorre, P. M., «Concentración de yodo en la leche ultrapasteurizada de vaca. Aplicaciones en la práctica clínica y en la nutrición comunitaria», *Med Clin (Barc)*, 18 de septiembre de 2014 [Epub antes de impresión].

Asociación Española de Pediatría, «Deficit de vitamina D en la leche materna», 13 de septiembre de 2013. En: <http://www.aeped.es/foros/dudas-sobre-lactancia-materna-profesionales/deficit-vitamina-d-en-leche-materna>. [Consulta: 5 de noviembre de 2014].

Ballard, C. K., Bricker, L., Reed, K., Wood, L. y Neilson, J. P., «Nutritional Advice for Improving Outcomes in Multiple Pregnancies», *Cochrane Database Syst Rev*, junio de 2011; (6): CD008867.

Bellati, U., Pompa, P. y Liberati, M., «Evaluation of the effect of a "Mediterranean Diet" and Pre-pregnancy Body Mass on Fetal Growth», *Minerva Ginecol*, junio de 1995; 47(6): pp. 259-262.

Centers for Disease Control and Prevention, «Folic Acid Helps Prevent Neural Tube Defects», 28 de agosto de 2014. En: <http://www.cdc.gov/Features/FolicAcid/>. [Consulta: 5 de noviembre de 2014].

—, «Medications and Pregnancy», 26 de junio de 2014. En: <http://www.cdc.gov/pregnancy/meds/index.html>. [Consulta: 5 de noviembre de 2014].

Chatzi, L., «Mediterranean Diet Adherence During Pregnancy and Fetal Growth: INMA (Spain) and RHEA (Greece) Mother-Child Cohort Studies», *Br J Nutr*, enero de 2012; 107(1): pp. 135-145.

—, «Mediterranean Diet in Pregnancy is Protective for Wheeze and Atopy in Childhood», *Thorax*, junio de 2008; 63(6): pp. 507-513.

Cheatham, C. L., «Phosphatidylcholine Supplementation in Pregnant Women Consuming Moderate-Choline Diets Does not Enhance Infant Cognitive Function: a Randomized, Double-Blind, Placebo-Controlled Trial», *Am J Clin Nutr*, diciembre de 2012; 96(6): pp. 1465-1472.

Council on Environmental Health, «Iodine Deficiency, Pollutant Chemicals, and the Thyroid: New Information on an Old Problem», *Pediatrics*, junio de 2014; 133(6): pp. 1163-1166.

Crozier, S. R., Robinson, S. M., Godfrey, K. M., Cooper, C. y Inskip, H. M., «Women's Dietary Patterns Change Little from Before to During Pregnancy», *J Nutr*, octubre de 2009; 139(10): pp. 1956-1963.

Cucó, G., «Dietary Patterns and Associated Lifestyles in Preconception, pregnancy and Postpartum», *Eur J Clin Nutr*, marzo de 2006; 60(3): pp. 364-371.

De Batlle, J., Garcia-Aymerich, J., Barraza Villarreal, A., Antó, J. M. y Romieu, I., «Mediterranean Diet is Associated with Reduced Asthma and Rhinitis in Mexican Children», *Allergy*, octubre de 2008; 63(10): pp. 1310-1316.

De-Regil, L. M., Fernández-Gaxiola, A. C., Dowswell, T. y Peña-Rosas, J. P., «Effects and Safety of Periconceptional Folate Supplementation for Preventing Birth Defects», *Cochrane Database Syst Rev*, octubre de 2010; (10): CD007950.

Donnay, S., Arena, J., Lucas, A., Velasco, I., Ares, S., Working Group on Disorders Related to Iodine Deficiency and Thyroid Dysfunction of the Spanish Society of Endocrinology and Nutrition, «Iodine Supplementation During Pregnancy and Lactation. Position Statement of the Working Group on Disorders Related to Iodine Deficiency and Thyroid Dysfunction of the Spanish Society of Endocrinology and Nutrition», *Endocrinol Nutr*, enero de 2014; 61(1): pp. 27-34.

Duley, L. y Henderson-Smart, D., «Reduced Salt Intake Compared to

Normal Dietary Salt, or High Intake, in Pregnancy», *Cochrane Database Syst Rev*, 2000; (2): CD001687.

Duley, L., Henderson-Smart, D. y Meher, S., «Altered Dietary Salt for Preventing Pre-Eclampsia, and Its Complications», *Cochrane Database Syst Rev*, octubre de 2005; (4): CD005548.

Eckstrand, K. L., «Persistent Dose-Dependent Changes in Brain Structure in Young Adults with low-to-Moderate Alcohol Exposure in Utero», *Alcohol Clin Exp Res*, noviembre de 2012; 36(11): pp. 1892-1902.

European Food Safety Authority, «Folate Related Health Claims», *EFSA Journal* 2010; 8(10): p. 1760.

European Food Safety Authority, «Increasing Maternal Folate Status by Supplemental Folate Intake and Reduced Risk of Neural Tube Defects», *EFSA Journal*, 2013; 11(7): p. 3328.

Fenton, J. I., Hord, N. G., Ghosh, S. y Gurzell, E. A., «Immunomodulation by Dietary Long Chain Omega-3 Fatty Acids and the Potential for Adverse Health Outcomes», *Prostaglandins Leukot Essent Fatty Acids*, noviembre-diciembre de 2013; 89(6): pp. 379-390.

Feskanich, D., Bischoff-Ferrari, H. A., Frazier, A. L. y Willett, W. C., «Milk consumption During Teenage Years and Risk of Hip Fractures in Older Adults», *JAMA Pediatr*, enero de 2014; 168(1): pp. 54-60.

Flak, A. L., «The Association of Mild, Moderate, and Binge Prenatal Alcohol Exposure and Child Neuropsychological Outcomes: a meta-analysis», *Alcohol Clin Exp Res*, enero de 2014; 38(1): pp. 214-226.

Fortmann, S. P., Whitlock, E. P. y Burda, B. U., «Vitamin and Mineral Supplements in the Primary Prevention of Cardiovascular Disease and Cancer», *Ann Intern Med*, 6 de mayo de 2014; 160(9): p. 656.

Fowles, E. R., «Prenatal Nutrition and Birth Outcomes», *J Obstet Gynecol Neonatal Nurs*, noviembre-diciembre de 2004; 33(6): pp. 809-822.

Garrow, J. S., James, W. P. T., Ralph, A., *Human Nutrition and Dietetics*, 10ª edición, Londres, Churchill Livingstone, 2000.

Generalitat de Catalunya, Contaminants químics, estudi de dieta total a Catalunya, 2005. En: <http://www.gencat.cat/salut/acsa/html/ca/dir1538/dn1538/contaminants_quim_edt.pdf>. [Consulta: 5 de noviembre de 2014].

Grieger, J. A., Grzeskowiak, L. E. y Clifton, V. L., «Preconception Dietary Patterns in Human Pregnancies are Associated with Preterm Delivery», *J Nutr*, julio de 2014; 144(7): pp. 1075-1080.

Grupo de trabajo de la Guía de práctica clínica de atención en el embarazo y puerperio, Guías de Práctica Clínica en el SNS: Guía de práctica clínica de atención en el embarazo y puerperio, Ministerio de Sanidad, Servicios Sociales e Igualdad, Agencia de Evaluación de Tecnologías Sanitarias de Andalucía, 2014. En: <http://www.msssi.gob.es/organizacion/sns/planCalidadSNS/0Guiaatembarazo.htm>. [Consulta: 5 de noviembre de 2014].

Haider, B. A. y Bhutta, Z. A., «Multiple-Micronutrient Supplementation for Women During Pregnancy», *Cochrane Database Syst Rev*, noviembre de 2012; 11: CD004905.

Harvey, N. C., «Vitamin D supplementation in Pregnancy: a Systematic Review», *Health Technol Assess*, julio de 2014; 18(45): pp. 1-190.

Institute of Medicine (US) Committee to Review Dietary Reference Intakes for Vitamin D and Calcium, *Dietary Reference Intakes for Calcium and Vitamin D*, National Academies Press (US), Whashington, 2011. En: <http://www.ncbi.nlm.nih.gov/books/NBK56070>. [Consulta: 5 de noviembre de 2014].

Kaiser, L., Allen, L. H. y American Dietetic Association, «Position of the American Dietetic Association: Nutrition and Lifestyle for a Healthy Pregnancy Outcome», *J Am Diet Assoc*, marzo de 2008; 108(3): pp. 553-561.

Kanis, J. A., «A Meta-Analysis of Milk Intake and Fracture Risk: Low Utility for Case Finding», *Osteoporos Int*, julio de 2005; 16(7): pp. 799-804.

Karpf, A., «Dairy Monsters», *The Guardian*, 13 de diciembre de 2003. En: <http://www.theguardian.com/lifeandstyle/2003/dec/13/fooddanddrink.weekend>. [Consulta: 5 de noviembre de 2014].

Lamberg-Allardt, C., Brustad, M., Meyer, H. E. y Steingrimsdottir, L., «Vitamin D - a Systematic Literature Review for the 5th Edition of the Nordic Nutrition Recommendations», *Food Nutr Res*, 3 de octubre de 2013; 57.

Leung, A. M., Pearce, E. N., Braverman, L. E. y Stagnaro-Green, A., «AAP Recommendations on Iodine Nutrition During Pregnancy and Lactation», *Pediatrics*, octubre de 2014; 134(4): e1282.

Mahan, L. K., Escott-Stump, S., *Krause dietoterapia*, 12ª edición, Barcelona, Elsevier Masson, 2009.

Mahan, L. K., Escott-Stump, S., Raymond, J. L., *Krause dietoterapia*, 13ª edición, Barcelona, Elsevier Masson, 2012.

Makrides, M., «Four-Year Follow-Up of Children Born to Women in a Randomized Trial of Prenatal DHA Supplementation», *JAMA*, mayo de 2014; 311(17): pp. 1802-1804.

Makrides, M., Crosby, D. D., Bain, E. y Crowther, C. A., «Magnesium Supplementation in Pregnancy», *Cochrane Database Syst Rev*, 3 de abril de 2014; 4: CD000937.

MedlinePlus, «Amniotic Fluid», 9 de diciembre de 2011. En: <http://www.nlm.nih.gov/*MedlinePlus*/ency/article/002220.htm>. [Consulta: 5 de noviembre de 2014].

Michel, A. R., «Sodium. Physiology», en: Caballero, B., (editor), «Encyclopedia of Food Sciences and Nutrition». 2ª edición, Oxford, Academic Press, 2003.

Mikkelsen, T. B., «Association Between a Mediterranean-Type Diet and Risk of Preterm Birth Among Danish Women: a Prospective Cohort Study», *Acta Obstet Gynecol Scand*, de 2008; 87(3): pp. 325-330.

Ministerio de Sanidad, Servicios Sociales e Igualdad, Guía para la Prevención de Defectos Congénitos, MSSSI, 2006. En: <http://www.msssi.gob.es/profesionales/prestacionesSanitarias/publicaciones/DefectosCongenitos.htm>. [Consulta: 5 de noviembre de 2014].

Mori, R., «Zinc Supplementation for Improving Pregnancy and Infant Outcome», *Cochrane Database Syst Rev*, 11 de julio de 2012; 7: CD000230.

National Collaborating Centre for Women's and Children's Health (UK), Multiple Pregnancy: The Management of Twin and Triplet Pregnancies in the Antenatal Period. (RCOG Press, 2011). En: <http://www.ncbi.nlm.nih.gov/books/NBK83105>. [Consulta: 5 de noviembre de 2014].

National Collaborating Centre for Women's and Children's Health, Antenatal Care: Routine Care for the Healthy Pregnant Woman, Londres, RCOG Press, 2008.

National Institute for Health and Care Excellence, NICE, «Weight Management Before, During and After Pregnancy», julio de 2010.

En: <http://www.nice.org.uk/guidance/ph27>. [Consulta: 5 de noviembre de 2014].

National Institutes of Health, «NIH Statement on International Fetal Alcohol Spectrum Disorders Awareness Day», 6 de septiembre de 2013. En: <http://www.nih.gov/news/health/sep2013/niaaa-06.htm>. [Consulta: 5 de noviembre de 2014].

—, «Vitamin B12. Dietary Supplement Fact Sheet», 24 de junio de 2011. En: >http://ods.od.nih.gov/factsheets/VitaminB12-HealthProfessional/>. [Consulta: 5 de noviembre de 2014].

Nestle, M. y Nesheim, M. C., «To Supplement or not to Supplement: the U.S. Preventive Services Task Force recommendations on calcium and Vitamin D», *Ann Intern Med*, mayo de 2013; 158(9): pp. 701-702.

Olausson, H., «Calcium Economy in Human Pregnancy and Lactation», *Nutr Res Rev*, junio de 2012; 25(1): pp. 40-67.

Olausson, H., Laskey, M. A., Goldberg, G. R. y Prentice, A., «Changes in Bone Mineral Status and Bone Size During Pregnancy and the Influences of Body Weight and Calcium Intake», *Am J Clin Nutr*, octubre de 2008; 88(4): pp. 1032-1039.

—, «Administración de suplementos de yodo durante el embarazo», julio de 2013. En: <http://www.who.int/elena/titles/iodine_pregnancy/es/>. [Consulta: 5 de noviembre de 2014].

—, «Administración de suplementos de zinc durante el embarazo», julio de 2013. En: >http://www.who.int/elena/bbc/zinc_pregnancy/es/>. [Consulta: 5 de noviembre de 2014].

—, «Administración diaria de suplementos de hierro y ácido fólico en el embarazo. Dicrectriz», 2014. En: <http://www.who.int/nutrition/publications/microNutrients/guidelines/daily_ifa_supp_pregnant_women/es/>. [Consulta: 5 de noviembre de 2014].

—, «Mortalidad materna», mayo de 2014. En: <http://www.who.int/mediacentre/factsheets/fs348/es/>. [Consulta: 5 de noviembre de 2014].

Ortega, R. M., «Estimation of Salt Intake by 24 h Urinary Sodium Excretion in a Representative Sample of Spanish Adults», *Br J Nutr*, marzo de 2011; 105(5): pp. 787-794.

Ota, E., Tobe-Gai, R., Mori, R. y Farrar, D., «Antenatal Dietary Advice and Supplementation to Increase Energy and Protein Intake», *Cochrane Database Syst Rev*, septiembre de 2012; 9: CD000032.

Pallás, C. R., Colomer, J., Cortés, O., Esparza, M. J., Galbe, J., García, J., «Suplementación de yodo en la gestación y lactancia», *Rev Pediatr Aten Primaria*, junio de 2014; 16(62): pp. 147-153.

Piso, B., Zechmeister-Koss, I. y Winkler, R., «Antenatal Interventions to Reduce Preterm Birth: an Overview of Cochrane Systematic Reviews», *BMC Res Notes*, abril de 2014; 7: p. 265.

Procter, S. B. y Campbell, C. G., «Position of the Academy of Nutrition and Dietetics: Nutrition and Lifestyle for a Healthy Pregnancy Outcome», *J Acad Nutr Diet*, julio de 2014; 114(7): pp. 1099-1103.

Rosen, C. J. y Taylor, C. L., «Common Misconceptions about Vitamin D-implications for Clinicians», *Nat Rev Endocrinol*, julio de 2013; 9(7): pp. 434-438.

Royal College of Obstetiricans and Gynaecologists, «Nutrition in Pregnancy (Scientific Impact Paper No. 18)», 13 de mayo de 2010. En: <http://www.rcog.org.uk/nutrition-pregnancy-sac-opinion-paper-18>. [Consulta: 5 de noviembre de 2014].

—, «Vitamin D in Pregnancy (Scientific Impact Paper No.43)», 26 de junio de 2014. En: <http://www.rcog.org.uk/womens-health/clinical-guidance/vitamin-d-pregnancy-scientific-impact-paper-43>. [Consulta: 5 de noviembre de 2014].

Rumbold, A. y Crowther, C. A., «Vitamin C Supplementation in Pregnancy», *Cochrane Database Syst Rev*, 18 de abril de 2005; (2): CD004072.

Rumbold, A. y Crowther, C. A., «Vitamin E Supplementation in Pregnancy», *Cochrane Database Syst Rev*, 18 de abril de 2005; (2): CD004069.

Thaver, D., Saeed, M. A. y Bhutta, Z. A., «Pyridoxine (Vitamin B6) Supplementation in Pregnancy», *Cochrane Database Syst Rev*, octubre de 2006; (2): CD000179.

The Scottish Government, «Improving Maternal and Infant Nutrition: A Framework for Action, Chapter 2: Why is Maternal and Infant Nutrition Important?», enero de 2011. En: <http://scotland.gov.uk/Publications/2011/01/13095228/5>. [Consulta: 5 de noviembre de 2014].

U. S. Department of Health y Human Services, «Omega-3 Supplements: an Introduction», junio de 2013. En: <http://nccam.nih.gov/health/omega3/introduction.htm>. [Consulta: 5 de noviembre de 2014].

Van den Broek, N., «Vitamin A Supplementation During Pregnancy for Maternal and Newborn Outcomes», *Cochrane Database Syst Rev*, noviembre de 2010; (11): CD008666.

Vañó, S., «"Roacután" (isotretinoína): un tratamiento muy efectivo y seguro para el acné», 13 de octubre de 2012. En: <http://sergiovano.blogspot.com.es/2012/10/roacutan-isotretinoina-un-tratamiento.html>. [Consulta: 5 de noviembre de 2014].

Vardavas, C. I., «Smoking Status in Relation to Serum Folate and Dietary Vitamin Intake», *Tob Induc Dis*, 2008; 4: p. 8.

Varela-Moreiras, G., «Evaluation of Food Consumption and Dietary Patterns in Spain by the Food Consumption Survey: Updated Information», *Eur J Clin Nutr*, noviembre de 2010; 64 Suppl 3: S37-43.

Vila, L., «Controversies in Endocrinology: On the Need for Universal Thyroid Screening in Pregnant Women», *Eur J Endocrinol*, noviembre de 2014; 170(1): R17-30.

Wang, Z. P., Shang, X. X. y Zhao, Z. T., «Low Maternal Vitamin B(12) is a Risk Factor for Neural Tube Defects: a Meta-Analysis», *J Matern Fetal Neonatal Med*, abril de 2012; 25(4): pp. 389-394.

Wen, L. M., Flood, V. M., Simpson, J. M., Rissel, C. y Baur, L. A., «Dietary Behaviours During Pregnancy: Findings from First-Time Mothers in Southwest Sydney, Australia», *Int J Behav Nutr Phys Act*, febrero de 2010; 7: p. 13.

World Health Organization, «Infant mortality», 2014. En: <http://www.who.int/gho/child_health/mortality/neonatal_infant_text/en/>. [Consulta: 5 de noviembre de 2014].

—, Guideline: Calcium Supplementation in Pregnant Women, WHO, Geneva, 2013. En: <http://apps.who.int/iris/bitstream/10665/85120/1/9789241505376_eng.pdf>. [Consulta: 5 de noviembre de 2014].

—, «Recommendations on Maternal and Perinatal Health», WHO, 2014. En: <http://www.who.int/maternal_child_adolescent/documents/guidelines-recommendations-maternal-health.pdf>. [Consulta: 5 de noviembre de 2014].

—, *Healthy Eating During Pregnancy and Breastfeeding*, WHO, Geneva, 2001. En: <http://www.euro.who.int/__data/assets/pdf_file/0020/120296/E73182.pdf>. [Consulta: 5 de noviembre de 2014].

4. Riesgos nutricionales durante el embarazo

Agencia Española de Consumo, Seguridad Alimentaria y Nutrición, «Prevenir intoxicaciones en verano», 1 de julio de 2014. En: <https: //www.aesa.msc.es/AESAN/web/destacados/intoxicaciones_verano.shtml>. [Consulta: 5 de noviembre de 2014].

Adiong, J. P., Kim, E., Koren, G. y Bozzo, P., «Consuming Non-Alcoholic Beer and Other Beverages During Pregnancy and Breastfeeding», *Can Fam Physician*, agosto de 2014; 60(8): pp. 724-725.

Agència Catalana de Seguretat Alimentària, «Recomanacions sobre el consum de begudes energètiques», 2014. En: <http: //www.gencat.cat/salut/acsa/html/ca/dir3711/index.html>. [Consulta: 5 de noviembre de 2014].

Agencia Española de Seguridad Alimentaria y Nutrición, «¿Qué plantas pueden comercializarse en un herbolario o centro de dietética?», 29 de septiembre de 2011. En: <http: //aesan.msssi.gob.es/SIAC-WEB/pregunta.do?reqCode=retrieveybean.id=1301>. [Consulta: 5 de noviembre de 2014].

—, «Recomendaciones de consumo de pescado (pez espada, tiburón, atún rojo y lucio) debido a la presencia de mercurio», 14 de abril de 2011. En: <http: //aesan.msssi.gob.es/AESAN/web/rincon_consumidor/subseccion/mercurio_pescado.shtml>. [Consulta: 5 de noviembre de 2014].

American College of Obstetricians and Gynecologists, «ACOG CommitteeOpinion No. 462: Moderate Caffeine Consumption During Pregnancy», *Obstet Gynecol*, agosto de 2010; 116(2 Pt 1): pp. 467-468.

Andersen, A. M. N., Andersen, P. K., Olsen, J., Grønbæk, M. y Strandberg-Larsen, K., «Moderate Alcohol Intake During Pregnancy and Risk of Fetal Death», *Int J Epidemiol*, abril de 2012; 41(2): pp. 405-413.

Asociación Española de Pediatría, «Preparando un embarazo», *En familia*, 3 de julio de 2013. En: <http: //enfamilia.aeped.es/prevencion/preparando-un-embarazo>. [Consulta: 5 de noviembre de 2014].

Bailey, R. L., Gahche, J. J., Miller, P. E., Thomas, P. R. y Dwyer, J. T., «Why US Adults Use Dietary Supplements», *JAMA Intern Med*, 11 de marzo de 2013; 173(5): pp. 355-361.

Baña, A., «Prenatal Alcohol Exposure and its Repercussion on Newborns», *J Neonatal Perinatal Med*, 2014; 7(1): pp. 47-54.

Barbour, V., Clark, J., Jones, S., Norton, M. y Veitch, E., «Let's be Straight up About the Alcohol Industry», *PLoS Med*, mayo de 2011; 8(5): e1001041.

Basulto, J., «¿Vino para la depresión? Madre mía», blog S*er consumidor*, 12 de septiembre de 2013. En: <http://blogs.cadenaser.com/ser-consumidor/2013/09/12/vino-para-la-depresion-madre-mia-por-julio-basulto>. [Consulta: 5 de noviembre de 2014].

—, «Café y salud», *Comer o no comer*, 5 de febrero de 2014. En: <http://comeronocomer.es/muy-real/cafe-y-salud>. [Consulta: 5 de noviembre de 2014].

—, Ortí, A., «Jamón en el embarazo: el mito de un (hipotético) mito», *Comer o no comer*, 10 de junio de 2013. En: <http://comeronocomer.es/mitos-para-toda-una-vida-mujeres/jamon-en-el-embarazo-el-mito-de-un-mito>. [Consulta: 5 de noviembre de 2014].

—, Ortí, A., «Jamón en el embarazo: los puntos sobre las íes y... punto final», *Comer o no comer*, 22 de junio de 2013. En: <http://comeronocomer.es/mitos-de-los-alimentos-origen-animal-carne-y-derivados/jamon-en-el-embarazo-los-puntos-sobre-las-ies>. [Consulta: 5 de noviembre de 2014].

Bénard, A., «Survey of European Programmes for the Epidemiological Surveillance of Congenital Toxoplasmosis», *Euro Surveill*, 10 de abril de 2008; 13(15). pii: 18834.

Berg, S., Restani. P., Boersma, M., Delmulle, L., Rietjens, I., «Levels of Genotoxic and Carcinogenic Ingredients in Plant Food Supplements and Associated Risk Assessment», *Food and Nutrition Sciences*, 2011; 2(9): pp. 989-1010.

Broussard, C. S., Louik, C., Honein, M. A., Mitchell, A. A. y National Birth Defects Prevention Study, «Herbal Use Before and During Pregnancy», *Am J Obstet Gynecol*, mayo de 2010; 202(5): 443.e1-6.

Centros para el Control y la Prevención de Enfermedades, «Prevención de infecciones durante el embarazo», 25 de septiembre de 2014. En: <http://www.cdc.gov/pregnancy/Spanish/infections.html>. [Consulta: 5 de noviembre de 2014].

Chaudhry, S. A., Gad, N. y Koren, G., «Toxoplasmosis and Pregnancy», *Can Fam Physician*, abril de 2014; 60(4): pp. 334-336.

Chiou, W. B., Wan, C. S., Wu, W. H. y Lee, K. T., «A Randomized Experiment to Examine Unintended Consequences of Dietary Supplement Use Among Daily Smokers: Taking Supplements Reduces Self-Regulation of Smoking», *Addiction*, diciembre de 2011; 106 (12): pp. 2221-2228.

Chiou, W. B., Yang, C. C. y Wan, C. S., «Ironic Effects of Dietary Supplementation: Illusory Invulnerability Created by Taking Dietary Supplements Licenses Health-Risk Behaviors», *Psychol Sci*, agosto de 2011; 22(8): pp. 1081-1086.

Cohen, P. A. y Ernst, E., «Safety of Herbal Supplements: a Guide for Cardiologists», *Cardiovasc Ther*, agosto de 2010; 28(4): pp. 246-253.

Cook, A. J. et al. «Sources of Toxoplasma Infection in Pregnant Women: European Multicentre Case-Control Study. European Research Network on Congenital Toxoplasmosis», *BMJ*, 15 de julio de 2000; 321(7254): pp. 142-147.

Córdoba, R., «Los peligros de la cerveza en el embarazo», Grupo de educación sanitaria y promoción de la salud PAPPS, 28 de febrero de 2013. En: <http://educacionpapps.blogspot.com.es/2013/02/los-peligros-de-la-cerveza-en-el.html>. [Consulta: 5 de noviembre de 2014].

Cravotto, G., Boffa, L., Genzini, L. y Garella, D., «Phytotherapeutics: an Evaluation of the Potential of 1000 Plants», *J Clin Pharm Ther*, febrero de 2010; 35(1): pp. 11-48.

Dante, G., Pedrielli, G., Annessi, E. y Facchinetti, F., «Herb remedies During Pregnancy: a Systematic Review of Controlled Clinical Trials», *J Matern Fetal Neonatal Med*, febrero de 2013; 26(3): pp. 306-312.

Davey, M., «Pregnant Women Using Alternative Therapies Urged to Tell Their Doctors», *The Guardian*, 13 de junio de 2014. En: <http://www.theguardian.com/lifeandstyle/2014/jun/13/pregnant-women-using-alternative-therapies-urged-to-tell-doctors>. [Consulta: 5 de noviembre de 2014].

Di Mario, S., «Prenatal Education for Congenital Toxoplasmosis», *Cochrane Database Syst Rev*, 28 de febrero de 2013; 2: CD006171.

El País, «Cada año se producen más de 8.000 intoxicaciones alimentarias en España», 4 de agosto de 2009. En: <http://sociedad.elpais.com/sociedad/2009/08/04/actualidad/1249336811_850215.html>. [Consulta: 5 de noviembre de 2014].

El periódico mediterráneo, «Las intoxicaciones alimentarias se cuadruplican en temporada estival», 11 de julio de 2010. En: <http://www.elperiodicomediterraneo.com/noticias/castellon/intoxicaciones-alimentarias-cuadruplican-temporada-estival_578347.html>. [Consulta: 5 de noviembre de 2014].

Ernst. E, «Advice Offered by Practitioners of Complementary/ Alternative Medicine: an Important Ethical Issue», *Eval Health Prof*, diciembre de 2009; 32(4): pp. 335-342.

—, «Are Herbal Medicines Effective?», *Int J Clin Pharmacol Ther*, marzo de 2014; 42(3): pp. 157-159.

—, «Bach Flower Remedies: a Systematic Review of Randomised Clinical Trials», *Swiss Med Wkly*, 24 de agosto de 2010; 140: w13079.

—, «Cardiovascular Adverse Effects of Herbal Medicines: a Systematic Review of the Recent Literature», *Can J Cardiol*, junio de 2003.

—, «Edzard Ernst: The «Natural» Equals «Safe» Fallacy», The *BMJ* Blog, 15 de agosto de 2012. En: <http://blogs.*BMJ*.com/*BMJ*/2012/08/15/edzard-ernst-the-natural-equals-safe-fallacy>. [Consulta: 5 de noviembre de 2014].

—, «Errors of Alternative Medicine: Lessons for General Practice», *Eur J Gen Pract*, marzo de 2012; 18(1): pp. 63-66.

—, «First, do no Harm with Complementary and Alternative Medicine», *Trends Pharmacol Sci*, febrero de 2007; 28(?): pp. 48-50.

—, «Herbal Medicinal Products», *Br J Gen Pract*, mayo de 2002; 52(478): p. 410.

—, «Herbal Medicine: Buy One, Get Two Free», *Postgrad Med J*, octubre de 2007; 83(984): pp. 615-616.

—, «Informing the Public Responsibly About Herbal Medicine», *J Diet Supp*, 2009; 6(1): pp. 9-12.

—, «Interactions Between Drugs and Supplements: the Tip of an Iceberg?», *Int J Clin Pract*, noviembre de 2012; 66(11): pp. 1019-1020.

—, «Risks of Herbal Medicinal Products», *Pharmacoepidemiol Drug Saf*, noviembre de 2014; 13(11): pp. 767-771.

—, «Serious Adverse Effects of Unconventional Therapies for Children and Adolescents: a Systematic Review of Recent Evidence», *Eur J Pediatr*, febrero de 2003; 162(2): pp. 72-80.

—, «The Regulation of Herbal Medicine», *Int J Clin Pharmacol Ther*, abril de 2011; 49(4): pp. 250-251.

European Commission, Alcohol in Europe, A public Perspective, European Communities, Luxemburg, 2006. En: <http://ec.europa.eu/health/archive/ph_determinants/life_style/alcohol/documents/alcohol_europe_en.pdf>. [Consulta: 5 de noviembre de 2014].

European Food Safety Authority, «Dietary Exposure to Inorganic Arsenic in the European population», *EFSA Journal*, 2014; 12(3): pp. 3597.

European Food Safety Authority, «EFSA Explains Zoonotic Diseases: Listeria», 21 de febrero de 2014. En: <http://www.efsa.europa.eu/en/corporate/pub/factsheetlisteria2014.htm>. [Consulta: 5 de noviembre de 2014].

European Food Safety Authority, «Scientific Opinion on Health Benefits of Seafood (Fish and Shellfish) consumption in Relation to Health Risks Associated with Exposure to Methylmercury», *EFSA Journal*, 2014; 12(7): p. 3761.

European Food Safety Authority, «Scientific Opinion on the Revised Exposure Assessment of Steviol Glycosides (E 960) for the Proposed Uses as a Food Additive», *EFSA Journal*, 2014; 12(5): p. 3639.

European Food Safety Authority, Tolerable Upper Intake Levels for Vitamins and Minerals, EFSA, 2006. En: <ww.efsa.europa.eu/en/ndatopics/docs/ndatolerableuil.pdf>. [Consulta: 5 de noviembre de 2014].

Fitch, C., Keim, K. S. y Academy of Nutrition and Dietetics, «Position of the Academy of Nutrition and Dietetics: Use of Nutritive and Nonnutritive Sweeteners», *J Acad Nutr Diet*, mayo de 2012; 112(5): pp. 739-758.

Flak, A. L., «The Association of Mild, Moderate, and Binge Prenatal Alcohol Exposure and Child Neuropsychological Outcomes: a meta-analysis», *Alcohol Clin Exp Res*, enero de 2014; 38(1): pp. 214-226.

Food and Drug Administration, «Food Safety for Moms-To-Be: Safe Eats - Eating Out y Bringing In», 6 de noviembre de 2014. En: <http://www.fda.gov/Food/FoodborneIllnessContaminants/PeopleAtRisk/ucm082539.htm>. [Consulta: 5 de noviembre de 2014].

Frazier, A. L., Camargo, C. A., Malspeis, S., Willett, W. C. y Young, M. C., «Prospective Study of Peripregnancy Consumption of Peanuts or Tree Nuts by Mothers and the Risk of Peanut or Tree Nut Allergy in their Offspring», *JAMA Pediatr*, febrero de 2014; 168(2): pp. 156-162.

Friguls, B., «Assessment of Exposure to Drugs of Abuse During Pregnancy by Hair Analysis in a Mediterranean Island», *Addiction*, agosto de 2012; 107(8): pp. 1471-1479.

Generalitat de Catalunya, Consell de Col·legis Farmacèutics de Catalunya, La toxoplasmosis, enero de 2012. En: <www.gencat.cat/salut/acsa/html/es/dir3581/ficha_toxoplasmosis_2011.pdf>. [Consulta: 5 de noviembre de 2014].

Gray, R., «Low-to-Moderate Alcohol Consumption During Pregnancy and Child Development-Moving Beyond Observational Studies», *BJOG*, agosto de 2013; 120(9): pp. 1039-1041.

Greer, F. R., Sicherer, S. H., Burks, A. W., American Academy of Pediatrics Committee on Nutrition y American Academy of Pediatrics Section on Allergy and Immunology, «Effects of Early Nutritional Interventions on the Development of Atopic Disease in Infants and Children: the Role of Maternal Dietary Restriction, Breastfeeding, Timing of Introduction of Complementary Foods, and Hydrolyzed Formulas», *Pediatrics*, enero de 2009; 121(1): pp. 183-191.

Grupo de trabajo de la Guía de práctica clínica de atención en el embarazo y puerperio, Guías de Práctica Clínica en el SNS: Guía de práctica clínica de atención en el embarazo y puerperio, Ministerio de Sanidad, Servicios Sociales e Igualdad, Agencia de Evaluación de Tecnologías Sanitarias de Andalucía, 2014. En: <http://www.msssi.gob.es/organizacion/sns/planCalidadSNS/0Guiaatembarazo.htm>. [Consulta: 5 de noviembre de 2014].

Guan, H., «Association of High Iodine Intake with the T1799A BRAF Mutation in Papillary Thyroid Cancer», *J Clin Endocrinol Metab*, mayo de 2009; 94(5): pp. 1612-1617.

Guo, R., Canter, P. H. y Ernst, E. «A Systematic Review of Randomised Clinical Trials of Individualised Herbal Medicine in Any Indication». *Postgrad Med J*, octubre de 2007; 83(984): pp. 633-637.

Gutiérrez-Fisac, J. L., Suárez, M., Neira, M., Regidor, E., «Tendencia de los principales factores de riesgo de enfermedades crónicas». España, 2001-2011/12, Ministerio de Sanidad, Servicios Sociales e Igualdad, Madrid, 2013. En: <http://www.msssi.gob.es/estad

Estudios/estadisticas/inforRecopilaciones/FactoresRiesgoEspana__2001_2011_12.pdf>. [Consulta: 5 de noviembre de 2014].

Heckman, M. A., Weil, J. y Gonzalez de Mejia, E., «Caffeine (1, 3, 7-trimethylxanthine) in Foods: a Comprehensive Review on Consumption, Functionality, Safety, and Regulatory Matters», *J Food Sci*, abril de 2010; 75(3): R77-87.

Hospital Clínic Universitari de Barcelona, «Una de cada ocho muertes de europeos entre 15 y 64 años es atribuible al alcohol», blog del Clínic, 26 de junio de 2012. En: <http://blog.hospitalclinic.org/es/2012/06/una-de-cada-vuit-morts-europeus-entre-15-i-64-anys-es-atribuible-a-alcohol>. [Consulta: 5 de noviembre de 2014].

Hung, S. K., Hillier, S. y Ernst, E., «Case Reports of Adverse Effects of Herbal Medicinal Products (HMPs): a Quality Assessment», *Phytomedicine*, 15 de marzo de 2011; 18(5): pp. 335-343.

Hung, S. K. y Ernst, E., «Erbal Medicine: an Overview of the Literature from Three Decades», *J Diet Suppl*, septiembre de 2010; 7(3): pp. 217-226.

Hurley, D., «Evidence-Based Standards Should Apply to Dietary Supplements, Too», *Medscape General Medicine*, 2007; 9(3): p. 23.

Jahanfar, S. y Jaafar, S. H., «Effects of Restricted Caffeine Intake by Mother on Fetal, Neonatal and Pregnancy Outcome», *Cochrane Database Syst Rev*, 28 de febrero de 2013; 2: CD006965.

JANO.es, «No lavarse las manos después de ir al baño es la causa de infecciones alimentarias», 16 de agosto de 2010. En: <http://www.JANO.es/jano/actualidad/ultimas/noticias/janoes/agencias/no/lavarse/manos/despues/ir/bano/causa/infecciones/alimentarias/_f-11+iditem-11149+idtabla-1>. [Consulta: 5 de noviembre de 2014].

Kaiser, L. L., Allen, L. y American Dietetic Association, «Position of the American Dietetic Association: Nutrition and Lifestyle for a Healthy Pregnancy Outcome», *J Am Diet Assoc*, octubre de 2002; 102(10): pp. 1479-1490.

—, «Position of the American Dietetic Association: Nutrition and Lifestyle for a Healthy Pregnancy Outcome», *J Am Diet Assoc*, marzo de 2008; 108(3): pp. 553-561.

Leung, A. M. y Braverman, L. E., «Consequences of Excess Iodine», *Nat Rev Endocrinol*, marzo de 2014; 10(3): pp. 136-142.

Li, X. L., Wei, H. X., Zhang, H., Peng, H. J. y Lindsay, D. S., «A

Meta Analysis on Risks of Adverse Pregnancy Outcomes in Toxoplasma Gondii Infection», *PLoS ONE*, 15 de mayo de 2014; 9(5): e97775.

Longo, D., Fauci, A., Kasper, D., Hauser, S., Jameson, J., Loscalzo, J. (eds.). *Harrison's Principles of Internal Medicine*, 18ª edición, Nueva York, Mc Graw Hill, 2011.

Macías-Peacok, B., Pérez-Jackson, L., Suárez-Crespo, M. F., Fong-Domínguez, C. O. y Pupo-Perera, E., «Use of Medicinal Plants During Pregnancy», *Rev Med Inst Mex Seguro Soc*, mayo-junio de 2009.

Mas, M. J., «El síndrome alcohólico fetal se previene al 100 % con la abstienencia 100 %, en <http://wp.me/p1wpvp-2RT #embarazosinalcohol>, 18 de septiembre de 2014. En: <https://twitter.com/MasTwitts/status/512711549203406848>. [Consulta: 5 de noviembre de 2014].

Maslova, E., Bhattacharya, S., Lin, S. W. y Michels, K. B., «Caffeine Consumption During Pregnancy and Risk of Preterm Birth: a Meta-Analysis», *Am J Clin Nutr*, noviembre de 2010; 92(5): pp. 1120-1132.

MedlinePlus, «Síndrome de alcoholismo fetal», 8 de octubre de 2012. En: <http://www.nlm.nih.gov/*MedlinePlus*/spanish/ency/article/000911.htm>. [Consulta: 5 de noviembre de 2014].

Michikawa, T., «Seaweed Consumption and the Risk of Thyroid Cancer in Women: the Japan Public Health Center-based Prospective Study», *Eur J Cancer Prev*, mayo de 2012; 21(3): pp. 254-260.

Ministerio de Sanidad y Consumo, Prevención de los problemas derivados del alcohol, MSC, Madrid, 2008. En: <https://www.msssi.gob.es/profesionales/saludPublica/prevPromocion/docs/prevencionProblemasAlcohol.pdf>. [Consulta: 5 de noviembre de 2014].

Moraẽs, M., Sosa, C., González, G., Umpiérrez, E., Berta, S., Borbonet, D., «Relación entre el consumo de mate en el embarazo con el peso al nacer», *Arch Pediatr Urug*, marzo de 2014; 85(1): pp. 18-24.

Nagataki, S., «The Average of Dietary Iodine Intake Due to the Ingestion of Seaweeds is 1.2 mg/day in Japan», *Thyroid*, junio de 2008; 18(6): pp. 667-668.

Naimi, T., Xuan, Z. y Saitz, R., «Immoderately Confounding: the Effects of Low-Dose Alcohol», *Addiction*, septiembre de 2013; 108(9): pp. 1552-1553.

National Collaborating Centre for Women's and Children's Health,

Antenatal Care: Routine Care for the Healthy Pregnant Woman, Londres, RCOG Press, 2008.

National Institute for Health and Care Excellence, NICE, Antenatal Care, NICE Clinical Guideline 62, junio de 2010. En: <http://www.nice.org.uk/guidance/cg62/resources/guidance-antenatal-care-pdf>. [Consulta: 5 de noviembre de 2014].

National Institutes of Health, «NIH Statement on International Fetal Alcohol Spectrum Disorders Awareness Day», 6 de septiembre de 2013. En: <http://www.nih.gov/news/health/sep2013/niaaa-06.htm>. [Consulta: 5 de noviembre de 2014].

National Institutes of Health, Office of Dietary Supplements, The Scoop, a Newsletter for Consumers, febrero de 2011. En: <http://ods.od.nih.gov/News/The_Scoop_-_February_2011.aspx>. [Consulta: 5 de noviembre de 2014].

National Institutes of Health, Office of Dietary Supplements, The Scoop, a Newsletter for Consumers, febrero de 2013. En: <http://ods.od.nih.gov/News/The_Scoop_-_February_2013.aspx>. [Consulta: 5 de noviembre de 2014].

Newmaster, S. G., Grguric, M., Shanmughanandhan, D., Ramalingam, S. y Ragupathy, S., «DNA Barcoding Detects Contamination and Substitution in North American Herbal Products», *BMC Med*, 11 de octubre de 2013; 11: p. 222

Newsletter del GREP-AEDN, octubre de 2011; 3. En: <http://www.grep-aedn.es/newsletter/octubre2011.htm>. [Consulta: 5 de noviembre de 2014].

NHS Choices, «Foods to Avoid in Pregnancy», 15 de enero de 2013. En: <http://www.nhs.uk/conditions/pregnancy-and-baby/pages/foods-to-avoid-pregnant.aspx#close>. [Consulta: 5 de noviembre de 2014].

—, «Misguided Claims Alcohol in Pregnancy Helps Baby», 18 de junio de 2013. En: <http://www.nhs.uk/news/2013/06June/Pages/Misguided-claims-alcohol-in-pregnancy-helps-baby.aspx>. [Consulta: 5 de noviembre de 2014].

NIAID-Sponsored Expert Panel, «Guidelines for the Diagnosis and Management of Food Allergy in the United States: Report of the NIAID-Sponsored Expert Panel», *J Allergy Clin Immunol*, diciembre de 2010; 126(6 Suppl): S1-58.

Nutt, D. J., King, L. A., Phillips, L. D. e Independent Scientific Committee on Drugs, «Drug Harms in the UK: a Multicriteria Decision Analysis», *Lancet*, 6 de noviembre de 2010; 376(9752): pp. 1558-1565.

O'Leary, C. M., «Alcohol and Pregnancy: do Abstinence Policies have Unintended Consequences?», *Alcohol Alcohol*, noviembre-diciembre de 2012; 47(6): pp. 638-639.

Organización de Consumidores y Usuarios, OCU, «Anisakis: conocerlo es combatirlo», 27 de enero de 2014. En: <http://www.ocu.org/alimentacion/seguridad-alimentaria/informe/anisakis/1>. [Consulta: 5 de noviembre de 2014].

Organización Mundial de la Salud, «Síndrome alcohólico fetal: esperanzas frustradas, vidas dañadas», *Boletín de la Organización Mundial de la Salud*, 2011; 89: pp. 398-399.

Pardo Lozano, R., Álvarez García, Y., Barral Tafalla, D. y Farré Albaladejo, M., «Caffeine: a Nutrient, a Drug or a Drug of Abuse», *Adicciones*, 2007; 19(3): pp. 225-238.

Posadzki, P., «Prevalence of Complementary and Alternative Medicine (CAM) Use by Menopausal Women: a Systematic Review of Surveys», *Maturitas*, mayo de 2013; 75(1): pp. 34-43.

Posadzki, P., Alotaibi, A. y Ernst, E., «Adverse Effects of Aromatherapy: a Systematic Review of Case Reports and Case Series», *Int J Risk Saf Med*, 1 de enero de 2012; 24(3): pp. 147-161.

Procter, S. B. y Campbell, C. G., «Position of the Academy of Nutrition and Dietetics: Nutrition and Lifestyle for a Healthy Pregnancy Outcome», *J Acad Nutr Diet*, julio de 2014; 114(7): pp. 1099-1103.

Raynor, D. K., Dickinson, R., Knapp, P., Long, A. F. y Nicolson, D. J., «Buyer Beware? Does the Information Provided with Herbal Products Available over the Counter Enable Safe Use?», *BMC Med*, 9 de agosto de 2011; 9: p. 94.

Reissig, C. J., Strain, E. C. y Griffiths, R. R., «Caffeinated Energy Drinks-a Growing Problem», *Drug Alcohol Depend*, 1 de enero de 2009 99(1-3): pp. 1-10.

Reuters, «Food for Thought: Can Fish Lower Your *Stroke* Risk?», 23 de septiembre de 2011. En: <http://www.reuters.com/article/2011/09/23/us-food-thought-can-fish-lower-your-stro-idUSTRE78M5EK20110923>. [Consulta: 5 de noviembre de 2014].

RTVE.es, «España se convirtió en 2013 en el primer productor mundial de vino», 24 de febrero de 2014. En: <http://www.rtve.es/alacarta/

videos/telediario/espana-se-convirtio-2013-primer-productor-mundial-vino/2415236>. [Consulta: 5 de noviembre de 2014].

Salas Coronas, J., Cruz Caparrós, G., Laynez Bretones, F., Díez García, F., «Hipertiroidismo inducido por consumo de algas marinas», Medicina Clínica, 1 de junio de 2002; 118(20): pp. 797-798.

Saper, R. B., «Lead, Mercury, and Arsenic in US- and Indian-Manufactured Ayurvedic Medicines Sold Via the Internet», JAMA, 27 de agosto de 2008; 300(8): pp. 915-923.

Sociedad Española de Familia y Comunitaria, Guía terapéutica en Atención Primaria, 4ª edición semFYC, 2013. En: <http://www.guiaterapeutica.net/4edicion/>. [Consulta: 5 de noviembre de 2014].

South Australian Paediatric Clinical Guidelines, Vitamin and Mineral Supplementation in Pregnancy, 24 de mayo de 2011. En: <http://www.sahealth.sa.gov.au/wps/wcm/connect/f53d44004eee83b-c8104a36a7ac0d6e4/Vitamin-mineral-supplem-pregnancy-WCHN-PPG-24052011.pdf?MOD=AJPERESyCACHEID=f53d44004eee83bc8104a36a7ac0d6e4>. [Consulta: 5 de noviembre de 2014].

Stein, K., «Are Food Allergies on the Rise, or is it Misdiagnosis?», J Am Diet Assoc, noviembre de 2009; 109(11): p. 1832.

Teas, J., Pino, S., Critchley, A. y Braverman, L. E., «Variability of Iodine Content in Common Commercially Available Edible Seaweeds», Thyroid, octubre de 2004; 14(10): pp. 836-841.

Torgerson, P. R., «The Global Burden of Congenital Toxoplasmosis: a Systematic Review», Bulletin of the World Health Organization, 2013; 91: pp. 501-508

U.S. Department of Health and Human Services, «Have a Healthy Pregnancy», 28 de octubre de 2014. En: >http://www.healthfinder.gov/HealthTopics/Category/pregnancy/doctor-and-midwife-visits/have-a-healthy-pregnancy>. [Consulta: 5 de noviembre de 2014].

Winslow, L. C. y Kroll, D. J., «Herbs as Medicines», Arch Intern Med, 9 de noviembre de 1998; 158(20): pp. 2192-2199.

Yoon, S. y Lam, T. H., «The Illusion of Righteousness: Corporate Social Responsibility Practices of the Alcohol Industry», BMC Public Health, 3 de julio de 2013; 13: p. 630.

Zava, T. T. y Zava, D. T., «Assessment of Japanese Iodine Intake Based on Seaweed Consumption in Japan: A literature-Based Analysis», Thyroid Res, 5 de octubre de 2011.

5. Problemas relacionados con la nutrición de las embarazadas

Abbaspour, N., Hurrell, R. y Kelishadi, R., «Review on Iron and Its Importance for Human Health», *J Res Med Sci*, febrero de 2014; 19(2): pp. 164-174.

Alwan, N., Tuffnell, D. J. y West, J., «Treatments for Gestational Diabetes», *Cochrane Database Syst Rev*, 8 de julio de 2009; (3): CD003395.

American Academy of Pediatrics, Committee on Nutrition, *Pediatric Nutrition Handbook*, Washington, 5th Ed AAP, 2003.

American College of Obstetrics and Gynecology., «ACOG (American College of Obstetrics and Gynecology) Practice Bulletin: Nausea and Vomiting of Pregnancy», *Obstet Gynecol*, abril de 2004; 103 (4): pp. 803-814.

Arija, V., Viteri, F., *Deficiencias de nutrientes conducentes a anemia, su prevención y tratamiento*, en: Serra, L. L., Aranceta, J., *Nutrición y salud pública* 2ª edición, Barcelona, Masson, 2006, pp. 393-705.

Aune, D., Norat, T., Romundstad, P. y Vatten, L. J., «Breastfeeding and the Maternal Risk of Type 2 Diabetes: a Systematic Review and Dose-Response Meta-Analysis of Cohort Studies», *Nutr Metab Cardiovasc Dis*, febrero de 2014; 24(2): pp. 107-115.

Aune, D., Saugstad, O. D., Henriksen, T. y Tonstad, S., «Physical Activity and the Risk of Preeclampsia: a Systematic Review and Meta-Analysis», *Epidemiology*, mayo de 2014; 25(3): pp. 331-343.

Basulto, J., «¿Cuántos cafés puede tomar una embarazada?», Eroski Consumer, 2 de octubre de 2014. En: <http://www.consumer.es/web/es/alimentacion/aprender_a_comer_bien/embarazo_y_lactancia/2014/10/02/220692.php>. [Consulta: 5 de noviembre de 2014].

Bharucha, A. E., Pemberton, J. H. y Locke, G. R., «American Gastroenterological Association technical Review on Constipation», *Gastroenterology*, enero de 2013; 144(1): pp. 218-238.

Bradley, C. S., Kennedy, C. M., Turcea, A. M., Rao, S. S. C. y Nygaard, I. E., «Constipation in Pregnancy: Prevalence, Symptoms, and Risk Factors», *Obstet Gynecol*, diciembre de 2007; 110(6): pp. 1351-1357.

Broussard, C. S., Louik, C., Honein, M. A., Mitchell, A. A. y National Birth Defects Prevention Study, «Herbal Use Before and During Pregnancy», *Am J Obstet Gynecol*, mayo de 2010; 202(5): 443.e1-6

Centers for Disease Control and Prevention, «Diabetes and Pregnancy», 4 de septiembre de 2012. En: <http://www.cdc.gov/pregnancy/diabetes.html>. [Consulta: 5 de noviembre de 2014].

Chan, R. L., «Severity and Duration of Nausea and Vomiting Symptoms in Pregnancy and Spontaneous Abortion», *Hum Reprod*, noviembre de 2010; 25(11): pp. 2907-2912.

Chen, L., Hu, F. B., Yeung, E., Willett, W. y Zhang, C., «Prospective Study of Pre-Gravid Sugar-Sweetened Beverage Consumption and the Risk of Gestational Diabetes Mellitus», *Diabetes Care*, diciembre de 2009; 32(12): pp. 2236-2341. [Consulta: 5 de noviembre de 2014].

Domínguez, L. J., Martínez-González, M. A., Basterra-Gortari, F. J., Gea, A., Barbagallo, M., Bes-Rastrollo, M., «Fast Food Consumption and Gestational Diabetes Incidence in the SUN Project», *PLoS ONE*, 12 de septiembre de 2012; 9(9): e106627.

Dowswell, T. y Neilson, J. P., «Interventions for Heartburn in Pregnancy», *Cochrane Database Syst Rev* CD007065, 8 de octubre de 2008; (4): CD007065.

E-lactancia.org, «Embarazo», 9 de julio de 2014. En: <http://e-lactancia.org/buscar?q=Embarazo>. [Consulta: 5 de noviembre de 2014].

Festin, M., «Nausea and Vomiting in Early Pregnancy», *Clin Evid (Online)*, 3 de junio de 2009; 2009. pii: 1405.

Fill, S., Malfertheiner, M., Costa, S.-D. y Mönkemüller, K., «Haling of the Gastroesophageal Reflux Disease (GERD) During Pregnancy- a Review», *Z Geburtshilfe Neonatol*, diciembre de 2007; 211(6): pp. 215-223.

Firoz, T., Maltepe, C. y Einarson, A., «Nausea and vomiting in pregnancy is not Always Nausea and Vomiting of Pregnancy», *J Obstet Gynaecol Can*, octubre de 2010; 32(10): pp. 970-972.

Fisher, A. E. O. y Naughton, D. P., «Iron supplements: the Quick Fix with Long-Term Consequences», *Nutr J*, 16 de enero de 2004; 3: p. 2.

Fowles, E. R., «Prenatal Nutrition and Birth Outcomes», *J Obstet Gynecol*, Neonatal Nurs, noviembre-diciembre de 2004; 33(6): pp. 809-822.

Friedman, J. M., «Teratology Society: Presentation to the FDA Public Meeting on Safety Issues Associated with the Use of Dietary Supplements During Pregnancy», *Teratology*, agosto de 2000; 62(2): pp. 134-137.

Gardiner, P., «Herb Use, Vitamin Use, and Diet in Low-Income, Postpartum Women», *J Midwifery Womens Health*, marzo-abril de 2013; 58(2): pp. 150-157.

Grupo de trabajo de la Guía de práctica clínica de atención en el embarazo y puerperio, Guías de Práctica Clínica en el SNS: Guía de práctica clínica de atención en el embarazo y puerperio, Ministerio de Sanidad, Servicios Sociales e Igualdad, Agencia de Evaluación de Tecnologías Sanitarias de Andalucía, 2014. En: <http://www.msssi.gob.es/organizacion/sns/planCalidadSNS/0Guiaatembarazo.htm>. [Consulta: 5 de noviembre de 2014].

Han, S., Crowther, C. A. y Middleton, P., «Interventions for Pregnant Women with Hyperglycaemia not Meeting Gestational Diabetes and Type 2 Diabetes Diagnostic Criteria», *Cochrane Database Syst Rev*, 18 de enero de 2012; 1: CD009037.

Han, S., Crowther, C. A., Middleton, P. y Heatley, E., «Different Types of Dietary Advice for Women With Gestational Diabetes Mellitus», *Cochrane Database Syst Rev*, 28 de marzo de 2013; 3: CD009275.

Harvard Health Publications, «Tips for Taming Tummy Troubles», *Healthbeat*, 7 de febrero de 2008. En: <http://www.health.harvard.edu/healthbeat/HEALTHbeat_020708.htm>. [Consulta: 5 de noviembre de 2014].

Holst, L., Nordeng, H. y Haavik, S., «Use of Herbal Drugs During Early Pregnancy in Relation to Maternal Characteristics and Pregnancy Outcome», *Pharmacoepidemiol Drug Saf*, febrero de 2008; 17(2): pp. 151-159.

JANO.es, «El consumo de productos de hierbas es común entre las embarazadas de Estados Unidos», 9 de febrero de 2010. En: <www.JANO.es/jano/actualidad/ultimas/noticias/janoes/consumo/productos/hierbas/comun/embarazadas/estados/unidos/_f-11+iditem-9319+idtabla-1>. [Consulta: 5 de noviembre de 2014].

Järnfelt-Samsioe, A., Samsioe, G. y Velinder, G. M., «Nausea and Vomiting in Pregnancy-a Contribution to Its Epidemiology», *Gynecol Obstet Invest.*, 1983; 16(4): pp. 221-229.

Jewell, D. J. y Young, G., «Interventions for Treating Constipation in Pregnancy», *Cochrane Database Syst Rev*, 2001; (2): CD001142.

Kaiser, L., Allen, L. H. y American Dietetic Association, «Position of the American Dietetic Association: Nutrition and lifestyle for a Healthy Pregnancy Outcome», *J Am Diet Assoc*, marzo de 2008; 108(3): pp. 553-561.

Klebanoff, M. A., Koslowe, P. A., Kaslow, R. y Rhoads, G. G., «Epidemiology of Vomiting in Early Pregnancy», *Obstet Gynecol*, noviembre de 1985; 66(5): pp. 612-616.

Lee, N. M. y Saha, S., «Nausea and Vomiting of Pregnancy», *Gastroenterol. Clin. North Am*, junio de 2011; 40(2): pp. 309-334, vii.

Louik, C., Gardiner, P., Kelley, K. y Mitchell, A. A., «Use of Herbal Treatments in Pregnancy», *Am J Obstet. Gynecol*, mayo de 2010; 202(5): 439.e1-439.e10.

Mahan, L. K., Escott-Stump, S., *Krause dietoterapia*, 12ª edición, Barcelona, Elsevier Masson, 2009.

Mahan, L. K., Escott-Stump, S., Raymond, J.L., *Krause dietoterapia*, 13ª edición, Barcelona, Elsevier Masson, 2012.

Makrides, M., Crosby, D. D., Bain, E. y Crowther, C. A., «Magnesium Supplementation in Pregnancy», *Cochrane Database Syst Rev*, 3 de abril de 2014; 4: CD000937.

Marcus, D. M. y Snodgrass, W. R., «Do no Harm: Avoidance of Herbal Medicines During Pregnancy», *Obstet Gynecol*, mayo de 2005; 105(5 Pt 1): pp. 1119-1122.

Matthews, A., Haas, D. M., O'Mathúna, D. P. O., Dowswell, T. y Doyle, M., «Interventions for Nausea and Vomiting in Early Pregnancy», *Cochrane Database Syst Rev*, 21 de marzo de 2014; 3: CD007575.

—, «Doxilamina y piridoxina», 15 de noviembre de 2013. En: <http://www.nlm.nih.gov/*MedlinePlus*/spanish/druginfo/meds/a613045-es.html>. [Consulta: 5 de noviembre de 2014].

—, «Hierro», 10 de julio de 2014. En: <http://www.nlm.nih.gov/*MedlinePlus*/spanish/druginfo/natural/912.html>. [Consulta: 5 de noviembre de 2014].

MedlinePlus, «Manzanilla romana», 16 de febrero de 2012. En: <http://www.nlm.nih.gov/*MedlinePlus*/spanish/druginfo/natural/752.html>. [Consulta: 5 de noviembre de 2014].

Ministerio de Sanidad, Servicios Sociales e Igualdad, «Estudio de prevalencia de la obesidad infantil - Estudio ALADINO (Alimentación, Actividad física, Desarrollo Infantil y Obesidad)», 18 de junio de 2013. En: <http://www.naos.aesan.msssi.gob.es/naos/investigacion/aladino/>. [Consulta: 5 de noviembre de 2014].

National High Blood Pressure Education Program Working Group on High Blood Pressure in Pregnancy, «Report of the National

High Blood Pressure Education Program Working Group on High Blood Pressure in Pregnancy», *Am J Obstet Gynecol*, julio de 2000; 183(1): S1-S22.

National Institutes of Health, NIH Consensus Development Conference on Diagnosing Gestational Diabetes Mellitus, 4-6 de marzo de 2013. En: <http://consensus.nih.gov/2013/docs/Gestational_Diabetes_Mellitus508.pdf>. [Consulta: 5 de noviembre de 2014].

Novella S., «Science-Based Nutrition», Science-Based Medicine, 5 de marzo de 2008. En: <http://www.sciencebasedmedicine.org/index.php/science-based-nutrition/>. [Consulta: 5 de noviembre de 2014].

Pan, A., «Changes in Red Meat Consumption and Subsequent Risk of Type 2 Diabetes Mellitus: Three Cohorts of US Men and Women», *JAMA Intern Med*, 22 de julio de 2013; 173(14): pp. 1328-1335.

Pepper, G. V. y Craig Roberts, S., «Rates of nausea and vomiting in Pregnancy and Dietary Characteristics Across Populations», *Proc Biol Sci*, 22 de octubre de 2006; 273(1601): pp. 2675-2679.

Quinla, J. D. y Hill, D. A., «Nausea and Vomiting of Pregnancy», *Am Fam Physician*, 1 de julio de 2003; 68(1): pp. 121-128.

Richter, J. E., «Gastroesophageal Reflux Disease During Pregnancy», *Gastroenterol Clin North Am*, marzo de 2003; 32(1): pp. 235-261.

Salles, A. M. R., Galvao, T. F., Silva, M. T., Motta, L. C. D. y Pereira, M. G., «Antioxidants for Preventing Preeclampsia: a Systematic Review», *ScientificWorldJournal*, 2012; 2012: pp. 243-476.

Savitz, D. A., Chan, R. L., Herring, A. H., Howards, P. P. y Hartmann, K. E., «Caffeine and Miscarriage Risk», *Epidemiology*, enero de 2008; 19(1): pp. 55-62.

Sociedad Española de Familia y Comunitaria, Guía Terapéutica en Atención Primaria, 4ª edición, semFYC, 2013. En: <http://www.guiaterapeutica.net/4edicion/>. [Consulta: 5 de noviembre de 2014].

Staroselsky, A., Nava-Ocampo, A. A., Vohra, S. y Koren, G., «Hemorrhoids in Pregnancy», *Can Fam Physician*, febrero de 2008; 54(2): pp. 189-190.

Temming, L., «Adverse Pregnancy Outcomes in Women With Nausea and Vomiting of Pregnancy», *J Matern Fetal Neonatal Med*, enero de 2014; 27(1): pp. 84-88.

Teucher, B., Olivares, M. y Cori, H., «Enhancers of Iron Absorption: Ascorbic Acid and Other Organic Acids», *Int J Vitam Nutr Res*, noviembre de 2004; 74(6): pp. 403-419.

Tierson, F. D., Olsen, C. L. y Hook, E. B., «Nausea and Vomiting of Pregnancy and Association With Pregnancy Outcome», *Am J Obstet Gynecol*, noviembre de 1986; 155(5): pp. 1017-1022.

Trottier, M., Erebara, A. y Bozzo, P., «Treating Constipation During Pregnancy», *Can Fam Physician*, agosto de 2012; 58(8): pp. 836-838.

Varela-Moreiras, G., Ruiz, E., Valero, T., Ávila, J. M. y Del Pozo, S., «The Spanish Diet: an Update», *Nutr Hosp*, septiembre de 2013; 28 Suppl 5: pp. 13-20

Vázquez, J. C., «Constipation, Haemorrhoids, and Heartburn in Pregnancy», *Clin Evid (Online)*, 3 de agosto de 2010; 2010. pii: 1411.

Viljoen, E., Visser, J., Koen, N. y Musekiwa, A., «A Systematic Review and Meta-Analysis of the Effect and Safety of Ginger in the Treatment of Pregnancy-Associated Nausea and Vomiting», *Nutr J*, 19 de marzo de 2014; 13: p. 20.

Weigel, R. M., Weigel, M. M., «Nausea and Vomiting of Early Pregnancy and Pregnancy Outcome. A Meta-Analytical Review», *Br J Obstet Gynaecol*, 1989; 96: pp. 1312-1318.

Wood, H., McKellar, L. V. y Lightbody, M., «Nausea and Vomiting in Pregnancy: Blooming or Bloomin awful? A Review of the Literature», *Women Birth*, junio de 2013; 26(2): pp. 100-104.

Woolhouse, M., «Complementary Medicine for Pregnancy Complications», *Aust Fam Physician*, septiembre de 2006; 35(9): p. 695.

World Health Organization, «Pregnancy: Chronic and Pregnancy-Induced Hypertension», 2014. En: <http://www.euro.who.int/en/health-topics/disease-prevention/nutrition/news/news/2013/04/high-blood-pressure-serious-but-often-preventable/pregnancy-chronic-and-pregnancy-induced-hypertension>. [Consulta: 5 de noviembre de 2014].

—, «Recommendations on Maternal and Perinatal Health», WHO, 2014. En: <http://www.who.int/maternal_child_adolescent/documents/guidelines-recommendations-maternal-health.pdf>. [Consulta: 5 de noviembre de 2014].

—, Guideline: Calcium Supplementation in Pregnant Women, WHO, Geneva, 2013. En: <http://apps.who.int/iris/bitstream/10665/85120/1/9789241505376_eng.pdf>. [Consulta: 5 de noviembre de 2014].

Zhang, C., «Adherence to Healthy Lifestyle and Risk of Gestational Diabetes Mellitus: Prospective Cohort Study», *BMJ*, septiembre de 2014; 349: g5450.

6. PESO ANTES, DURANTE Y DESPUÉS DEL EMBARAZO

ACOG Committee Obstetric Practice, «ACOG Committee Opinion. Number 267, January 2002: Exercise During Pregnancy and the Postpartum Period», *Obstet Gynecol*, enero de 2002 99(1): pp. 171-173.

Basulto, J., «El peso ideal, ¿realidad o fantasía?», Eroski Consumer, 13 de febrero de 2013. En: <http://www.consumer.es/web/es/alimentacion/aprender_a_comer_bien/alimentos_a_debate/2013/02/13/215795.php>. [Consulta: 5 de noviembre de 2014].

—, «Subir de peso, ¿cuándo empezar a preocuparse?», Eroski Consumer, 16 de enero de 2013. En: <http://www.consumer.es/web/es/alimentacion/aprender_a_comer_bien/2013/01/16/215354.php>. [Consulta: 5 de noviembre de 2014].

—, «Tomamos más energía a partir del alcohol que de las legumbres. ¡Qué bien!», *Comer o no comer*, 4 de marzo de 2014. En: <http://comeronocomer.es/muy-real/tomamos-mas-energia-partir-del-alcohol-que-de-las-legumbres-que-bien>. [Consulta: 5 de noviembre de 2014].

Caorsi, L., Basulto, J., «Dietas milagro y cuentos de hadas: parecidos razonables», Eroski Consumer, 20 de mayo de 2014. En: <http://www.consumer.es/web/es/alimentacion/aprender_a_comer_bien/curiosidades/2014/05/20/219940.php>. [Consulta: 5 de noviembre de 2014].

Centers for Disease Control and Prevention, «Healthy Weight - it's not a Diet, it's a Lifestyle!», marzo de 2014. En: <http://www.cdc.gov/healthyweight/healthy_eating/>. [Consulta: 5 de noviembre de 2014].

Choi, J., Fukuoka, Y. y Lee, J. H., «The effects of Physical Activity and Physical Activity Plus Diet Interventions on Body Weight in Overweight or Obese Women who are Pregnant or in Postpartum: a Systematic Review and Meta-Analysis of Randomized Controlled Trials», *Prev Med*, junio de 2013; 56(6): pp. 351-364.

Dewey, K. G., Heinig, M. J. y Nommsen, L. A., «Maternal Weight-

Loss Patterns During Prolonged Lactation», *Am J Clin Nutr*, agosto de 1993; 58(2): pp. 162-166.

Dodd, J. M., Crowther, C. A. y Robinson, J. S., «Dietary and Lifestyle Interventions to Limit Weight Gain During Pregnancy for Obese or Overweight Women: a Systematic Review», *Acta Obstet Gynecol Scand*, 2008; 87(7): pp. 702-706.

Fabre, E., González, R. y Torrijo, C., «Ganancia de peso en el embarazo», *Salud total de la mujer*, 2000; 1: pp. 27-40.

Fowles, E. R., «Prenatal Nutrition and Birth Outcomes», *J Obstet Gynecol Neonatal Nurs*, noviembre-diciembre de 2004; 33(6): pp. 809-822.

Fundación Española de la Nutrición, *Libro blanco de la nutrición en España*, Madrid, FEN, 2013.

Gargallo, M., Basulto, J., Breton, I., Quiles, J., Formiguera, X. y Salas-Salvadó, J., «Recomendaciones nutricionales basadas en la evidencia para la prevención y el tratamiento del sobrepeso y la obesidad en adultos (Consenso FESNAD-SEEDO)», *Rev Esp Obes*, 2011; 9 (supl. 1): pp. 1-78.

González, C., *Dieta y suplementos para la madre lactante*, en: Asociación Española de Pediatría, *Manual de lactancia materna*, Madrid, Editorial médica panamericana, 2009, capítulo 10B, pp. 87-88.

Herring, S. J., Rose, M. Z., Skouteris, H. y Oken, E., «Optimizing Weight Gain in Pregnancy to Prevent Obesity in Women and Children», *Diabetes Obes Metab*, marzo de 2012; 14(3): pp. 195-203.

Hill, J. O., «Can a Small-Changes Approach Help Address the Obesity Epidemic? A Report of the Joint Task Force of the American Society for Nutrition, Institute of Food Technologists, and International Food Information Council», *Am J Clin*, febrero de 2009; 89(2): pp. 477-484.

Hill, S. R., «Cost-Effectiveness Analysis for Clinicians», *BMC Med*, 1 de febrero de 2012; 10: p. 10.

Institute of Medicine, *Weight Gain During Pregnancy: Reexamining the Guidelines*, Washington, IOM, 2009.

Jensen, M. D., «2013 AHA/ACC/TOS Guideline for the Management of Overweight and Obesity in Adults: a Report of the American College of Cardiology/American Heart Association Task Force on Practice Guidelines and The Obesity Society», *Circulation*, 24 de junio de 2014; 129(25 Suppl 2): S102-138.

Kotz, C. M. y Levine, J. A., «Role of Nonexercise Activity Thermogenesis (NEAT) in Obesity», *Minn Med*, septiembre de 2005; 88(9): pp. 54-57.

Kramer, M. S. y Kakuma, R., «Energy and Protein Intake in Pregnancy», *Cochrane Database Syst Rev*, 2003; (4): CD000032.

—, «Optimal duration of exclusive breastfeeding», *Cochrane Database Syst Rev*, 15 de agosto de 2012; 8: CD003517.

Kramer, M. S., «Energy/Protein Restriction for High Weight-For-Height or Weight Gain During Pregnancy»,*Cochrane Database Syst Rev*, 2000; (2): CD000080.

Lamina, S. y Agbanusi, E., «Effect of Aerobic Exercise Training on Maternal Weight Gain in Pregnancy: a Meta-Analysis of Randomized Controlled Trials», *Ethiop J Health Sci*, marzo de 2013; 23(1): pp. 59-64.

Lederman, S. A., «Influence of lactation on body weight regulation», Nutr. Rev., julio de 2004; 62(7 Pt 2): S112-119.

Lim, S. S., Noakes, M. y Norman, R. J., «Dietary effects on fertility treatment and pregnancy outcomes», *Curr Opin Endocrinol Diabetes Obes*, diciembre de 2007; 14(6): pp. 465-469.

Lovelady, C. A., «Weight Change During Lactation does not Alter the Concentrations of Chlorinated Organic Contaminants in Breast Milk of women with Low Exposure», *J Hum Lact*, diciembre de 1999; 15(4): pp. 307-315.

McDonald, S. D., «Comparison of Midwifery, Family Medicine, and Obstetric Patients' Understanding of Weight Gain During Pregnancy: A Minority Of Women Report Correct Counselling», *J Obstet Gynaecol Can*, febrero de 2012; 34(2): pp. 129-135.

MedlinePlus, «Breast-Feeding Helps Mom Stay Slimmer Later in Life», 8 de marzo de 2010. En: <http://wwwqa.nlm.nih.gov/*MedlinePlus*/250/print/news/fullstory_96074.html>. [Consulta: 5 de noviembre de 2014].

Ministerio de Medio Ambiente y Medio Rural y Marino, Valoración de la Dieta Española de acuerdo al Panel de Consumo Alimentario, Ministerio de Medio Ambiente y Medio Rural y Marino, Madrid, 2008.

Nardone, G., *La mirada del corazón*, Madrid, Paidós, 2008.

National Institute for Health and Care Excellence, NICE, «Weight Management Before, During and After Pregnancy», julio de 2010.

En: <http://www.nice.org.uk/guidance/ph27>. [Consulta: 5 de noviembre de 2014].

NHS Choices, «Infertility - Causes», 15 de julio de 2014. En: <http://www.nhs.uk/Conditions/Infertility/Pages/Causes.aspx>. [Consulta: 5 de noviembre de 2014].

Organización Mundial de la Salud, Relactación, WHO, Ginebra, 1998. En: <http://whqlibdoc.who.int/hq/1998/WHO_CHS_CAH_98.14_spa.pdf>. [Consulta: 5 de noviembre de 2014].

Oteng-Ntim, E., Varma, R., Croker, H., Poston, L. y Doyle, P., «Lifestyle Interventions for Overweight and Obese Pregnant Women to Improve Pregnancy Outcome: Systematic Review and Meta-Analysis», *BMC Med*, mayo de 2012; 10: p. 47.

Procter, S. B. y Campbell, C. G., «Position of the Academy of Nutrition and Dietetics: Nutrition and Lifestyle for a Healthy Pregnancy Outcome», *J Acad Nutr Diet*, julio de 2014; 114(7): pp. 1099-1103.

Russolillo, G., Baladia, E., Moñino, M., Colomer, M., García, M., Basulto, J. et al., «Incorporación del dietista-nutricionista en el Sistema Nacional de Salud (SNS): Declaración de Postura de la Asociación Española de Dietistas-Nutricionistas (AEDN)», *Act Diet*, 2009; 13(02): pp. 62-69.

Sociedad Española de Nutrición Comunitaria, *Guía de la alimentación Saludable*, SENC, Madrid, 2004. En: <http://www.nutricioncomunitaria.org/BDProtegidos/guia_alimentacion%20SENC_I_1155197988036.pdf>. [Consulta: 5 de noviembre de 2014].

Stewart, Z. A., Wallace, E. y Allan, C., «Weight Gain in Pregnancy: a Survey of current Practices in a Teaching Hospital», *Aust N Z J Obstet Gynaecol*, abril de 2012; 52(2): pp. 208-210.

Streuling, I., Beyerlein, A. y Von Kries, R., «Can Gestational Weight Gain be Modified by Increasing Physical Activity and Diet Counseling? A Meta-Analysis of Interventional Trials», *Am J Clin Nutr*, octubre de 2010; 92(4): pp. 678-687.

Szymanski, L. M. y Satin, A. J., «Exercise During Pregnancy: Fetal Responses to Current Public Health Guidelines», *Obstet Gynecol*, marzo de 2012; 119(3): pp. 603-610.

Szymanski, L. M. y Satin, A. J., «Strenuous Exercise During Pregnancy: is there a Limit?», *Am J Obstet Gynecol*, septiembre de 2012; 207(3): 179.e1-6.

The Scottish Government, «Improving Maternal and Infant Nutrition: A Framework for Action. Chapter 2: Why is Maternal and Infant Nutrition Important?», enero de 2011. En: <http://scotland.gov.uk/Publications/2011/01/13095228/5>. [Consulta: 5 de noviembre de 2014].

U. S. Department of Health and Human Services, «Stay Active During Pregnancy: Quick tips», 5 de noviembre de 2014. En: <http://www.healthfinder.gov/HealthTopics/Category/health-conditions-and-diseases/obesity/stay-active-during-pregnancy-quick-tips>. [Consulta: 5 de noviembre de 2014].

Weir, Z., «Physical Activity in Pregnancy: a Qualitative Study of the Beliefs of Overweight and Obese Pregnant Women», *BMC Pregnancy Childbirth*, 28 de abril de 2010; 10: p. 18.

7. LA ALIMENTACIÓN DE LA MUJER QUE AMAMANTA NO ES UN JEROGLÍFICO

Academy Of Breastfeeding Medicine Protocol Committee, «ABM Clinical Protocol #9: Use of Galactogogues in Initiating or Augmenting the Rate of Maternal Milk Secretion (First Revision January 2011)», *Breastfeed Med*, febrero de 2011; 6(1): pp. 41-49.

Adiong, J. P., Kim, E., Koren, G. y Bozzo, P., «Consuming Non-Alcoholic Beer and Other Beverages During Pregnancy and Breastfeeding», *Can Fam Physician*, agosto de 2014; 60(8): pp. 724-725.

Afeiche, M. C., «Processed Meat Intake is Unfavorably and Fish Intake Favorably Associated with Semen Quality Indicators Among Men Attending a Fertility Clinic», *J Nutr*, julio de 2014; 144(7): pp. 1091-1098.

Agricultural Research Service United States Department of Agriculture, National Nutrient Database for Standard Reference, Release 27., «Basic Report: 01107, Milk, human, mature, fluid», 2014. En: <http://ndb.nal.usda.gov/ndb/foods/show/96>. [Consulta: 5 de noviembre de 2014].

American Academy of Pediatrics Section on Breastfeeding, «Breastfeeding and the Use of Human Milk», *Pediatrics*, marzo de 2012; 129(3): e827-841.

Anothaisintawee, T., «Risk Factors of Breast Cancer: a Systematic Review and Meta-Analysis», *Asia Pac J Public Health*, septiembre de 2013; 25(5): pp. 368-387.

Arrizabalaga, J, J., Jalón, M., Espada, M., Cañas, M. y Latorre, P. M., «Concentración de yodo en la leche ultrapasteurizada de vaca. Aplicaciones en la práctica clínica y en la nutrición comunitaria», *Med Clin (Barc)*, 18 de septiembre de 2014 [Epub antes de impresión].

Ballard, O. y Morrow, A. L., «Human Milk Composition: Nutrients and Bioactive Factors», *Pediatr Clin North Am*, febrero de 2013; 60(1): pp. 49-74.

Basulto, J., «Los suplementos de vitaminas y minerales no dan superpoderes», Eroski Consumer, 14 de enero de 2014. En: <http://www.consumer.es/web/es/alimentacion/aprender_a_comer_bien/complementos_dieteticos/2014/01/14/218915.php>. [Consulta: 5 de noviembre de 2014].

Budzynska, K., Gardner, Z. E., Dugoua, J. J., Low Dog, T. y Gardiner, P., «Systematic Review of Breastfeeding and Herbs», *Breastfeed Med*, diciembre de 2012; 7(6): pp. 489-503.

Centers for Disease Control, «CDC Features. Pregnant? Learn How to Quit Smoking», 30 de enero de 2014. En: <http://www.cdc.gov/Features/PregnantDontSmoke/>. [Consulta: 5 de noviembre de 2014].

Chavarro, J. E., «Trans Fatty Acid Intake is Inversely Related to Total Sperm Count In Young Healthy Men», *Hum Reprod*, marzo de 2014; 29(3): pp. 429-440.

Comité de Lactancia Materna de la Asociación Española de Pediatría, «Lactancia prolongada y osteoporosis», 7 de agosto de 2012. En: <http://www.aeped.es/foros/dudas-sobre-lactancia-materna-padres/lactancia-prolongada-y-osteporos>. [Consulta: 5 de noviembre de 2014].

Comité de Lactancia Materna de la Asociación Española de Pediatría, *Lactancia materna, guía para profesionales*, Madrid, AEP, 2004.

Daley, A. J., «Maternal Exercise and Growth in Breastfed Infants: a Meta-Analysis of Randomized Controlled Trials», *Pediatrics*, julio de 2012; 130(1): pp. 108-114.

Delgado-Noguera, M. F., Calvache, J. A. y Bonfill Cosp, X., «Supplementation with Long Chain Polyunsaturated Fatty Acids (LCPUFA) to Breastfeeding Mothers for Improving Child Growth and

Development», *Cochrane Database Syst Rev*, diciembre de 2010; (12): CD007901.

E-lactancia.org., «Alcohol», 5 de noviembre de 2014. En: <http://e-lactancia.org/alias_es/1435>. [Consulta: 5 de noviembre de 2014].

—, «Cafeína (bebidas)», 5 de noviembre de 2014. En: <http://e-lactancia.org/alias_es/1435>. [Consulta: 5 de noviembre de 2014].

European Food Safety Authority EFSA., «Scientific Opinion on the Substantiation of a Health Claim Related to Silymarin BIO-C® and Increase in Production of Breast Milk after Delivery Pursuant to Article 13(5) of Regulation (EC) No 1924/20061», *EFSA Journal*, 2010; 8(9): p. 1774.

—, «Scientific Opinion on the Tolerable Upper Intake Level of vitamin D», *EFSA Journal*, 2012; 10(7): p. 2813.

González, C., *Dieta y suplementos para la madre lactante*, en: Asociación Española de Pediatría, *Manual de lactancia materna*, Madrid, Editorial médica panamericana, 2009, capítulo 10B, pp. 87-88.

González, C., *Un regalo para toda la vida*, Barcelona, Temas de Hoy, 2006.

Grupo de trabajo de la Guía de práctica clínica de atención en el embarazo y puerperio, Guías de Práctica Clínica en el SNS: Guía de práctica clínica de atención en el embarazo y puerperio, Ministerio de Sanidad, Servicios Sociales e Igualdad, Agencia de Evaluación de Tecnologías Sanitarias de Andalucía, 2014. En: <http://www.msssi.gob.es/organizacion/sns/planCalidadSNS/0Guiaatembarazo.htm>. [Consulta: 5 de noviembre de 2014].

Hernández Aguilar, M. T., Aguayo Maldonado, J., «La lactancia materna. Cómo promover y apoyar la lactancia materna en la práctica pediátrica. Recomendaciones del Comité de Lactancia de la AEP», *An Pediatr (Barc)*, 2005; 63: pp. 340-356.

Hinton, P. S. y Olson, C. M., «Postpartum Exercise and Food Intake: the Importance of Behavior-Specific Self-Efficacy», *J Am Diet Assoc*, diciembre de 2001 101(12): pp. 1430-1437.

Institute of Medicine, *Dietary Reference Intakes for Calcium and Vitamin D*, National Institutes of Health, Washington, 2010. En: <http://www.iom.edu/Reports/2010/Dietary-Reference-Intakes-for-Calcium-and-Vitamin-D.aspx>. [Consulta: 5 de noviembre de 2014].

Ip, S., Chung, M., Raman, G., Trikalinos, T. A. y Lau, J., «A Summary of the Agency for Healthcare Research and Quality's Evidence Report on Breastfeeding in Developed Countries», *Breastfeed Med*, octubre de 2009; 4 Suppl 1: S17-30.

Kent, J. C., Mitoulas, L., Cox, D. B., Owens, R. A. y Hartmann, P. E., «Breast Volume and Milk Production During Extended Lactation in Women», *Exp Physiol*, marzo de 1999; 84(2): pp. 435-447.

Lamberg-Allardt, C., Brustad, M., Meyer, H. E. y Steingrimsdottir, L., «Vitamin D - a Systematic Literature Review for the 5th Edition of the Nordic Nutrition Recommendations», *Food Nutr Res*, 3 de octubre de 2013; p. 57.

Luan, N. N., «Breastfeeding and Ovarian Cancer Risk: a Meta-Analysis of Epidemiologic Studies», *Am J Clin Nutr*, octubre de 2013; 98(4): pp. 1020-1031.

Mammalia., «La lactancia materna en los principios de la cultura gastronómica», Mammalia, 25 de enero de 2013. En: <http://mammalia.info/la-lactancia-materna-en-los-principios-de-la-cultura-gastronomica/>. [Consulta: 5 de noviembre de 2014].

MedlinePlus., «Enfermedad hemorrágica del recién nacido», 31 de enero de 2014. En: <http://www.nlm.nih.gov/*MedlinePlus*/spanish/ency/article/007320.htm>. [Consulta: 5 de noviembre de 2014].

Mennella, J. A. y Beauchamp, G. K., «Maternal Diet Alters the Sensory Qualities of Human Milk and the Nursling's Behavior», *Pediatrics*, octubre de 1991; 88(4): pp. 737-744.

Minniti, F., «Breast-Milk Characteristics Protecting Against Allergy», *Endocr Metab Immune Disord Drug Targets,* marzo de 2014; 14(1): pp. 9-15.

National Institute for Health and Care Excellence, NICE, «Weight Management Before, During and After Pregnancy», julio de 2010. En: <http://www.nice.org.uk/guidance/ph27>. [Consulta: 5 de noviembre de 2014].

Ndikom, C. M., Fawole, B. y Ilesanmi, R. E., «Extra Fluids for Breastfeeding Mothers for Increasing Milk Production», *Cochrane Database Syst Rev*, 11 de junio de 2014; 6: CD008758.

NIAID-Sponsored Expert Panel, «Guidelines for the Diagnosis and Management of Food Allergy in the United States: Report of the NIAID-Sponsored Expert Panel», *J. Allergy Clin Immunol*, diciembre de 2010; 126(6 Suppl): S1-58.

Ogburn, T., Philipp, B. L., Espey, E., Merewood, A. y Espindola, D., «Assessment of Breastfeeding Information in General Obstetrics and Gynecology Textbooks», J *Hum Lact,* febrero de 2011; 27(1): pp. 58-62.

Olausson, H. *et al.*, «Calcium Economy in Human Pregnancy and lactation», *Nutr Res Rev*, junio de 2012; 25(1): pp. 40-67.

Olsen, A., «Nursing Under Conditions of Thirst or Excessive Ingestion of Fluids1», *Acta Obstetricia et Gynecologica Scandinavica*, enero de 1940; 20(4): pp. 313-343.

Shah, P. S., Aliwalas, L. I. y Shah, V., «Breastfeeding or Breast Milk for Procedural Pain in Neonates», *Cochrane Database Syst Rev*, 2006; (3): CD004950.

Paricio Talayero, J. M. y Lasarte Velillas, J. J., «Lactancia y medicamentos: una compatibilidad casi siempre posible», Comité de Lactancia Materna de la Asociación Española de Pediatría, 2008. En: <http://www.aeped.es/sites/default/files/documentos/lm_medicamentos.pdf>. [Consulta: 5 de noviembre de 2014].

Rosen, C. J. y Taylor, C. L., «Common Misconceptions about Vitamin D-Implications for Clinicians», *Nat Rev Endocrinol*, julio de 2013; 9(7): pp. 434-438.

Fortmann, S. P., Whitlock, E. P. y Burda, B. U., «Vitamin and mineral Supplements in the Primary Prevention of Cardiovascular Disease and Cancer», *Ann Intern Med*, 6 de mayo de 2014; 160(9): p. 656.

Santos, I. S., Matijasevich, A. y Domingues, M. R., «Maternal Caffeine Consumption and Infant Nighttime Waking: Prospective Cohort Study», *Pediatrics*, mayo de 2012; 129(5): pp. 860-868.

World Health Organization, «Recommendations on Maternal and Perinatal Health», WHO, 2014. En: <http://www.who.int/maternal_child_adolescent/documents/guidelines-recommendations-maternal-health.pdf>. [Consulta: 5 de noviembre de 2014].

—, *Healthy Eating During Pregnancy and Breastfeeding*, WHO, Geneva, 2001. En: <http://www.euro.who.int/__data/assets/pdf_file/0020/120296/E73182.pdf>. [Consulta: 5 de noviembre de 2014].

8. Dieta vegetariana en el embarazo o en la lactancia

Academy of Nutrition and Dietetics, «Vegetarian Nutrition. VN: Executive Summary of Recommendations (2011)», 2011. En: <http://andevidencelibrary.com/topic.cfm?format_tables=0&cat=4022>. [Consulta: 5 de noviembre de 2014].

American Academy of Pediatrics, Committee on Nutriton, *Pediatric Nutrition Handbook*, 6ª edición, Illinois, AAP, 2006. p. 263.

American Heart Association, «Vegetarian Diets», 19 de marzo de 2014. En: >http://www.heart.org/HEARTORG/GettingHealthy/NutritionCenter/Vegetarian-Diets_UCM_306032_Article.jsp#>. [Consulta: 5 de noviembre de 2014].

Arrizabalaga, J. J., Jalón, M., Espada, M., Cañas, M. y Latorre, P. M., «Concentración de yodo en la leche ultrapasteurizada de vaca. Aplicaciones en la práctica clínica y en la nutrición comunitaria», *Med Clin (Barc)*, 18 de septiembre de 2014 [Epub antes de impresión].

Basulto, J., «Dieta vegetariana, ¿menos mortalidad?», Eroski Consumer, 8 de octubre de 2014. En: <http://www.consumer.es/web/es/alimentacion/aprender_a_comer_bien/alimentos_a_debate/2013/10/08/218254.php>. [Consulta: 5 de noviembre de 2014].

—, «El peliagudo pero apasionante mundo de la vitamina B12 en vegetarianos», *El rincón de Julio Basulto*, blog de La Sirena, 5 de marzo de 2014. En: <http://blog.lasirena.es/lang/es/2014/03/05/larriscat-pero-apassionant-mon-de-la-vitamina-b12-en-vegetariansel-peliagudo-pero-apasionante-mundo-de-la-vitamina-b12-en-envegetarianos/> [Consulta: 5 de noviembre de 2014].

Bradbury, K. E., Crowe, F. L., Appleby, P. N., Schmidt, J. A., Travis, R. C. y Key, T. J., «Serum Concentrations of Cholesterol, Apolipoprotein A-I and Apolipoprotein B in a Total of 1694 Meat-Eaters, Fish-Eaters, Vegetarians and Vegans», *Eur J Clin Nutr*, febrero de 2014; 68(2): pp. 178-183.

Chan, M., «Cutting Carbon, Improving Health», *Lancet*, 5 de diciembre de 2009; 374(9705): pp. 1870-1871.

Craig, W. J., Mangels, A. R. y American Dietetic Association, «Position of the American Dietetic Association: vegetarian diets», *J Am Diet Assoc*, julio de 2009; 109(7): pp. 1266-1282.

Dror, D. K. y Allen, L. H., «Interventions with Vitamins B6, B12 and C in Pregnancy», *Paediatr Perinat Epidemiol*, julio de 2012; 26 Suppl 1: pp. 55-74.

Grupo de trabajo de la Guía de práctica clínica de atención en el embarazo y puerperio, Guías de Práctica Clínica en el SNS: Guía de práctica clínica de atención en el embarazo y puerperio, Ministerio de Sanidad, Servicios Sociales e Igualdad, Agencia de Evaluación de Tecnologías Sanitarias de Andalucía, 2014. En: <http://www.

msssi.gob.es/organizacion/sns/planCalidadSNS/0Guiaatembarazo.htm>. [Consulta: 5 de noviembre de 2014].

Herbert, V. y Bigaouette, J., «Call for Endorsement of a Petition to the Food and Drug Administration to Always Add Vitamin B-12 to Any Folate Fortification or Supplement», *Am J Clin Nutr*, febrero de 1997; 65(2): pp. 572-573.

Herrmann, W., Obeid, R, Schorr, H., Hübner, U., Geisel, J., Sand-Hill, M., *et al.*, «Enhanced Bone Metabolism in Vegetarians-the Role of Vitamin B12 Deficiency», *Clin Chem Lab Med*, 2009; 47(11): pp. 1381-1387.

Ho-Pham, L.T., Nguyen, N.D. y Nguyen, T.V., «Effect of Vegetarian Diets on Bone Mineral Density: a Bayesian Meta-Analysis», *Am J Clin Nutr*, octubre de 2009; 90(4): pp. 943-950.

Ho-Pham, L.T., Vu, B.Q., Lai, T. Q., Nguyen, N.D. y Nguyen, T. V., «Vegetarianism, Bone Loss, Fracture and Vitamin D: a longitudinal Study in Asian Vegans and Non-Vegans», *Eur J Clin Nutr*, enero de 2012; 66(1): pp. 75-82.

Koebnick, C., Hoffmann, I., Dagnelie, P. C., Heins, U. A., Wickramasinghe, S. N., Ratnayaka, I. D., *et al.*, «Long-Term Ovo-Lacto Vegetarian Diet Impairs Vitamin B-12 Status in Pregnant Women», *J Nutr*, diciembre de 2004; 134(12): pp. 3319-3326.

La Vanguardia, «Alimenta tus valores, porque eso es quien tú eres», 16 de abril de 2014. En: <http://www.lavanguardia.com/lacontra/20140416/54405857476/la-contra-joan-sabate.html>. [Consulta: 5 de noviembre de 2014].

Mangels, A. R. y Messina, V., «Considerations in Planning Vegan Diets: Infants», *J Am Diet Assoc*, junio de 2001; 101(6): pp. 670-677.

National Institutes of Health, «Vitamin B12. Dietary Supplement Fact Sheet», 24 de junio de 2011. En: <http://ods.od.nih.gov/factsheets/VitaminB12-HealthProfessional/>. [Consulta: 5 de noviembre de 2014].

Norris, J., «Vitamin B12 Recommendations», VeganHealth.org, 2014. En: <http://www.veganhealth.org/b12/rec>. [Consulta: 5 de noviembre de 2014].

Orlich, M. J., Singh, P. N., Sabaté, J., Jaceldo-Siegl, K. J. Fan, K., Knutsen, S., Beeson, W. L. y Fraser, G. E., «Vegetarian Dietary Patterns and Mortality in Adventist Health Study 2», *JAMA Intern Med*, julio de 2013; 173(13): pp. 1230-1238.

Pawlak, R., «Inadequate vitamin B-12 Intake May be a Problem not Just for a Small Number of Adventist Vegans», *J Acad Nutr Diet*, febrero de 2014; 114(2): p. 197.

Pawlak, R., Parrott, S. J., Raj, S., Cullum-Dugan, D. y Lucus, D., «How Prevalent is Vitamin B(12) Deficiency Among Vegetarians?», *Nutr Rev*, febrero de 2013; 71(2): pp. 110-117.

Pilis, W., Stec, K., Zych, M. y Pilis, A., «Health Benefits and Risk Associated With Adopting a Vegetarian Diet», *Rocz Panstw Zakl Hig*, 2014; 65(1): pp. 9-14.

Sambol, S. Z., Stimac, D., Orli, Z. C. y Guina, T., «Haematological, Biochemical and Bone Density Parameters in Vegetarians and Non-Vegetarians», *West Indian Med J*, diciembre de 2009; 58(6): pp. 512-517.

Simpson, J. L., Bailey, L. B., Pietrzik, K., Shane, B. y Holzgreve, W., «MicroNutrients and Women of Reproductive Potential: Required Dietary Intake and Consequences of Dietary Deficiency or Excess. Part I--Folate, Vitamin B12, Vitamin B6», *J Matern Fetal Neonatal Med*, diciembre de 2010; 23(12): pp. 1323-1343.

South Australia Department for Health and Ageing, «Vitamin and Mineral Supplementation in Pregnancy», 24 de mayo de 2011. En: <http://www.sahealth.sa.gov.au/wps/wcm/connect/f53d44004eee83bc8104a36a7ac0d6e4/Vitamin-mineral-supplem-pregnancy-WCHN-PPG-24052011.pdf?MOD=AJPERES&CACHEID=f53d44004eee83bc8104a36a7ac0d6e4>. [Consulta: 5 de noviembre de 2014].

Tantamango-Bartley, Y., Jaceldo-Siegl, K., Fan, J. y Fraser, G., «Vegetarian Diets and the Incidence of Cancer in a Low-Risk Population», *Cancer Epidemiol Biomarkers Prev*, febrero de 2013; 22(2): pp. 286-294.

Tonstad, S., Nathan, E., Oda, K. y Fraser, G., «Vegan Diets and Hypothyroidism», *Nutrients*, noviembre de 2013; 5(11): pp. 4642-4652.

Yokoyama, Y., Nishimura, K., Barnard, N. D., Takegami, M., Watanabe, M., Sekikawa, A., *et al.*, «Vegetarian Diets and Blood Pressure: a Meta-Analysis», *JAMA Intern Med*, abril de 2014; 174(4): pp. 577-587.

Zhang. Z., Ma, G., Chen, S., Li, Z., Xia, E., Sun, Y., *et al.*, «Comparison of Plasma Triacylglycerol Levels in Vegetarians and Omnivores: a Meta-Analysis», *Nutrition*, febrero de 2013; 29(2): pp. 426-430.